全国中医药高等教育中医骨伤科学专业院校规划教材

骨伤科古医籍选

（供中医骨伤科学专业用）

主　编

宋　敏（甘肃中医药大学）

郭会卿（河南中医药大学）

全国百佳图书出版单位
中国中医药出版社
·北　京·

图书在版编目（CIP）数据

骨伤科古医籍选 / 宋敏，郭会卿主编 . —北京：
中国中医药出版社，2022.3（2022.10重印）
全国中医药高等教育中医骨伤科学专业院校规划教材

ISBN 978-7-5132-7409-8

Ⅰ.①骨… Ⅱ.①宋… ②郭… Ⅲ.①中医伤科学—
中医学院—教材 Ⅳ.① R274

中国版本图书馆 CIP 数据核字 (2022) 第 026508 号

中国中医药出版社出版
北京经济技术开发区科创十三街 31 号院二区 8 号楼
邮政编码 100176
传真 010－64405721
河北品睿印刷有限公司印刷
各地新华书店经销

开本 889×1194 1/16 印张 13.25 字数 324 千字
2022 年 3 月第 1 版 2022 年 10 月第 2 次印刷
书号 ISBN 978－7－5132－7409－8

定价 58.00 元
网址 www.cptcm.com

服务热线 010-64405510
购书热线 010-89535836
维权打假 010-64405753

微信服务号 zgzyycbs
微商城网址 https://kdt.im/LIdUGr
官方微博 http://e.weibo.com/cptcm
天猫旗舰店网址 https://zgzyycbs.tmall.com

如有印装质量问题请与本社出版部联系（010-64405510）

全国中医药高等教育中医骨伤科学专业院校规划教材

编审委员会

全国中医药高等教育中医骨伤科学专业院校规划教材

《骨伤科古医籍选》编委会

主　审

施　杞（上海中医药大学）　韦贵康（广西中医药大学）

王和鸣（福建中医药大学）

主　编

宋　敏（甘肃中医药大学）　郭会卿（河南中医药大学）

副主编（以姓氏笔画为序）

万贵良（辽宁中医药大学）

张　俐（厦门医学院）

孟宪宇（黑龙江中医药大学）

崔　为（长春中医药大学）

编　委（以姓氏笔画为序）

王　蕾（天津中医药大学）

史栋梁（河南中医药大学）

吕正茂（陕西中医药大学）

任锡禄（山西中医药大学）

刘锦涛（南京中医药大学）

江　玉（西南医科大学）

杨文亮（福建中医药大学）

李晓锋（上海中医药大学）

郑　甦（深圳市中西医结合医院）

曹林忠（甘肃中医药大学）

靖春颖（海南医学院）

学术秘书

巩彦龙（甘肃中医药大学）

前 言

中医骨伤科学系列教材由中国中医药出版社组织全国中医药院校医疗、教学、科研各领域的专家、教授集体编写，供全国高等中医药院校中医骨伤科学专业本科生（包括“5+3”或“5+4”长学制或硕士研究生）使用。

中医骨伤科学是在中医理论指导下，研究人体运动系统损伤和疾病的预防、诊断、治疗及康复的一门学科，具有悠久历史和丰富的临床经验，对保障人民健康发挥着重要作用，在国内外产生了巨大影响。随着中医药教育事业的发展，中医骨伤科学逐渐发展壮大，建立了自己的专业，1958 年河南省平乐正骨学院成立，开创“中医骨伤科学”专业高等教育先河。1981 年福建中医学院（现福建中医药大学）创办中医骨伤科学专业，列入教育部新增本科专业目录，之后全国 10 余所中医药院校相继成立骨伤系或开办骨伤专业。1989 年国家中医药管理局组织全国 17 所高等中医药院校专家、教授编写了 14 门中医骨伤科学本科专业系列教材，1990 年由人民卫生出版社陆续出版发行。该教材受到各高等中医药院校骨伤专业师生及广大骨伤科医务人员的欢迎，第 1 版教材印刷多达 9 次；1998 年修订第 2 版，又多次印刷，共发行数十万册。20 世纪末，中医骨伤本科专业一度停办。根据中共中央、国务院《关于促进中医药传承创新发展的意见》精神，加强中医优势专科建设，做优做强骨伤等专科专病，2019 年教育部恢复中医骨伤科学本科专业。

2018 年 6 月召开的新时代全国高等学校本科教育工作会议提出“以本为本，四个回归”，要求以人才培养为本、以本科教育为根、以教材建设为粮，由此可见教材编写的重要性。根据教育部颁发的中医骨伤科学专业目录、培养目标与要求，中国中医药出版社组织全国中医骨伤界专家组成教材编审委员会及各门教材编委会，按照教学大纲要求，出版社与编审委员会要求各位编委必须具备责任意识、质量意识及精品意识，认真进行教材编写，力求使这套教材保持中医特色和中医理论的科学性、系统性、完整性；继续坚持“三基、五性、三特定”的教材编写原则，注重理论联系实际、保证点面结合、实现整体优化，以确保教材质量；正确处理继承发展的关系，在教材内容的深广度方面注意教学的实际需要和本学科发展的新进展；同时尽量减少各学科内容的不必要重复和脱节，以保证中医骨伤科学专业教学计划顺利实施。

本系列教材供五年制本科生使用的有《中医骨伤科学基础》《骨伤解剖学》《骨伤影像学》《中医正骨学》《中医筋伤学》《中医骨病学》《创伤急救学》《骨伤手术学》8 门；供“5+3”或“5+4”长学制或硕士研究生使用的有《中医骨伤学发展史》《骨伤科古医籍选》《骨伤方药学》《骨伤科生物力学》《实验骨伤科学》《骨伤运动医学》《中医骨伤康复学》7 门，共 15 门。由于现代科学技术发展迅速，中医骨伤科学新理论、新技术、新疗法不断产生，为了适应形势发展的需要，新教材既要传承中医骨伤精粹，又要充分吸收西医学新成果，以期培养出高层次中医骨伤专业人才。

在新的历史时期，各位编委遵循中医药发展规律，守正创新，充分发挥中医骨伤科学防病治病的独特技术优势，不负众望，精益求精，认真编写好各门教材。由于本系列教材建设工程浩大，同时时间紧迫，编写过程中难免有疏漏之处，希望各院校中医骨伤科学专业师生在使用过程中及时提出宝贵意见，以便今后进一步修订提高。

《全国中医药高等教育中医骨伤科学专业院校规划教材》编审委员会

2020年9月

编写说明

骨伤科古医籍选是研究中医骨伤科学历代文献的成书背景、作者生平、学术源流、学术思想以及对后世影响等的一门文献学课程，也是高等中医药院校中医骨伤科学专业的拓展课程之一。根据全国中医药高等教育中医骨伤科学专业院校规划教材的编写原则与基本要求，适应新形势下我国中医药高等教育中医骨伤科学专业人才培养的需要，本教材编委会经过充分讨论、积极探索，确定了本教材的基本编写思路、原则要求和体例内容，确保了教材的顺利出版。

中医经典古籍是具有文物价值、文献价值、实用价值、学术价值等多重性质的不可再生文化资源，是数千年来用来传播中医知识的载体。中医骨伤经典是中医骨伤理论的根基，是提高临床疗效的重要保证，也是中医骨伤创新发展的源头活水。经典所揭示的原理，具有客观真理性的价值，经典的价值是经受过历史与实践检验的，是超越时空的。作为中医骨伤科学专业系列教材之一，《骨伤科古医籍选》着重介绍古代医籍的内容、学术观点、成就和地位等，秉承“传承精华、守正创新”的宗旨，学好经典、用好经典，让经典与科学相辅相成、相互成就。一是提高学生的中医骨伤理论水平，培养学生阅读骨伤古文献的能力；二是在考辨文献源流及骨伤各流派的特点等方面，使学生将经典理论验之于临床，真正践行“读经典，跟名师，做临床，悟医理，求创新”的中医药人才成长之路。

全书共分为三章。第一章医经选，包括《素问》《灵枢经》《难经》《伤寒论》《金匮要略》有关骨伤理论的片段选录。第二章骨伤名篇选，从汉至清末，选录《华佗神方》《医林改错》《血证论》等31部著作有关骨伤的精华。第三章骨伤专著选，有《仙授理伤续断秘方》《伤科大成》等11部专著，全面挖掘了经典著作中骨伤科大家的理论精华。为适应中医骨伤科人才培养需要，加大对原文的解读和评价，做传承传统的坚定捍卫者和推进中医发展创新的实践者、先行者，选录以年代顺序排列，上至《黄帝内经》，下至清代医籍中有关骨伤内容的论述；原文后略加注释和按语，旨在探讨其学术思想、理论体系及不同的观点理念，并阐明其对当今临床实践的指导意义和对后世医学的影响，以加深理解、拓展思路。选录内容在注重历史资料考证的同时，重视教材的可读性和实用性；在处理好本教材与其他课程的区别与关系的同时，偏重专业性和拓展性。

本教材供中医骨伤科学五年制本科生及硕士、博士研究生使用，也可供中医学临床相关学科的医务人员学习参考。第一章由崔为、宋敏、任锡禄、巩彦龙编写；第二章由王蕾、张俐、万贵良、杨文亮、靖春颖、郭会卿、史栋梁、江玉、李晓锋、吕正茂编写；第三章由郑甦、孟宪宇、刘锦涛、曹林忠、宋敏、任锡禄编写。统稿由主编宋敏、郭会卿共同完成。本教材编写过程中得到了全国各高等中医药院校和部分高等医学院校的大力支持，得到了中国中医药出版社领导与编辑的大力支持与帮助，在此一并致谢。

编写《骨伤科古医籍选》是教材建设的要求，也是教学质量工程建设的探索，教材中难免有不妥或疏漏之处，敬请各院校教学人员和广大读者提出宝贵意见，以利于本教材的质量提高和完善，更好地服务于教学、临床实践及文献研究，顺应新时代中医药教育事业发展的需要。

《骨伤科古医籍选》编委会

2021年11月

目 录

第一章　医经选

第一节　《黄帝内经素问》文选

【导读】《黄帝内经》是我国现存最早的一部医学经典著作，包括《素问》《灵枢》两部分，相传为黄帝所作，实为春秋、战国、汉代医学思想集大成之作。据班固《汉书·艺文志》载："《黄帝内经》十八卷。"《黄帝内经》汉魏以后，传本较多，篇目颇不一致，《素问》经唐代王冰次注、宋代林亿等人新校正，成为现在通行的24卷，81篇。南宋史菘仿王冰《素问》体例，整理了家藏之《灵枢》。该书记录了天地自然运动变化的规律，以及天地人之间的相互关联和"天人合一"思想，对人体疾病的病因、病理、诊断、治则以及药物性味功效、配伍制方等论述尤详，为我国古代生理学、解剖学、病因病机学、诊断学、治则学、方剂学、药理学及临床各科辨证施治奠定了基础。在骨科方面，《黄帝内经》记载了骨生长、修复的生理病理现象，"瘀血"的概念，创伤病因病机理论，软组织、骨关节及全身血源性化脓性感染的病因病理、临床表现及辨证治疗规律，骨肿瘤的病因病机理论，以及功能体育疗法和内外兼治原则等。《黄帝内经》是中医学的经典著作，历代有成就的医学家无不重视研读此书。《黄帝内经》对世界医学的发展亦有较大影响，部分内容已相继被译成日、英、德、法等国文字，在国外传播。

上古天真论第一（节选）

【原文】

余闻上古之人，春秋[1]皆度百岁，而动作不衰；今时之人，年半百而动作皆衰者，时世异耶？人将失之耶？岐伯对曰：上古之人，其知道者[2]，法于阴阳[3]，和于术数[4]，食饮有节，起居有常，不妄作劳，故能形与神俱，而尽终其天年[5]，度百岁乃去。今时之人不然也，以酒为浆，以妄为常，醉以入房，以欲竭其精，以耗散其真[6]，不知持满，不时御神[7]，务快其心，逆于生乐[8]，起居无节，故半百而衰也。

夫上古圣人之教下也，皆谓之虚邪贼风，避之有时，恬惔虚无[9]，真气从之，精神内守，病安从来。是以志闲而少欲，心安而不惧，形劳而不倦，气从以顺，各从其欲，皆得所愿。故美其食[10]，任其服，乐其俗，高下不相慕，其民故曰朴。是以嗜欲不能劳其目，淫邪不能惑其心，愚智贤不肖不惧于物，故

NOTE

合于道。所以能年皆度百岁而动作不衰者，以其德全不危也。

【注释】

[1] 春秋：此指年纪。

[2] 其知道者：通晓养生之道的人。

[3] 法于阴阳：取法天地阴阳变化规律。法，取法、效法。

[4] 和于术数：与术数相应和。和，调和。术数，以阴阳五行生克制化的数理来推断人事、吉凶，如占候、卜筮、星象等。

[5] 天年：指天赋予的寿数，即人的自然寿命。

[6] 以耗散其真：因此耗散其真元之气。耗，林亿《新校正》："按《甲乙经》'耗'作'好'。"

[7] 不知持满，不时御神：不懂得保持精气充满的正确方法，不善于使用神气。时，善也。

[8] 务快其心，逆于生乐：追求那些使其快乐的事情，违逆了生命长久之乐。

[9] 恬惔：亦作"恬淡"，清静淡泊。

[10] 美其食：以其食为美。

【按语】本文通过对比上古之人与今时之人对生命的认知和养生的方法，讨论了长寿与早衰的原因，提出了"法于阴阳，和于术数，饮食有节，起居有常，不妄作劳"的养生法则，至今沿用，指导意义深远而重大。

【原文】

帝曰：人年老而无子者，材力尽邪[1]？将天数然也[2]？岐伯曰：女子七岁，肾气盛，齿更发长[3]。二七，而天癸[4]至，任脉通，太冲脉[5]盛，月事以时下，故有子。三七，肾气平均[6]，故真牙生而长极[7]。四七，筋骨坚，发长极，身体盛壮。五七，阳明脉衰，面始焦，发始堕。六七，三阳脉衰于上，面皆焦，发始白。七七，任脉虚，太冲脉衰少，天癸竭，地道不通[8]，故形坏而无子也。丈夫八岁，肾气实，发长齿更。二八，肾气盛，天癸至，精气溢泻[9]，阴阳和，故能有子。三八，肾气平均，筋骨劲强，故真牙生而长极。四八，筋骨隆盛，肌肉满壮。五八，肾气衰，发堕齿槁。六八，阳气衰竭于上，面焦，发鬓颁白[10]。七八，肝气衰，筋不能动，天癸竭，精少，肾脏衰，形体皆极。八八，则齿发去。肾者主水，受五脏六腑之精而藏之，故五脏盛，乃能泻。今五脏皆衰，筋骨解堕[11]，天癸尽矣，故发鬓白，身体重，行步不正，而无子耳。

【注释】

[1] 材力尽邪：材力，即精力，此指生殖能力。邪，同"耶"。

[2] 将天数然也：将，又、且、还、抑或。天数，自然赋予人的寿数。

[3] 齿更发长：齿更，更换乳牙。发长，头发开始茂盛。

[4] 天癸：藏于肾精，具有促进生殖功能发育、成熟、旺盛的精微作用物质。

[5] 太冲脉：即冲脉，主女子月经。

NOTE

[6] 肾气平均：此指肾气充盈。平均，充满之貌。

［7］真牙生而长极：智齿长出，发育成熟。真牙，智齿。

［8］地道不通：指月经停止来潮。地道，指月经通行之道。

［9］精气溢泻：肾气充盈，使得生殖之精外溢。

［10］颁：同“斑”。

［11］解堕：即懈堕，懈怠无力。

【按语】本文分别论述了男女从幼至衰的生理、生殖变化过程及规律，强调了肾气这种先天真气的盛衰直接主导着男女生殖功能的变化。其中“肾者主水，受五脏六腑之精而藏之，故五脏盛，乃能泻。今五脏皆衰，筋骨解堕，天癸尽矣，故发鬓白，身体重，行步不正，而无子耳”的论述，提出了肾与五脏六腑相互依存的关系。肾藏先天之精，有赖于五脏六腑之精的充养，而肾气的盛衰也影响五脏六腑的功能和活动。

生气通天论第三（节选）

【原文】

阳气者，若天与日，失其所则折寿而不彰，故天运当以日光明。是故阳因而上，卫外者也。

因于寒，欲如运枢[1]，起居如惊，神气乃浮[2]。因于暑，汗，烦则喘喝[3]，静则多言，体若燔炭[4]，汗出而散。因于湿，首如裹，湿热不攘[5]，大筋緛短[6]，小筋弛长。緛短为拘，弛长为痿。因于气，为肿，四维相代，阳气乃竭。

【注释】

［1］欲如运枢：寒邪侵犯人体时，阳气如户枢开阖护卫身体，抵御外邪。枢，门轴。《说文》：“枢，户枢也。”

［2］起居如惊，神气乃浮：起居匆急，则阳气扰动外泄，神气不安于内而浮越于外，因之邪容易侵袭。惊，王冰注：“暴卒也。”浮，浮越于外。

［3］烦则喘喝：烦，烦躁、烦闷。张志聪注：“气分之邪热，则迫及所生，心主脉，故心烦。肺乃心之盖，故烦则喘喝也。”喘喝，气喘有声。

［4］体若燔炭：身体像燃烧的炭火一样热。燔，燃烧。

［5］攘：除。

［6］大筋緛（ruǎn）短，小筋弛长：大小诸筋或短缩或弛长。緛，收缩。弛长，弛纵、松弛。

【按语】本段首先以太阳作比喻，强调了阳气在人体生命活动中的重要作用。明代医家张介宾对此文理解非常深入，他在其《类经·疾病类》云：“然则天之阳气，惟日为本。天无此日，则昼夜不分，四季失序，万物不彰矣。其在于人，则自表自里，自上自下，亦惟此阳气而已。人而无阳，犹天之无日，欲保天年，其可得乎？”并作《大宝论》进一步阐述阳气的作用。此外，还论述了感寒发热的病理病机。

【原文】

岐伯曰：阴者，藏精而起亟[1]也，阳者，卫外而为固也[2]。阴不胜其阳，

NOTE

则脉流薄疾[3]，并[4]乃狂。阳不胜其阴，则五脏气争[5]，九窍不通。是以圣人陈阴阳[6]，筋脉和同，骨髓坚固，气血皆从。如是，则内外调和，邪不能害，耳目聪明，气立如故。风客淫气，精乃亡，邪伤肝也。因而饱食，筋脉横解，肠澼为痔。因而大饮，则气逆。因而强力，肾气乃伤，高骨[7]乃坏。凡阴阳之要，阳密乃固，两者不和，若春无秋，若冬无夏，因而和之，是谓圣度。故阳强不能密，阴气乃绝。阴平阳秘，精神乃治；阴阳离决，精气乃绝。

【注释】

[1] 亟（qì）：频繁。

[2] 阳者，卫外而为固：阳气护卫于外，使体表固密。

[3] 则脉流薄疾：由于阴虚阳盛而出现脉数急。薄，促也。

[4] 并：王冰注："并，谓盛实也。"

[5] 则五脏气争：指五脏功能不相和调。

[6] 陈阴阳：顺应阴阳。陈，顺应、调和的意思。

[7] 高骨：指腰脊之骨。

【按语】本段论述了阴精与阳气互根互用的辩证关系，指出阴阳偏盛的危害，认为只有维持阴阳平衡才能保证健康。阴精藏于内，具有与阳气相应的作用；阳气行于外，具有护卫体表、固密阴精的作用。如果阳气与阴精的相互依存关系遭到破坏，则会导致"阳不胜其阴"或者"阴不胜其阳"的偏盛偏衰。阴阳协调的关键，在于阳气必须固密于外，阴气才能固守于内，从而突出了阳气在阴阳协调中的主导作用。

【原文】

阴[1]之所生，本在五味；阴之五宫[2]，伤在五味。是故味过于酸，肝气以津，脾气乃绝。味过于咸，大骨气劳，短肌，心气抑[3]。味过于甘，心气喘满，色黑，肾气不衡[4]。味过于苦，脾气不濡，胃气乃厚。味过于辛，筋脉沮[5]弛[6]，精神乃央[7]。是故谨和五味，骨正筋柔，气血以流，腠理以密，如是则骨气以精[8]，谨道如法[9]，长有天命。

【注释】

[1] 阴：阴精。

[2] 阴之五宫：指五脏。

[3] 味过于咸……心气抑：张志聪注："过食咸则伤肾，故骨气劳伤。水邪盛则侮土，故肌肉短缩。水上凌心，故心气抑郁也。"张景岳《类经》："咸入骨，肾主骨，过于咸则伤肾，故大骨气劳。劳，困剧也。咸走血，血伤故肌肉短缩。咸从水化，水胜则克火，故心气抑。"此二家之说可参。

[4] 衡：平衡。

[5] 沮：坏也。

NOTE

[6] 弛：纵也。

[7] 央：尽也。

[8] 骨气以精：骨气精壮。

[9] 谨道如法：谓谨行如法。道，行。

【按语】人类生存依靠饮食五味，但是太过也会造成伤害。其中“味过于咸，大骨气劳，短肌，心气抑”以及“谨和五味，骨正筋柔，气血以流，腠理以密，如是则骨气以精，谨道如法，长有天命”的论述，对骨伤临床有一定的指导意义。

阴阳应象大论第五（节选）

【原文】

黄帝曰：阴阳者，天地之道也，万物之纲纪[1]，变化之父母[2]，生杀之本始，神明之府也。治病必求于本。

【注释】

[1] 纲纪：法度、纲常。

[2] 变化之父母：变化的根本。父母，此喻根本。下文中的“本始”意同。

【按语】本段简明扼要地阐明了阴阳的基本概念，揭示出阴阳的对立统一是宇宙万物生长、发展和消亡的根源。人体的生理活动、疾病的发生发展也符合阴阳变化的道理，故提出“治病必求于本”这一诊治原则。

【原文】

阴胜[1]则阳病，阳胜则阴病。阳胜则热，阴胜则寒。重[2]寒则热，重热则寒。寒伤形，热伤气。气伤痛，形伤肿。故先痛而后肿者，气伤形也；先肿而后痛者，形伤气也。

【注释】

[1] 胜：偏亢之意。

[2] 重：特别、甚也。

【按语】阴阳在正常情况下，互依为用，不可偏胜偏衰。文中的“阳胜则热，阴胜则寒”阐明了寒、热的病机。但寒热在发展过程中，在一定的条件下又可以向相反的方面转化，形成“重寒则热，重热则寒”。至于肿痛之症，有单病和兼病两种，文中所述痛且肿是兼症。然兼症之中，有先有后，先后有别，治法有异。先痛后肿，是气伤形。先肿后痛，痛因于肿，是形伤气。无论气病及形，抑或形病及气均应据其病理机制，追溯其因，而后施治。“气伤则痛、形伤则肿”是骨科软组织损伤辨别伤气或伤血的主要依据，其理源于此。

六节藏象论第九（节选）

【原文】

帝曰：藏象如何？岐伯曰：心者，生之本[1]，神之变[2]也；其华在面，其

NOTE

充在血脉，为阳中之太阳，通于夏气。肺者，气之本，魄之处也；其华在毛，其充在皮，为阳中之太阴，通于秋气。肾者，主蛰[3]，封藏之本，精之处也；其华在发，其充在骨，为阴中之少阴，通于冬气。肝者，罢极之本[4]，魂之居也；其华在爪，其充在筋，以生血气，其味酸，其色苍，此为阳中之少阳，通于春气。脾、胃、大肠、小肠、三焦、膀胱者，仓廪之本[5]，营之居也，名曰器，能化糟粕，转味而入出者也，其华在唇四白，其充在肌，其味甘，其色黄，此至阴之类，通于土气。凡十一脏，取决于胆也。

【注释】

[1] 生之本：生命的根本。生，生命。本，根本。高士宗注："心为身之主，故为生之本。"

[2] 神之变：变，当作"处"。《新校正》云："详，神之变，全元起本并《太素》作'神之处'。"处，所居的地方，即心主藏神。

[3] 蛰：此指闭藏、蛰伏。

[4] 罢（pí）极之本：肝主筋之活动，人的运动能力在于筋力的盛衰，如果出现疲劳乏力的情况，要考虑肝。罢极，疲劳困乏过甚。罢，通疲。

[5] 仓廪之本：本指贮藏粮食的仓库。这里用以形容六腑容纳、消化、吸收、排泄饮食物的功能，如仓库容纳谷物一样。

【按语】本节纲领性地论述了藏象学说的内容。藏象学说是中医生理学的重要组成部分，集中体现了中医学的学术特点。人体以脏腑为中心，联系人体各个局部构成一个有机整体。将脏腑的功能与自然环境相关联，从而形成了一个以脏腑为核心的较为完整的生理、病理的理论体系，体现了中医学"天人相应"的整体观念。人体脏腑的生理、病理变化的征象能够于相应的外部反映出来，临床根据这些征象以了解脏腑的病变情况，作为辨证中定位、定性的依据。肝、肾、脾的概念及生理特点也是中医骨伤科学辨证论治的理论基础。

五脏别论第十一（节选）

【原文】

黄帝问曰：余闻方士，或以脑髓为脏，或以肠胃为脏，或以为腑，敢问更相反，皆自谓是。不知其道，愿闻其说。岐伯对曰：脑、髓、骨、脉、胆、女子胞，此六者，地气之所生也，皆藏于阴而象于地，故藏而不泻[1]，名曰奇恒之腑[2]。夫胃、大肠、小肠、三焦、膀胱，此五者，天气之所生也，其气象天，故泻而不藏。此受五脏浊气，名曰传化之腑，此不能久留，输泻者也。魄门[3]亦为五脏使，水谷不得久藏。所谓五脏者，藏精气而不泻也，故满而不能实。六府者，传化物而不藏，故实而不能满也。

【注释】

NOTE

[1] 藏而不泻：指奇恒之腑的功能是贮藏精气而不输泻浊物。泻，输泻、转输。

[2] 奇恒之腑：奇，异也。恒，常也。

[3] 魄门：此指肛门。魄，通“粕”。

【按语】本节以脏器的生理功能及其运动形式说明五脏、六腑、奇恒之腑的区别和功能特点。五脏总的功能是“藏精气而不泻”，具有“满而不实”的特点；六腑总的功能是“传化物而不藏”，具有“实而不满”的特点；奇恒之腑形似六腑，但藏精气而不泻，有异于一般脏腑。其确立了脏腑的基本概念，为后世对脏腑的研究及临床实践奠定了理论基础。

脉要精微论第十七（节选）

【原文】

夫五脏者，身之强也。头者，精明之府，头倾视深，精神将夺矣。背者，胸中之府，背曲肩随[1]，府将坏矣。腰者，肾之府，转摇不能，肾将惫矣。膝者，筋之府，屈伸不能，行则偻附[2]，筋将惫矣。骨者，髓之府，不能久立，行则振掉[3]，骨将惫矣。得强则生，失强则死。

【注释】

[1] 背曲肩随：脊背弯曲，两肩下垂。随，通“堕”。

[2] 偻附：吴崑注：“偻，曲其身也；附，不能自步，附物而行也。”

[3] 振掉：震颤抖动。

【按语】本条说明头、背、腰、膝、骨分别为精明、胸中、肾、筋、髓之府。在生理上它们之间密切联系，即藏居于内而形见于外。若脏腑衰败，则相应地产生一些反常体态。因此，在临床上可以通过这些反常的体态变化来诊断脏腑的盛衰。

经脉别论第二十一（节选）

【原文】

黄帝问曰：人之居处动静勇怯[1]，脉亦为之变乎？岐伯对曰：凡人之惊恐恚劳[2]动静，皆为变也。是以夜行则喘出于肾，淫气[3]病肺。有所堕恐，喘出于肝，淫气害脾。有所惊恐，喘出于肺，淫气伤心。渡水跌仆，喘出于肾与骨。当是之时，勇者气行则已，怯者则着而为病也。故曰：诊病之道，观人勇怯、骨肉、皮肤，能知其情，以为诊法也。

【注释】

[1] 居处动静勇怯：指生活环境、生活状态的劳逸及体质强弱。

[2] 恚（huì）劳：忿恚、劳累。

[3] 淫气：妄行逆乱之气。淫，不正常。

【按语】本段论述了惊恐、恚劳、动静等变化可引起人体经脉气血等变化。身体强壮之人，气血通畅，经脉和调，虽有惊恐、恚劳等变动，也只出现一时性的反应，事过即消。如果身体虚弱，遇到此类情况，就会出现气血逆乱，经脉不和，留着不去而发病。其提示医生诊病应观

NOTE

察病人的勇怯、骨肉、皮肤。

血气形志篇第二十四（节选）

【原文】

形乐志苦，病生于脉，治之以灸刺[1]。形乐志乐，病生于肉，治之以针石。形苦志乐，病生于筋，治之以熨引。形苦志苦，病生于咽嗌，治之以百药。形数惊恐，经络不通，病生于不仁，治之以按摩醪药[2]。是谓五形志也。

【注释】

[1] 形乐志苦……治之以灸刺：王冰注："形，谓身形。志，谓心智。"张景岳《类经》注："形乐者，身无劳也。志苦者，心多虑也。心主脉，深思过虑则脉病矣。脉病者，当治经络，故当随其宜而灸刺之。"

[2] 醪（láo）药：酒药。

【按语】本节指出，由于形志的苦乐不同，可出现多种病变，可分别用灸刺、针石、熨引、百药、按摩和醪药治疗，这就是五形志病，即根据脏腑经脉气血盛衰，采用不同的治疗方法。医者在医疗实践中，既要祛除病因，更要辨证论治、抓住根本。

逆调论第三十四（节选）

【原文】

帝曰：人有身寒，汤火不能热，厚衣不能温，然不冻栗[1]，是为何病？岐伯曰：是人者，素肾气盛，以水为事，太阳气衰，肾脂枯不长，一水不能胜两火。肾者水也，而生于骨，肾不生则髓不能满，故寒甚至骨也。所以不能冻栗者，肝一阳也，心二阳也，肾孤脏也[2]，一水不能胜二火[3]，故不能冻栗，病名曰骨痹，是人当挛节[4]也。

【注释】

[1] 冻栗：因寒冷而发抖战栗。

[2] 肾孤脏也：张琦注："肝为相火，心为君火。肾孤脏也，犹言一水。"孤，孤独。

[3] 一水不能胜二火：张景岳注："水已竭，火犹存，是阴气已虚于中，而浮阳独胜于外，故身骨虽寒，而不致冻栗，病名骨痹。"

[4] 挛节：骨节拘挛。

【按语】本段指出骨痹的成因是"素肾气盛"。平素肾中寒水之气偏胜，而太阳之气衰，再"以水为事"易被寒湿之气所感，而形成此病。张志聪认为："肾气胜者，肾水之气胜也。以水为事者，膀胱之水胜也。谓其人水寒之气偏胜，水寒偏胜，则太阳气衰。"其病机主要责之肾阳虚衰，阴不胜阳，阳虚外寒所致。因阳虚生寒故身冷骨寒，得暖不减；寒性收引则骨节拘挛；由于证只阳虚未及心肝，所以不发冻栗。

NOTE

【原文】

帝曰：人之肉苛[1]者，虽近衣絮，犹尚苛也，是谓何疾？岐伯曰：荣气虚，卫气实也。荣气虚则不仁[2]，卫气虚则不用[3]，荣卫俱虚，则不仁且不用，肉如故也。人身与志不相有，曰死。

【注释】

[1] 苛：沉重。

[2] 不仁：指不知痛痒冷热。

[3] 不用：不听使唤。

【按语】本节指出营卫失调必致一系列病变产生。肉苛病，为营卫逆调所导致的病候。《类经·疾病论》说“苛者，顽木沉重之谓”，说明该病的特点当以肌肉麻木不仁为主。究其病机，不外乎营卫气虚，肌肉不得濡润温养。故文中指出：“荣气虚则不仁，卫气虚则不用。”这一理论的提出，对于治疗肌肤酸困麻木病证有一定的临床指导意义。在治疗上，《圣济总录》《太平圣惠方》以养血和络、祛风为主。

痹论第四十三（节选）

【原文】

黄帝问曰：痹之安生？岐伯对曰：风寒湿三气杂至，合而为痹也。其风气胜者为行痹[1]，寒气胜者为痛痹[2]，湿气胜者为著痹[3]也。

帝曰：其有五者何也？岐伯曰：以冬遇此者为骨痹[4]，以春遇此者为筋痹，以夏遇此者为脉痹，以至阴[5]遇此者为肌痹，以秋遇此者为皮痹。

帝曰：内舍五脏六腑，何气使然？岐伯曰：五脏皆有合，病久而不去者，内舍[6]于其合也。故骨痹不已，复感于邪，内舍于肾；筋痹不已，复感于邪，内舍于肝；脉痹不已，复感于邪，内舍于心；肌痹不已，复感于邪，内舍于脾；皮痹不已，复感于邪，内舍于肺。所谓痹者，各以其时重感于风寒湿之气也。

【注释】

[1] 行痹：亦称风痹，表现为肢体酸痛，游走而无定处。

[2] 痛痹：亦称寒痹，表现为四肢关节疼痛较剧固定不移，得热则减，遇冷则重。

[3] 著痹：也叫湿痹，表现为肢体沉重疼痛，或顽麻不仁。著，同“着”，重着、留着。

[4] 骨痹：此因风寒湿气侵入人体的季节不同根据五脏合五时五体而命名，如后文的筋痹、脉痹、肌痹、皮痹。

[5] 至阴：此处指五时中的长夏。

[6] 舍：稽留。张景岳《类经》注：“舍者，邪入而居之也。”

【按语】本节论述了风寒湿三气杂至是痹证发生的外因，其临床表现，因感邪的性质特点及病邪的偏胜而分为行痹、痛痹、著痹。风气胜者为行痹，寒气胜者为痛痹，湿气胜者为著痹。由于三气伤人的季节和部位不同，又可分为骨痹、筋痹、脉痹、肌痹、皮痹等五种。由于病邪

NOTE

有轻重不同，加之四季五时与五脏相应，五脏与五体相合，若在某一季节为邪气所伤，必伤及相应五体，而成五体痹。“五脏皆有合，病久而不去者，内舍其合也”。五脏痹的形成是由于五体痹病久不愈，在此基础上，复感邪气体痹内传与之相合的内脏而成，其对于今之风湿骨病的诊治具有重要的临床指导意义。

【原文】

帝曰：荣卫之气，亦令人痹乎？岐伯曰：荣者，水谷之精气也，和调于五脏，洒陈[1]于六腑，乃能入于脉也，故循脉上下，贯五脏，络六腑也。卫者，水谷之悍气也，其气慓疾滑利[2]，不能入于脉也，故循皮肤之中，分肉之间，熏于肓膜[3]，散于胸腹。逆其气则病，从其气则愈，不与风寒湿气合，故不为痹。

帝曰：善。痹或痛，或不仁，或寒，或热，或燥，或湿，其故何也？岐伯曰：痛者，寒气多也，有寒故痛也。其不痛不仁者，病久入深，荣卫之行涩，经络时疎[4]，故不通[5]，皮肤不营，故为不仁。其寒者，阳气少，阴气多，与病相益，故寒也。其热者，阳气多，阴气少，病气胜，阳遭阴，故为痹热。其多汗而濡者，此其逢湿甚也。阳气少，阴气盛，两气相盛，故汗出而濡也。

帝曰：夫痹之为病，不痛何也？岐伯曰：痹在于骨则重，在于脉则血凝而不流，在于筋则屈不伸，在于肉则不仁，在于皮则寒。故具此五者，则不痛也。凡痹之类，逢寒则虫[6]，逢热则纵。帝曰：善。

【注释】

[1] 洒陈：散布。

[2] 慓（piào）疾滑利：形容卫气运行疾而流利。慓，动作敏疾。

[3] 肓膜：张景岳《类经》注：“肓者，凡腔腹肉理之间，上下空隙之处，皆谓之肓……膜，筋膜也。”

[4] 疎：同“疏”，空虚。

[5] 不通：《甲乙经》《太素》作“不痛”，义胜。

[6] 虫：《甲乙经》《太素》作“急”。

【按语】本段经文指出营卫之气为水谷所化，分别由脉之内外运输于周身，发挥温分肉、充皮肤、实腠理的作用。若营卫失调，则复感风寒湿邪而成痹。

痿论第四十四（节选）

【原文】

黄帝问曰：五脏使人痿何也？岐伯对曰：肺主身之皮毛，心主身之血脉，肝主身之筋膜，脾主身之肌肉，肾主身之骨髓。故肺热叶焦[1]，则皮毛虚弱急薄[2]，著则生痿躄也[3]。心气热，则下脉厥而上，上则下脉虚，虚则生脉痿，枢折挈[4]，胫纵而不任地[5]也。肝气热，则胆泄口苦筋膜干，筋膜干则筋急而

NOTE

挛，发为筋痿。脾气热，则胃干而渴，肌肉不仁，发为肉痿。肾气热，则腰脊不举，骨枯而髓减，发为骨痿。

【注释】

[1] 肺热叶焦：肺有郁热，热邪熏灼津液耗伤肺叶枯萎，则为叶焦。焦，燥。

[2] 急薄：形容皮肤干枯。

[3] 著则生痿躄也：著，留而不去的意思。痿，手足痿废之通称。躄，两腿行动不便。

[4] 枢折挈：形容关节转动不灵，不能提挈，如枢纽之折。枢，此指四肢关节。折，断。挈，提举。

[5] 胫纵而不任地：指足胫筋脉纵缓，不能收持任用行动。胫纵，足胫弛纵无力。

【按语】本节指出五痿的病因病理，主要是由于五脏有热，使津液气血内耗，不能营养皮、肉、脉、筋、骨等组织，使五体失于滋养，而发生五痿证。正如张志聪所说："是以脏病于内，则形痿于外矣。"但需说明的是，文中所讨论的五脏之热，唯以"肺热叶焦"冠其首，其他四脏则以"心气热""肝气热"等名之，其含义在于指出肺热为痿证的主要病机。

【原文】

帝曰：何以得之？岐伯曰：肺者，脏之长也[1]，为心之盖也，有所失亡，所求不得，则发肺鸣，鸣则肺热叶焦，故曰：五脏因肺热叶焦发为痿躄，此之谓也。悲哀太甚，则胞络绝[2]，胞络绝，则阳气内动，发则心下崩，数溲血也。故《本病》曰：大经空虚，发为肌痹，传为脉痿。思想无穷，所愿不得，意淫于外，入房太甚，宗筋弛纵[3]，发为筋痿，及为白淫[4]。故《下经》曰：筋痿者，生于肝，使内[5]也。有渐于湿，以水为事，若有所留，居处相湿，肌肉濡渍[6]，痹而不仁，发为肉痿。故《下经》曰：肉痿者，得之湿地也。有所远行劳倦，逢大热而渴，渴则阳气内伐[7]，内伐则热舍于肾。肾者，水脏也，今水不胜火，则骨枯而髓虚，故足不任身，发为骨痿。故《下经》曰：骨痿者，生于大热也。

【注释】

[1] 肺者，脏之长也：肺居上焦，为五脏六腑之华盖，主一身之气化，朝百脉而司五脏气，故肺为脏之长。长，首领。

[2] 胞络绝：胞络，林亿《新校正》云："胞络之胞，俱当作包。"杨上善注："胞络者，心主包络之脉。"绝，断，阻断不通。

[3] 宗筋弛纵：宗筋，指男子前阴。弛纵，松弛不用，而为阳痿。

[4] 白淫：指男子败精淋浊，女子带下病。马莳注："男子为滑精，在女子为白带。"

[5] 使内：行房事。

[6] 濡渍：浸润。渍，浸泡。

[7] 伐：攻伐。

【按语】本段指出"肺热叶焦"为痿躄的主要病机。因肺为诸脏之华盖，朝会百脉，主敷

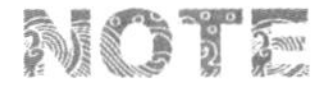

布津液以行营卫阴阳。若情志所伤，则气郁化热，肺热叶焦，津液被耗，清肃之令不行，水精四布失常，五脏失常，四肢不禀水谷精微之气，而发痿躄。文中还谈到从悲哀思虑等情志因素，天时气候、生活居处中水湿之邪，远行劳倦、房室内伤等不同角度论述了致痿的病因与病理。

水热穴论第六十一（节选）

【原文】

黄帝问曰：少阴何以主肾，肾何以主水？岐伯对曰：肾者，至阴也；至阴者，盛水也。肺者，太阴也；少阴者，冬脉也。故其本在肾，其末在肺，皆积水也。

帝曰：肾何以能聚水而生病？岐伯曰：肾者，胃之关也[1]。关门不利，故聚水而从其类也。上下溢于皮肤，故为胕肿[2]。胕肿者，聚水而生病也。

帝曰：诸水皆生于肾乎？岐伯曰：肾者牝脏[3]也，地气上者属于肾，而生水液也，故曰至阴。勇而劳甚则肾汗出，肾汗出逢于风，内不得入于脏腑，外不得越于皮肤，客于玄府[4]，行于皮里，传为胕肿，本之于肾，名曰风水。所谓玄府者，汗空也。

【注释】

[1] 肾者，胃之关也：张景岳《类经》注："关者，门户要会之处，所以司启闭出入也。肾主下焦，开窍于二阴，水谷入胃，清者由前阴而出，浊者由后阴而出。肾气化则阴通，肾气不化则阴闭；肾气壮则二阴调，肾气虚则二阴不禁，故曰：肾者，胃之关也。"关，此指门户。

[2] 胕肿：水气溢于皮肤而致的浮肿。胕，浮肿。

[3] 牝脏：指阴性的脏器。王冰注："牝，阴也，亦主阴位，故谓之牝脏。"

[4] 玄府：即汗孔。

【按语】 本节指出水肿病的发生"本在肾，末在肺"。肾为水脏，肾阳为人体水液代谢的动力，如肾阳充足则水津排泄皮肤而为汗，气化膀胱而为溺；肾阳不足则关门不利，聚水而从其类，是以病本在肾。因肺为水之上源，水之运行赖肺气宣化，即行内在肺，故水病其末在肺。这是《黄帝内经》对水液代谢和发病机理的总概括，至今仍指导着中医的临床实践。至于风水形成的水肿，是因勇劳伤肾、汗出当风所致。它与其他水肿病不同，既有停水的症状，又有风邪伤表的特征。治疗不仅要利水，还要祛风解表。

调经论第六十二（节选）

【原文】

黄帝问曰：余闻《刺法》言，有余泻之，不足补之，何谓有余？何谓不足？岐伯对曰：有余有五，不足亦有五，帝欲何问？帝曰：愿尽闻之。岐伯曰：神有余，有不足；气有余，有不足；血有余，有不足；形有余，有不足；志有

NOTE

余，有不足。凡此十者，其气不等[1]也。

帝曰：人有精气津液，四肢九窍，五脏十六部，三百六十五节，乃生百病。百病之生，皆有虚实。今夫子乃言有余有五，不足亦有五，何以生之乎？岐伯曰：皆生于五脏也。夫心藏神，肺藏气，肝藏血，脾藏肉，肾藏志，而此成形。志意通，内连骨髓而成身形五脏。五脏之道，皆出于经隧，以行血气，血气不和，百病乃变化而生，是故守经隧[2]焉。

【注释】

[1] 其气不等：指脏的虚实不同，临床表现不一。张景岳《类经》注："神属心，气属肺，血属肝，形属脾，志属肾，各有虚实，故其气不等。"

[2] 守经隧：守，把握。隧，通道。指人之经脉犹如气血之通道。

【按语】 本段首先指出人有精气津液、四肢九窍、五脏十六部、三百六十五节，它们的生理活动出现异常就会生病。同时提出了两个论点：一是神、气、血、肉、志分别藏于五脏，只有志意治，方能保证五脏功能活动的正常，人体才能达到阴阳平衡的生理标准。反之，就会出现五脏有余及不足的病理变化。二是提出"五脏之道皆出于经隧"，说明了五脏与经脉的密切关系。因人体是通过经脉以五脏为中心形成的有机整体，若五脏发生病变，也常是经脉运行的气血失调所致，故调理经脉气血可使五脏安定，从而强调了经脉在生理、病理及治病上的重要意义。

缪刺论篇第六十三（节选）

【原文】

人有所堕坠，恶血留内，腹中满胀，不得前后[1]，先饮利药[2]。此上伤厥阴之脉，下伤少阴之络。刺足内踝之下，然骨之前，血脉出血。刺足跗上动脉，不已，刺三毛上[3]各一痏[4]，见血立已。左刺右，右刺左。善悲惊不乐，刺如右方。

【注释】

[1] 不得前后：指大小便不通。

[2] 利药：攻下逐瘀之药。

[3] 三毛上：大敦穴。

[4] 痏（wěi）：针刺的次数。

【按语】 本条阐述了外伤导致内损出血、瘀血壅塞于经道的证候，并制定了治则为攻下逐瘀法。

至真要大论篇第七十四（节选）

【原文】

帝曰：愿闻病机何如？岐伯曰：诸风掉眩[1]，皆属于肝；诸寒收引[2]，皆

NOTE

属于肾；诸气膹郁[3]，皆属于肺；诸湿肿满，皆属于脾；诸热瞀瘛[4]，皆属于火；诸痛痒疮，皆属于心；诸厥固泄[5]，皆属于下；诸痿喘呕，皆属于上；诸禁鼓栗[6]，如丧神守[7]，皆属于火；诸痉项强[8]，皆属于湿；诸逆冲上[9]，皆属于火；诸胀腹大，皆属于热；诸燥狂越[10]，皆属于火；诸暴强直，皆属于风；诸病有声，鼓之如鼓[11]，皆属于热；诸病胕肿，疼酸惊骇，皆属于火；诸转反戾[12]，水液浑浊，皆属于热；诸病水液，澄澈清冷，皆属于寒；诸呕吐酸，暴注下迫，皆属于热。故《大要》曰：谨守病机，各司其属，有者求之，无者求之，盛者责之，虚者责之，必先五胜，疏其血气，令其调达，而致和平，此之谓也。

【注释】

[1] 诸风掉眩：诸，众。掉，指肢体动摇的病证。眩，指头目眩晕、视物旋转的病证。

[2] 收引：此指筋脉拘急挛缩、关节屈伸不利的病证。收，收缩、收敛。引，引急。

[3] 膹（fèn）郁：指气满胸中而呼吸迫促。王冰注："膹，谓膹满。郁，谓奔迫也。"

[4] 瞀瘛（màochì）：瞀，昏闷。瘛，抽搐。

[5] 固泄：固，指二便癃秘不通。泄，指二便泻利不禁。

[6] 禁鼓栗：禁，同"噤"，指口噤不开，或牙齿打战。鼓栗，即鼓颔战栗。

[7] 如丧神守：犹如失去神明主持。丧，失去。

[8] 痉项强：痉，病名，主症有筋脉拘急、身体强直、口噤反张等。项强，痉病之一个症状，表现为颈项强直，转动不灵活。项，颈项。

[9] 逆冲上：逆，上逆也。冲上，突然冲上。此指气机急促上逆的病证。

[10] 躁狂越：躁，指躁动不安。狂，精神错乱、神志不安。越，指动作超常。

[11] 鼓之如鼓：叩打它如击鼓般有声。

[12] 转反戾：转筋拘挛貌。转，指腰身转侧不利。反，指背反张。戾，指身屈曲。

【按语】本文所述病机，即所谓"病机十九条"的具体内容。它将临床常见的一些病证，以五运六气的属性、发病特点及与五脏相应的理论为基础，对运气诸篇有关五运六气所致主要病证的病机做了概括和总结，成为中医辨证的基本方法，在临床辨证中起着重要作用。从此文中可见，病机十九条中，属五脏的有五条，属六气的有十四条，其中属火的五条，属热的四条，属风、寒、湿的各一条，属上、属下的各一条。在六气致病的病机中独缺燥气一条，所以金元时期的刘完素增补燥气病机一条。云："诸涩枯涸，干劲皴揭，皆属于燥。"又云："涩，物湿则滑泽，干则涩滞，燥湿相反故也。如偏身中外涩滞，皆属燥金之化，故秋脉涩，涩者，涩也。或麻者，亦由涩也。由水液衰少燥涩，气行壅滞，而不得滑泽通利，气强攻冲而为麻也……枯，不荣王也。涸，无水液也。干，不滋润也。劲，不柔和也。皴揭，皮肤欲裂也。"使六淫致病之病机趋于完整，对临床治疗有一定的意义。但须指出，"十九条"只是《黄帝内经》探讨病机的举例，它不可能包括病机学说的全部内容，后世都是在《黄帝内经》的基础上发挥的。

【原文】

NOTE

帝曰：非调气而得者[1]，治之奈何？有毒无毒，何先何后，愿闻其道。岐伯曰：有毒无毒，所治为主，适大小为制[2]也。

帝曰：请言其制。岐伯曰：君一臣二，制之小也；君一臣三佐五，制之中也；君一臣三佐九，制之大也。寒者热之，热者寒之[3]，微者逆之，甚者从之，坚者削之，客者除之，劳者温之，结者散之，留者攻之，燥者濡之，急者缓之，散者收之，损者温之，逸者行之[4]，惊者平之，上之下之，摩之浴之，薄之劫之[5]，开之发之，适事为故。

【注释】

[1] 非调气而得者：张景岳注："非调气，谓病有不因于气而得者。"此指病有不因于气而得，亦非调气之法所能治疗。

[2] 适大小为制：制，即制剂。张景岳："故方之大小轻重，皆宜因病而为之制也。"

[3] 寒者热之，热者寒之：以热药治寒病，以寒药治热病，为正治之法。

[4] 逸者行之：逸，指瘫痪、痿痹一类不能行动的病证。行，即行气活血、舒筋活络之法。一说，逸，安逸。《内经知要》注："逸，即安逸也……过于安逸则气脉凝滞，故须行之。"

[5] 薄之劫之：薄，侵也。此作"侵蚀"之义。劫之，用迅猛之药物劫夺之。

【按语】本段原文指出了各类病证的治疗法则。其中，"微者逆之，甚者从之"即正治、反治。"寒者热之，热者寒之"是针对疾病寒热性质而施治的基本正治大法。其余的治法均属正治法范畴。至于组方之大小，是以药味多少区分的，故曰君一臣二为小方，君一臣三佐九为大方。药味多少固可说明方剂的大小，但不是绝对的，临床上应以灵活掌握为妥。

【原文】

帝曰：善。病之中外[1]何如？岐伯曰：调气之方，必别阴阳，定其中外，各守其乡[2]。内者内治，外者外治，微者调之，其次平之，盛者夺之，汗者下之，寒热温凉，衰之以属，随其攸利[3]，谨道如法，万举万全，气血正平，长有天命。帝曰：善。

【注释】

[1] 中外：指邪自外来病发于外，邪自内生病发于内。

[2] 乡：区域，即所处的部位。

[3] 攸利：所利。攸，所。

【按语】通过辨证，首先判定疾病的阴阳表里，然后再针对复杂的病理变化，制定出正确的治疗措施，这是临床用药的关键。

第二节　《灵枢经》文选

【导读】《灵枢经》是一部中医理论著作，与《素问》同为《黄帝内经》之组成部分。《灵枢经》早期为九卷，八十一篇。《灵枢经》是全面系统总结我国汉代以前中医学理论、经络学说和针刺技术的经典性著作，主要论述了脏腑、经络、病因、病机、病证、诊法等内容。尤其重点阐述了经络腧穴、针具、刺法及治疗原则等，为后世医学，尤其是针灸学的发展奠定了坚

NOTE

实基础。

邪气脏腑病形第四（节选）

【原文】

黄帝曰：邪之中人脏奈何？岐伯曰：愁忧恐惧则伤心，形寒寒饮则伤肺，以其两寒相感，中外皆伤，故气逆而上行。有所堕坠，恶血留内；若有所大怒，气上而不下，积于胁下则伤肝。有所击仆[1]，若醉入房，汗出当风则伤脾。有所用力举重，若入房过度，汗出浴水则伤肾。黄帝曰：五脏之中风奈何？岐伯曰：阴阳俱感，邪乃得往[2]。黄帝曰：善哉。

【注释】

[1] 击仆：被打击跌仆。

[2] 阴阳俱感，邪乃得往：如果五脏内有所伤，六腑外有所感，则内外皆虚，邪气就得以乘虚而入。阴，指五脏。阳，指六腑。

【按语】本节讨论了邪气能够侵袭五脏的原因，其中有精神因素，也有内外合邪，以及击仆、房事过度、用力举重、堕坠等，这些致病因素皆能影响脏腑气血而发病。文中又指出，邪之中人是因为“两寒相感”“中外皆伤”“阴阳俱感，邪乃得往”。可见疾病的发生，其根本原因在于脏腑气血功能是否正常。

寿夭刚柔第六（节选）

【原文】

黄帝问于少师曰：余闻人之生也，有刚有柔，有弱有强，有短有长，有阴有阳，愿闻其方。少师答曰：阴中有阴，阳中有阳，审知阴阳，刺之有方。得病所始，刺之有理。谨度病端[1]，与时相应。内合于五脏六腑，外合于筋骨皮肤。是故内有阴阳，外亦有阴阳。在内者，五脏为阴，六腑为阳；在外者，筋骨为阴，皮肤为阳。

【注释】

[1] 谨度病端：审慎地推测疾病发生的原因。度，推测、衡量。端，初始，此指原因。

【按语】本节提出采用针刺方法时，一要“审知阴阳，刺之有方”；二要“得病所始，刺之有理”；三要“谨度病端，与时相应”。要审别病邪的阴阳属性，采用适当的刺法。

【原文】

黄帝曰：药熨奈何？伯高答曰：用淳酒二十斤，蜀椒一斤，干姜一斤，桂心一斤，凡四种，皆㕮咀[1]，渍[2]酒中，用绵絮一斤[3]，细白布四丈，并内[4]酒中，置酒马矢煴[5]中，盖封涂，勿使泄。五日五夜，出绵絮，曝干之，干复

NOTE

渍，以尽其汁。每渍必晬[6]其日，乃出干。干，并用滓与绵絮，复布为复巾[7]，长六七尺，为六七巾，则用之生桑炭炙巾，以熨寒痹所刺之处，令热入至于病所，寒复炙巾以熨之，三十遍而止。汗出，以巾拭身，亦三十遍而止。起步内中，无见风。每刺必熨，如此病已矣。此所谓内热也。

【注释】

[1] 㕮咀（fǔjǔ）：古代将药材切碎的一种加工方法。原本指用口将药材咬碎，以便煎服，后改用其他工具切片、捣碎或锉末，但仍用此名。

[2] 渍：沤、沉浸。

[3] 斤：《甲乙经》作“升”。

[4] 内：同“纳”。

[5] 马矢煴（yūn）：燃烧马粪产生的烟。煴，许慎《说文》：“煴，郁烟也。”郁烟，即没有火焰的燃烧而产生出来的许多烟。

[6] 晬（zuì）：一昼夜。

[7] 复布为复巾：复布，即双层布。复巾，即用双层布制成的夹袋。

【按语】本文对药熨治疗方法进行了较详细的说明。此种药熨治疗方法，为后世骨伤科应用外敷药治疗损伤后引起的各种病证提供了理论依据和可借鉴的方法。

经水第十二（节选）

【原文】

若夫八尺之士[1]，皮肉在此，外可度量切循[2]而得之，其死可解剖而视之。其脏之坚脆[3]，腑之大小[4]，谷之多少[5]，脉之长短，血之清浊，气之多少，十二经之多血少气，与其少血多气，与其皆多血气，与其皆少血气，皆有大数[6]。其治以针艾，各调其经气，固其常有合乎！

【注释】

[1] 八尺之士：泛指人体。《周礼考工记》：“人长八尺。”

[2] 度量切循：即按照一定的部位或路线切按，测量人体各个部分的长短、广狭和大小。

[3] 脏之坚脆：五脏的坚韧与脆弱。

[4] 腑之大小：六腑形态、容量的大小。

[5] 谷之多少：受盛水谷的多少。

[6] 皆有大数：都有命中注定之数。

【按语】本篇在讨论人体脏腑、经络生理特点的基础上，介绍了人体解剖的内容。“八尺之士，皮肉在此，外可度量切循而得之，其死可解剖而视之”。在《灵枢·肠胃》篇也有关于消化道各部分大小、重量、长短等的记载，且与现代解剖学测量的结果非常接近。这种人体部位的论述虽然比较粗糙，但它促进了中医伤科学的发展，为后世伤科医家临床治疗提供了解剖学方面的基础知识。

NOTE

骨度第十四（节选）

【原文】

黄帝问于伯高曰：脉度言经脉之长短，何以立之？伯高曰：先度其骨节之大小、广狭、长短，而脉度定矣。

黄帝曰：愿闻众人[1]之度。人长七尺五寸者[2]，其骨节之大小、长短各几何？伯高曰：头之大骨围，二尺六寸；胸围，四尺五寸；腰围，四尺二寸；发所覆者，颅至项，尺二寸；发以下至颐[3]，长一尺，君子终折[4]。结喉以下至缺盆中，长四寸。缺盆以下至𩩲骬，长九寸，过则肺大，不满则肺小。𩩲骬以下至天枢，长八寸，过则胃大，不及则胃小。天枢以下至横骨，长六寸半，过则回肠广长，不满则狭短。横骨，长六寸半。横骨上廉以下至内辅之上廉[5]，长一尺八寸。内辅之上廉以下至下廉，长三寸半。内辅下廉下至内踝，长一尺三寸。内踝以下至地，长三寸。膝腘以下至跗属，长一尺六寸。跗属以下至地，长三寸。故骨围大则太过，小则不及。角[6]以下至柱骨，长一尺。行腋中不见者，长四寸。腋以下至季胁，长一尺二寸。季胁以下至髀枢，长六寸，髀枢以下至膝中，长一尺九寸。膝以下至外踝，长一尺六寸。外踝以下至京骨，长三寸。京骨以下至地，长一寸。耳后当完骨者，广九寸。耳前当耳门者[7]，广一尺三寸。两颧之间，相去七寸。两乳之间，广九寸半。两髀之间，广六寸半。足长一尺二寸，广四寸半。肩至肘，长一尺七寸；肘至腕，长一尺二寸半。腕至中指本节，长四寸。本节至其末，长四寸半。项发以下至背骨[8]，长二寸半，膂骨以下至尾骶二十一节，长三尺，上节长一寸四分分之一，奇分在下，故上七节至于膂骨，九寸八分分之七。此众人骨之度也，所以立经脉之长短也。

【注释】

[1] 众人：指常人，多数人。

[2] 人长七尺五寸者：马莳注："上古适中之人也。"义同"八尺之士"，皆概数。

[3] 发以下至颐：此指前额之发际至颐。颐，脸颊、腮。

[4] 君子终折：意思是五官端正的人从发际到眉中、从眉中到鼻端、从鼻端到颐端可等分为三。详见马莳注。终，《甲乙经》《太素》均作"参"，义胜。

[5] 内辅之上廉：内辅，指膝之内侧大骨隆起处。廉，边缘。

[6] 角：额角。

[7] 耳前当耳门者：指二听宫穴经面部鼻尖的长度。耳门，听宫穴。

[8] 背骨：《太素·卷十三·骨度篇》作"膂"，当是。膂骨，脊骨此指大椎而言。

【按语】为了测量经脉的长短，本节介绍了人体背部椎骨及两臂各部的骨度。由于古今度量制度不同，篇中所述各部的尺寸不可以现代的尺寸长短对待。从文字中，我们能够掌握骨骼、经脉在人体上的比例。张景岳说："下文皆骨度篇古数，骨之大者则太过，小者则不及。此亦言

NOTE

其则耳。”正是强调其则，而不泥于数。

营卫生会第十八（节选）

【原文】

黄帝曰：愿闻中焦之所出。岐伯答曰：中焦亦并胃中，出上焦之后[1]，此所受气者，泌糟粕，蒸津液，化其精微，上注于肺脉，乃化而为血，以奉生身，莫贵于此，故独得行于经隧[2]，命曰营气。黄帝曰：夫血之与气，异名同类。何谓也？岐伯答曰：营卫者，精气也；血者，神气也[3]，故血之与气，异名同类焉。故夺血者无汗，夺汗者无血[4]，故人生有两死，而无两生[5]。

【注释】

[1] 中焦亦并胃中，出上焦之后：本句是说中焦之气在上焦之气的下面。胃中，指中脘部。后，下也。

[2] 经隧：指经脉之道。

[3] 血者，神气也：血是由水谷精微经心的作用化赤而成的。张志聪注：“血者，中焦之精汁，奉心神而化赤，神气之所化也。”

[4] 夺血者无汗，夺汗者无血：血液耗伤过度的人则不要再发汗，汗出过多的人不可再伤其血。张景岳《类经》注：“是血之与气，本为同类，而血之与汗，本非两种；但血主营，为阴为里，汗属卫，为阳为表，一表一里，无可并攻，故夺血者无取其汗，夺汗者无取其血。”夺，失。

[5] 人生有两死，而无两生：两，指夺血、脱汗；有两死，指既脱其血，又夺其汗，故是死证。无两生，指夺血而不脱汗，或夺汗而不夺血，如两者不同，见则尚有回生之机。张景岳《类经》注曰：“若表里俱夺，则不脱于阴，必脱于阳，脱阳亦死，脱阴亦死，故曰人生有两死。然而人之生也，阴阳之气皆不可无，未有孤阳能生者，亦未有孤阴能生者，故曰无两生也。”

【按语】文中“夺血者无汗，夺汗者无血”是对血汗关系的概括。血和津液都源于水谷精微，但津液又不断地补充血液，作为血的来源之一。所以，在病理方面，若汗出太过，就必然损伤津液，化血无源而血少；大失血者必伤其津液，津液亏损汗出无源，更不可妄夺。因此，本文提出了卫气与汗、营气与血以及血之与汗的关系，这对后世都有深远的影响。如《伤寒论》中“疮家不可发汗”“衄家不可发汗”“亡血家不可发汗”等汗法禁忌原则，就是这个理论的具体运用，同时也是“血汗同源”之说的理论依据。

决气第三十（节选）

【原文】

黄帝曰：余闻人有精、气、津、液、血、脉，余意以为一气耳，今乃辨为六名，余不知其所以然。岐伯曰：两神相搏[1]，合而成形，常先身生，是谓精。

NOTE

何谓气？岐伯曰：上焦开发，宣五谷味，熏[2]肤、充身、泽毛，若雾露之溉，是谓气。何谓津？岐伯曰：腠理发泄，汗出溱溱[3]，是谓津。何谓液？岐伯曰：谷入气满，淖泽[4]注于骨，骨属屈伸，泄泽补益脑髓，皮肤润泽，是谓液。何谓血？岐伯曰：中焦受气取汁，变化而赤，是谓血。何谓脉？岐伯曰：壅遏[5]营气，令无所避，是谓脉。

【注释】

[1] 两神相搏：指男女媾和。马莳注："男女媾精，万物化生，盖当男女相媾之时，两神相合而成人，生男女之形。"

[2] 熏：犹蒸也，有温煦之意。

[3] 溱溱（zhēnzhēn）：汗出貌，此形容出汗多的样子。

[4] 淖（nào）泽：濡润貌。淖，湿润。泽，濡润。

[5] 壅遏：限制、约束。张景岳《类经》注："壅遏者，堤防之谓，犹道路之有封疆，江河之有涯岸，俾营气无所回避而必行其中者，是谓之脉。"

【按语】本节论述了人体精、气、津、液、血、脉的生成和功用。精来源于先天，生于后天水谷之气，是产生生命现象的原始物质。气来源于天气和谷气，一气分为六气，六气合而为一，是由于此六气皆源于水谷精气。所以张景岳《类经》云："六者之分，总由气化，故曰六者，亦可形不同而名异耳。"因此，临证时从六气相互关系上去追本溯源，分清主次，方能施治得当，取得满意疗效。

病传第四十二（节选）

【原文】

黄帝曰：余受九针于夫子，而私览于诸方，或有导引行气，乔摩[1]、灸、熨、刺、焫[2]、饮药之一者，可独守耶？将尽行之乎？岐伯曰：诸方者，众人之方也，非一人之所尽行也。黄帝曰：此乃所谓守一勿失，万物毕者也。

【注释】

[1] 乔摩：即按摩。乔，同"跻"，用足踩。《素问·金匮真言论》作"按跻"。

[2] 焫（ruò）：烧灼。这里指火针或以火烧针尾之类的疗法。

【按语】本节指出导引行气、按摩、灸、熨、刺、焫、饮药等各种治疗方法需与病情相切合，不可盲目滥施。张志聪在《黄帝内经灵枢集注》云："此篇论人之身体，有形层之浅深，有血气之虚实，是以针砭药灸，各守其一，非一人之所尽行也。病传者，谓邪从皮毛而发于腠理，从腠理而入于经脉，从经脉而传溜于五脏，所谓经络受邪，入脏腑为内所因也，如邪入于脏不可以致生，故邪在皮毛者，宜砭而去之；在于脉肉筋骨者，宜针而泻之；邪入于中者，宜导引行气以出之；寒邪之入深者，宜熨而通之；邪在内而虚者，只可饮以甘药，实者可用毒药以攻之，陷于下者宜灸以启之，是以药石灸刺导引诸方，随众人之所病而施之，非一人之所尽行者也。"即告诉我们要善于运用多种疗法，掌握治病求本的原则。

刺节真邪第七十五（节选）

【原文】

黄帝曰：余闻气者，有真气，有正气，有邪气。何谓真气？岐伯曰：真气者，所受于天，与谷气并而充身也。正气者，正风也，从一方来，非实风，又非虚风也。邪气者，虚风也[1]，虚风之贼伤人也，其中人也深，不能自去。正风者，其中人也浅，合而自去，其气来柔弱，不能胜真气，故自去。

【注释】

[1] 虚风也：原脱，据《甲乙经·卷十·第一》补。

【按语】本段将邪分为正邪、虚邪，正邪与虚邪是相对而言，两者各具有不同的含义和特点。“正气者，正风也，从一方来，非实风，又非虚风也”。指出正风就是正邪，正风是四时正常之风，如春之东风、夏之南风。正风如变成邪，需要有一定条件，就是体虚。也就是说，正风本来是不致病的，但因某种原因，使腠理开泄，肌表偏虚，正风乘虚而入，这时正风也就构成了致病因素。本篇则更具体地指出，邪风之贼也就是贼风，叫作虚邪。“邪气者，虚风也，虚风之贼伤人也”。虚邪贼风致病力强，故“中人也深，不能自去”，而且传变无穷，其所致病证更是变化多端。但正邪与虚邪都是乘人体之虚入侵而成的。人体虚弱是其致病的病理基础，因此，在防病治病时，既要做到“虚邪贼风，避之有时”，又要防止四时之风的侵入而生病，关键是保护体内正气。

【原文】

虚邪之中人也，洒淅[1]动形，起毫毛而发腠理。其入深，内抟[2]于骨，则为骨痹；抟于筋，则为筋挛；抟于脉中，则为血闭不通，则为痈；抟于肉，与卫气相抟，阳胜者则为热，阴胜者则为寒，寒则真气去，去则虚，虚则寒；抟于皮肤之间，其气外发，腠理开，毫毛摇，气往来行，则为痒；留而不去，则痹；卫气不行，则为不仁。

【注释】

[1] 洒淅：寒战貌。

[2] 抟（tuán）：聚合。

【按语】本文论述了虚邪中人后出现的几种不同病证。虚邪贼风中伤皮毛，则出现寒栗怕冷、毫毛竖起、腠理开泄的现象。若邪气深入而聚集于骨，则出现骨痹；聚集在筋时，就会出现筋挛；聚集在脉中，则出现血脉闭塞不通或为痛；聚集在肌肉，与体表的卫气相聚合，若阳邪偏胜就会出现热象，阴邪偏胜则会出现寒象。由于寒邪偏胜，则使真气虚衰，身体呈现虚寒象。若邪气停留而不去，致使卫气涩滞而不畅行，则出现麻木不仁或成为痹证。总之，外邪侵袭人体后，由浅入深及在传变过程中因邪气所处位置不同，会出现各种不同的复杂证候，从而进一步论证“邪气淫泆、不可胜论”的学术观点。

NOTE

【原文】

虚邪之入于身也深，寒与热相搏，久留而内著，寒胜其热，则骨疼肉枯；热胜其寒，则烂肉腐肌为脓，内伤骨，内伤骨为骨蚀[1]。有所结，中于筋，筋屈不得伸，邪气居其间而不反，发为筋瘤[2]。有所结，气归之，卫气留之，不得反，津液久留，合而为肠瘤。久者数岁乃成，以手按之柔。有所结，气归之，津液留之，邪气中之，凝结日以易甚，连以聚居，为昔瘤[3]，以手按之坚。有所结，深中骨，气因于骨，骨与气并，日以益大，则为骨疽。有所结，中于肉，宗气归之，邪留而不去，有热则化而为脓，无热则为肉疽[4]。凡此数气者，其发无常处，而有常名也。

【注释】

[1] 骨蚀：指骨被侵蚀。张景岳《类经》注："其最深者，内伤于骨，是为骨蚀，谓侵蚀及骨也。"

[2] 筋瘤：结聚于筋的赘瘤之类。

[3] 昔瘤：亦称宿瘤，即慢性肿瘤。《说文》："昔，干肉也。"

[4] 肉疽：张景岳注："邪留为热，则溃腐肌肉，故为脓。无热则结为粉浆之属、聚而不散，是为肉疽。"

【按语】本文列举了由于正不胜邪，经脉受病，而产生疼痛、痈、骨蚀、筋瘤、肠瘤、昔瘤、骨疽、肉疽等病。虚邪侵入人体比较深的部位，寒与热聚合，久留不去，停著于内。如果寒胜过热，则引起骨节疼痛，肌肉枯萎。如果热胜过寒，则出现肌肉腐烂而化为脓；若进一步深入，伤至骨，则成为骨蚀。邪气结聚于筋，使筋屈而不得伸，邪气久留其间，则会发展为筋瘤。邪气结聚于内，致津液不能向外输布，留在肠胃，与邪气相合，则发展为肠瘤。邪气结聚日久，发展较慢，数年才能形成。邪气聚集不散，日益加重，接连积聚，便成为昔瘤。邪气结聚停留在深层的骨部，骨与邪气并合，其结聚的部位日益增大，则可发为骨疽。这些病证的病因病机都是邪气侵袭后引起营卫不通、津液气血凝涩而致。

痈疽第八十一（节选）

【原文】

黄帝曰：余闻肠胃受谷，上焦出气[1]，以温分肉，而养骨节，通腠理。中焦出气如露[2]，上注谿谷，而渗孙脉，津液和调，变化而赤为血，血和则孙脉先满溢，乃注于络脉，皆盈，乃注于经脉，阴阳已张，因息乃行[3]，行有经纪[4]，周有道理，与天合同，不得休止。切而调之，从虚去实，泻则不足，疾则气减，留则先后。从实去虚，补则有余，血气已调，形气乃持。余已知血气之平与不平，未知痈疽之所从生，成败之时，死生之期，有远近，何以度之，可得闻乎？

NOTE

岐伯曰：经脉留行不止，与天同度，与地合纪[5]。故天宿失度，日月薄蚀[6]；地经失纪[7]，水道流溢，草萓不成[8]，五谷不殖；径路不通，民不往来，巷聚邑居，则别离异处。血气犹然，请言其故。夫血脉营卫，周流不休，上应星宿，下应经数。寒邪客于经络之中，则血泣[9]，血泣则不通，不通则卫气归之[10]，不得复反，故痈肿。寒气化为热，热胜则腐肉，肉腐则为脓，脓不泻则烂筋，筋烂则伤骨，骨伤则髓消，不当骨空，不得泄泻，血枯空虚，则筋骨肌肉不相荣，经脉败漏，熏于五脏，脏伤故死矣。

【注释】

[1] 上焦出气：指卫气从上焦出发，向体表布散。

[2] 中焦出气如露：指中焦所输出的营气，其所分泌的津液，滋养全身，如雨露灌溉草木一样。

[3] 因息乃行：人体阴阳诸经随呼吸有规律运行。息，即一呼一吸。

[4] 行有经纪：指营卫运行有一定的规律。经纪，法度。

[5] 与天同度，与地合纪：指人的整个生命活动与自然界天体运行的规律相应相合。度，度数。

[6] 日月薄蚀：即日蚀、月蚀。

[7] 地经失纪：河流不能沿着正常的水道流淌。经，经水，大的河流。失纪，失去规则。

[8] 草萓（yí）不成：草死不能生长。草萓，杂草。

[9] 泣：同涩，血凝不消。

[10] 不通则卫气归之：不通则卫气积聚一处。归，藏也。引申为积聚。

【按语】本段首先提出了营卫气血的运行是有一定规律的，论述了痈肿的病因、病机。痈肿的形成是因寒邪侵入经络，导致血行凝滞不通，影响营卫的正常运行，气结聚于局部而成痈肿。寒邪逐渐化热，热胜则腐肉，肌肉腐蚀则化为脓。若脓不得排泄就会进一步恶化，导致脓毒内侵筋膜，造成筋烂。筋烂会进一步伤骨，骨伤则骨髓消耗，如脓毒不在骨节的空隙处，脓毒就无从排泄，会引起营血耗亏，使筋骨肌肉得不到营养，经脉败。毒气熏于五脏，则会导致死亡。

【原文】

黄帝曰：夫子言痈疽，何以别之？岐伯曰：营卫稽留于经脉之中，则血泣而不行，不行则卫气从之而不通，壅遏而不得行，故热。大热不止，热胜则肉腐，肉腐则为脓，然不能陷，骨髓不为焦枯，五脏不为伤，故命曰痈。

黄帝曰：何谓疽？岐伯曰：热气淳盛，下陷肌肤，筋髓枯，内连五脏，血气竭，当其痈下，筋骨良肉皆无余，故命曰疽。疽者，上之皮夭[1]以坚，上如牛领之皮[2]。痈者，其皮上薄以泽。此其候也。

【注释】

[1] 夭：黑暗而没有光泽。张景岳《类经》注："夭以色言，黑暗不泽也，此即皮色之状、可以辨其深矣。"

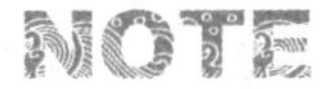

[2] 牛领之皮：意为触之较坚厚。

【按语】本段主要阐述痈和疽二者的鉴别方法和病位的深浅，所述虽寥寥数语，然对痈疽的鉴别已挈其要领。

第三节 《难经》文选

【导读】《难经》，即《黄帝八十一难经》，又称《八十一难》，旧题扁鹊作。书名最早见于张仲景《伤寒杂病论·序》。书名“难”，有问难之意。多数学者认为该书的成书年代大致在东汉时期。《难经》共八十一难，以问答体的形式阐述古医经的要旨。内容涉及诊法、经脉、脏腑、疾病、腧穴、针法等，其中一难至二十一难、六十一难论脉学，二十二难至三十难、四十六难、四十七难论经络，八难、三十一难至四十七难、六十六难论脏腑，十六难、四十八难至六十一难论疾病，四十五难、六十二难至六十八难论腧穴，十二难、六十九难论针法。该书内容简要，辨析精微，尤其对脉学有详悉而精当的论述。诊法以“独取寸口”为主，对经络学说及命门、三焦的论述，在《黄帝内经》基础上又有所发展。其中有些阐发与骨伤科比较密切，从中可以看出《难经》对骨伤科的影响。

第十四难（全篇）

【原文】

曰：脉有损，至，何谓也？

然：至之脉，一呼再至曰平，三至曰离经[1]，四至曰夺精，五至曰死，六至曰命绝。此至之脉也。

何谓损？

一呼一至曰离经，再呼一至曰夺精，三呼一至曰死，四呼一至曰命绝。此损之脉也。至脉从下上，损脉从上下也。

损脉之为病奈何？

然：一损损于皮毛，皮聚[2]而毛落；二损损于血脉，血脉虚少，不能荣于五脏六腑；三损损于肌肉，肌肉消瘦，饮食不能为肌肤；四损损于筋，筋缓不能自收持[3]；五损损于骨，骨痿不能起于床。反此者，至脉之病也[4]。从上下者，骨痿不能起于床者死；从下上者，皮聚而毛落者死。

【注释】

[1] 离经：偏离常法。经，常也。

[2] 皮聚：皮肤皱缩。聚，收敛。

[3] 筋缓不能自收持：指筋弛缓，不能自主地收缩和持物。收，取也。

[4] 至脉之病也：本作“至于收病也”，据文意改。

NOTE

【按语】本节论述了损至脉及其证治。至脉是指脉搏次数较正常脉搏次数增多，可分为离经、夺精、死、命绝四种情况。损脉是脉搏次数较正常脉减少了，也分为离经、夺精、死、绝命四种。还提出了五损，即皮、肉、脉、筋、骨五种损害。损肺主之皮毛，表现为皮肤皱缩和毛发脱落；损心主之血脉，则营血虚少；损脾主之肌肉，则肌肉消瘦；损肝所主之筋，则筋弛缓不能收持；损肾所主之骨，则骨痿无力，与此相反就是至脉的病证。病从上向下传的，到了骨痿不能起床就将死亡；病从下向上传的，到了皮肤皱缩、毛发脱落就将死亡。

【原文】

治损之法奈何？

然：损其肺者，益其气；损其心者，调其荣卫；损其脾者，调其饮食，适[1]其寒温；损其肝者，缓其中[2]；损其肾者，益其精，此治损之法也。

【注释】

[1] 适：调节。

[2] 缓其中：缓肝气之急。吕广曰："肝主怒，其气急，故以针药以缓其中。"缓，缓解、缓和。中，里。

【按语】本条讨论损病之治疗。五脏皆可能成损，治疗当有针对性。损其肺，因肺主气，故补益肺气；损其心，因心主血脉，故调和营卫；损其脾，因脾主运化，故调节饮食；损其肝，因肝气急，故宜缓之；损其肾，肾主藏精，故补益精气。此治疗之大法也。

【原文】

脉有一呼再[1]至，一吸再至；有一呼三至，一吸三至；有一呼四至，一吸四至；有一呼五至，一吸五至；一呼六至，一吸六至；有一呼一至，一吸一至；有再呼一至，再吸一至；有呼吸再至[2]。脉来如此，何以别知其病也？

然：脉来一呼再至，一吸再至，不大不小曰平；一呼三至，一吸三至，为适得其病，前大后小，即头痛、目眩；前小后大，即胸满、短气。一呼四至，一吸四至，病欲甚，脉洪大者，苦烦满；沉细者，腹中痛；滑者伤热，涩者中雾露。一呼五至，一吸五至，其人当困，沉细夜加，浮大昼加，不大不小，虽困可治，其有大小者，为难治。一呼六至，一吸六至，为死脉也，沉细夜死，浮大昼死。一呼一至，一吸一至，名曰损，人虽能行，犹当着床，所以然者，血气皆不足故也。再呼一至，再吸一至，呼吸再至，名曰无魂，无魂者当死也，人虽能行，名曰行尸。

【注释】

[1] 再：两次。

[2] 有呼吸再至：滑寿《难经本义》："其曰呼吸再至，即一呼一吸之谓。疑衍文也。"

【按语】本条是讨论脉象与临床表现的联系，即哪些脉象可能出现哪些证候。这种以脉象判断症状，以脉象预测疾病的轻重、缓急和预后的理论有一定的临床参考意义。

NOTE

【原文】

上部有脉，下部无脉，其人当吐，不吐者死。上部无脉，下部有脉，虽困无能为害。所以然者，人之有尺，譬如树之有根，枝叶虽枯槁，根本将自生。脉有根本，人有元气，故知不死。

【按语】本条亦是以脉象预测病情的讨论。

第二十四难（全篇）

【原文】

曰：手足三阴三阳气已绝，何以为候？可知其吉凶不[1]？

然：足少阴气绝，则骨枯。少阴者，冬脉也，伏行而温[2]于骨髓。故骨髓不温，即肉不着骨；骨肉不相亲，即肉濡而却；肉濡而却，故齿长而枯，发无润泽；无润泽者，骨先死。戊日笃[3]，己日死。

足太阴气绝，则脉不荣[4]其口唇。口唇者，肌肉之本也。脉不荣，则肌肉不滑泽；肌肉不滑泽，则人中（肉）满；人中（肉）满，则唇反；唇反，则肉先死。甲日笃，乙日死。

足厥阴气绝，即筋缩引[5]卵与舌卷。厥阴者，肝脉也。肝者，筋之合也。筋者，聚于阴器而络于舌本，故脉不荣，则筋缩急；（筋缩急）即引卵与舌；故舌卷卵缩，此筋先死。庚日笃，辛日死。

手太阴气绝，即皮毛焦。太阴者，肺也，行气温于皮毛者也。气弗荣，则皮毛焦；皮毛焦，则津液去；津液去则皮节伤；皮节伤则皮枯毛折；毛折者，则毛先死。丙日笃，丁日死。

手少阴气绝，则脉不通；脉不通，则血不流；血不流则色泽去，故面色黑如黧[6]，此血先死。壬日笃，癸日死。

三阴气俱绝者，则目眩转、目瞑；目瞑者，为失志；失志者则志先死。死，即目瞑也。

六阳气俱绝者，则阴与阳相离，阴阳相离，则腠理泄，绝汗乃出，大如贯珠，转出不流，即气先死。旦占夕死，夕占旦死。

【注释】

[1] 不：同否。

[2] 温：《灵枢·经脉》作“濡”。

[3] 笃：重，指病情垂危。

[4] 荣：通营。

[5] 引：收敛、收缩。

[6] 黧：黄黑之色。

NOTE

【按语】本难分述五脏手足阴经气绝时出现的征候及预后，总结了三阴气绝与六阳气绝时出现的垂死征象。这些理论阐述对临床辨证、判断预后有一定借鉴意义。

第六十五难（全篇）

【原文】

曰：经言所出为井，所入为合，其法奈何？

然：所出为井，井者，东方春也，万物之始生，故言所出为井也。所入为合，合者，北方冬也，阳气入脏，故言所入为合也。

【按语】本难讨论了井穴和合穴名称的来由及其流注次序，在探讨“所入为合”时，突出了“阳气入脏”的观点。

第六十九难（全篇）

【原文】

曰：经言虚者补之，实者泻之，不实不虚，以经取之，何谓也？

然：虚者补其母，实者泻其子，当先补之，然后泻之。不实不虚，以经取之者，是正经自生病，不中他邪也，当自取其经，故言以经取之。

【按语】本难论述了子母补泻的针刺治疗原则。虚者补之、实者泻之，在《灵枢》经脉篇、禁服篇已有论述。本难按照五行学说的理论，根据脏腑经脉所属五行的母子关系，采用虚则补其母、实则泻其子的治疗方法，以调节其偏盛偏衰，达到扶正祛邪、治病愈疾的目的。补泻之法既可用于内服药物，也可用于针灸、按摩，这在后世医学中均有很多发挥。如损伤按摩疗法就有逆推为补，顺推为泻；轻手法、轻刺激为补，重手法、重刺激为泻，等等。

第七十七难（全篇）

【原文】

曰：经言上工治未病，中工治已病，何谓也？

然：所谓治未病者，见肝之病，则知肝当传之于脾，故先实其脾气，无令得受肝之邪，故曰治未病焉。中工者，见肝之病，不晓相传，但一心治肝，故曰治已病也。

【按语】本段以举例的方法讨论了什么是“治未病”，什么是治已病。“治未病”的思想是中医学奉献给人类医学的重要预防思想，是一种积极主动的生命观、健康观、疾病观、防治观和方法论，如骨伤病治疗原则“动静结合、筋骨并重、内外兼治、医患合作”正是“治未病”思想的生动体现。

NOTE

第四节 《伤寒论》文选

【导读】《伤寒杂病论》由东汉医家张机所撰，成书于东汉末年约公元200~210年，包括《伤寒论》和《金匮要略》两部分。成书时正值汉末战乱时期，故散失不全，后经西晋太医令王叔和将论治外感疾病的《伤寒论》部分进行整理、编次，至宋代林亿等人加以校正。全书共10卷，22篇，合397条，除去重复和缺方，共计112方。书中主要以六经脉证为纲，重点阐述了人体感受风寒之邪后所引起脏腑经络的病理变化和临床证候特征，创造性地总结了外感疾病的发生发展变化规律、治疗原则及药物配伍方法，系统地将理、法、方、药贯联一体，指导外感疾病及内伤杂病的辨证施治，为后世医学的发展做出了极其重要的贡献，为中医学四大经典著作之一。

本书问世后，对其研究的学者、医家众多，以六经辨证论治为核心的诊治思想在骨伤科疾病的诊疗中具有极其重要的指导价值。

辨太阳病脉证并治（节选）

【原文】

太阳之为病，脉浮，头项强痛[1]而恶寒[2]。(1)

【注释】

[1] 头项强痛：言头痛而兼项强。强（jiāng），拘紧不舒也。

[2] 恶（wù）寒：俗称怕冷。恶，厌恶也。

【按语】本条为太阳病的脉证总纲。太阳为六经藩篱，统摄营卫，主一身之表，固护于外，故外邪侵袭人体，太阳首当其冲。邪袭太阳，正气奋起抗邪，正邪交争于表，即为太阳病。脉浮为外邪侵袭，卫气浮盛于表，奋起抗邪在脉象上的反映。头项强痛为太阳病之主症，太阳受邪，经气运行受阻，故见头项强痛。恶寒即厌恶、惧怕寒冷，包括恶风在内，为太阳病的必见症，外邪束表，卫气被遏，不能正常发挥“温分肉”功能，故见恶寒。此三者为太阳病之主症。

【原文】

太阳病，项背强几几[1]，反汗出恶风者，桂枝加葛根汤主之。(14)

桂枝加葛根汤方：葛根四两　麻黄三两（去节）　芍药二两　生姜三两（切）　甘草二两（炙）　大枣十二枚（擘[2]）　桂枝二两（去皮）

【注释】

[1] 项背强几几（shūshū）：几几，据刘渡舟《伤寒论校注》谓：几几与紧紧，音义相通。形容项背部拘挛不适、俯仰受限。

[2] 擘（bāi）：用手把东西掰开。

【按语】本条论述了太阳中风兼太阳经气不舒的证治。太阳病，项背强几几，多无汗恶风，今见汗出，应为太阳中风而非太阳伤寒之脉证，为桂枝汤证。今项强及背，表明邪阻较重，经

NOTE

气郁滞更甚，且病变部位扩大，此时若仅以桂枝汤解肌祛风，其治虽属可行，然取效必不如意。在解肌祛风基础上，辅以升津舒经之法，而成两全之美，收效更佳。

桂枝加葛根汤方，原方中有麻黄三两，根据本条论述为太阳中风而非太阳伤寒，且31条中所用葛根汤方中有麻黄，组方与本方相同，也佐证此处无麻黄，故本方应无麻黄。原文是宋本有误。

【原文】

发汗后，身疼痛，脉沉迟者，桂枝加芍药生姜各一两人参三两新加汤主之。(62)

桂枝加芍药生姜各一两人参三两新加汤方：桂枝三两（去皮）　芍药四两　甘草二两（炙）　人参三两　大枣十二枚（擘）　生姜四两

【按语】本条为太阳病发汗太过、营气不足发生身痛的证治。表证身疼痛，每随发汗解表而减，甚或消失，今发汗后其身疼痛不减或增剧，说明已不单是表证的反映。脉象沉迟无力为气血不足、营阴耗伤之征，知其身疼痛之因主要为气血不足、经脉失养所致。当然，发汗之余，表邪未尽亦有可能，从仲景仍用桂枝汤加味治之来看，本证营卫不和之病机不容忽视。

本证属营卫不和兼营气不足证，为表里同病，但以里虚为主，故治当调和营卫，益气和营，方以桂枝新加汤扶正祛邪并举，且以扶正为主。

【原文】

太阳病，项背强项几几，无汗恶风，葛根汤主之。(31)

葛根汤方：葛根四两　麻黄三两（去节）　桂枝二两（去皮）　生姜三两（切）　甘草二两（炙）　芍药二两　大枣十二枚（擘）

【按语】本条论太阳伤寒兼经输不利的证治。太阳病无汗恶风为太阳伤寒，又兼见项背拘急不舒者，此为风寒袭表、邪客太阳经输、经气不利、气血运行不畅所致。

葛根汤方由桂枝汤加葛根、麻黄而成。方中葛根为主药，升津液，舒筋脉；桂枝汤解肌发表，调和营卫，加麻黄增强发汗解表之力。故本方既能发汗升津，又无麻黄汤过汗之虞，且方中芍药、生姜、大枣、炙甘草又可补养阴血，助津液升发之源。本方用于颈肩背部疼痛之颈椎病、肩周炎、筋膜炎等效果较佳。

【原文】

伤寒八九日，风湿相搏，身体疼烦[1]，不能自转侧，不呕不渴，脉浮虚而涩者，桂枝附子汤主之。若其人大便鞕[2]，小便自利者，去桂加白术汤主之。(174)

桂枝附子汤方：桂枝四两（去皮）　附子三枚（炮，去皮，破[3]）　生姜二两（切）　大枣十二枚（擘）　甘草二两（炙）

去桂加白术汤方：附子三枚（炮，去皮，破）　白术四两　生姜三两（切）　甘草二两（炙）　大枣十二枚（擘）

NOTE

【注释】

[1] 身体疼烦：全身疼痛而致心烦不安。

[2] 鞕：同硬，坚。

[3] 破：切开，常切成八片。

【按语】本条论述风寒湿邪痹阻关节的证治。风寒湿邪痹着于肌肉导致营卫不调，气血运行不畅，故见周身烦疼，难以转侧。不呕不渴，可排除少阳病与阳明病，因少阳喜呕，阳明多渴。太阳表证未除，故脉浮；发病八九日，体质已虚，故见脉虚；寒湿阻滞，气血不畅，故见脉涩。

本证之治疗，宜祛风散寒、除湿止痛，方用桂枝附子汤。方中桂枝祛风，散寒，除湿，使风湿从汗而去，还可通阳化气，使之从小便而去；附子温经扶阳，散寒湿而止痛，助卫阳以固表；生姜辛温，可以增强桂附的散寒除湿功效；甘草、大枣甘平偏温，与桂、附、姜配伍，辛甘化阳，增强通阳化气、散寒除湿功能。

其人大便硬、小便自利，知其原为大便溏，小便不利，是湿邪困脾、湿阻气化不利所致，现小便利，说明气化已通，故不必用桂枝通阳化气；大便硬是脾仍不运，不能为胃行津液所致，故加白术健脾祛湿，助脾恢复运化功能。

【原文】

风湿相搏，骨节疼烦，掣痛[1]不得屈伸，近之则痛剧，汗出短气，小便不利，恶风不欲去衣，或身微肿者，甘草附子汤主之。(175)

甘草附子汤方：甘草二两（炙）　附子二枚（炮，去皮，破）　白术二两　桂枝四两（去皮）

【注释】

[1] 掣痛：疼痛而有牵引拘急之感。

【按语】本证属于风寒湿邪搏结于关节所致。盖寒性阴凝、主收引，湿邪黏腻重着，使气血凝滞，经脉不利，故骨节疼痛剧烈，牵引拘急，屈伸困难，触摸之更痛；风胜于肌表，卫阳不固，所以汗出；汗出肌疏，不胜风寒，故恶风不欲去衣。湿邪内阻，三焦气化不利，上则呼吸短气，下则小便不利，甚则湿邪溢于肌肤而为身肿。治以温经散寒，祛湿止痛。

甘草附子汤方系温阳散寒、祛湿止痛之方，方中甘草缓急止痛，助附子散寒除湿，增强止痛效果；桂枝通阳化气以利小便，除湿消肿；白术健脾化湿。在骨伤科骨与关节疾患中常化裁用之。

辨阳明病脉证并治（节选）

【原文】

阳明之为病，胃家实是也。(180)

【按语】本条为阳明病脉证提纲。《灵枢·本输》曰："大肠小肠皆属于胃。"是以"胃家实"概胃与大肠而言。《素问·通评虚实论》曰："邪气盛则实。"是知"实"即邪气盛实。这是仲景对阳明病热证、实证病理机制的高度概括，后世医家将其称之为阳明病的提纲。

NOTE

阳明为多气多血之腑，阳气盛，是以邪入阳明，多易从燥化。胃肠燥热亢盛，其病变每以热实为特征。但分而言之，又有热证、实证之别。热证者，是燥热之邪尚未与肠中之糟粕相结，只是无形之邪热弥漫全身，以身热、汗自出、不恶寒、反恶热为主症。实证者，是燥热之邪与肠中糟粕相结，形成燥屎而阻于肠道，以不大便、潮热、谵语、手足濈然汗出、脉沉实有力为主症。然无论是热证还是实证，均以"胃家实"统括之。

【原文】

阳明病，脉迟，虽汗出不恶寒者，其身必重，短气，腹满而喘。有潮热者，此外欲解，可攻里也；手足濈然汗出[1]者，此大便已鞕也，大承气汤主之。若汗多，微发热恶寒者，外未解也；其热不潮，未可与承气汤。若腹大满不通者，可与小承气汤，微和胃气，勿令至大泄下。(208)

大承气汤方：大黄四两（酒洗）　厚朴半斤　枳实五枚　芒硝三合

小承气汤方：大黄四两（酒洗）　厚朴二两（炙，去皮）　枳实三枚（大者，炙）

【注释】

[1] 濈（jí）然汗出：形容汗出如流水不断的样子。

【按语】 此条论述为辨阳明病攻与否及区别应用大、小承气汤的辨证要点。

本条文可分三段来理解。从"阳明病"至"大承气汤主之"为第一段，主要讲述大承气汤证的主脉主症。按一般论，脉迟为寒，但结合症状分析，此条脉迟是由于实热壅结于里、腑气不通、脉道郁滞所致，故其脉必迟而有力。虽汗出，却不恶寒，说明表证已无。由于腑气壅滞，外则影响经脉，气血运行不利，故身重；内则气机不得通降，故短气、腹满而喘。更见潮热，是病已转属阳明，燥热腑实内结之征。四肢禀气于脾胃，肠胃燥实，热迫津泄，故手足濈然汗出。以上各症，当是阳明里热燥结、腑气不通、燥屎已成之候，故曰"此大便已硬也"。此时攻下条件已经具备，应投予大承气汤，以峻下热结。

从"若汗多"至"未可与承气汤"为第二段，说明不可攻下的情况。若虽汗出较多，但有轻微的发热恶寒，表明表证未尽解；其热不潮，提示腑实未完全形成，故不可予承气汤攻下。

自"若腹大满不通者"至"勿令至大泄下"为第三段，讲述小承气汤证。如果表证已解，腹部胀满较重，大便不通，气滞显著，尚无潮热，说明里虽实满而尚未燥坚，故只用小承气汤轻下，不可用大承气汤峻下。

【原文】

太阳病三日，发汗不解，蒸蒸发热[1]者，属胃[2]也。调胃承气汤主之。(248)

调胃承气汤方：大黄四两（去皮，清酒洗）　甘草二两（炙）　芒硝半升

【注释】

[1] 蒸蒸发热：形容发热如热气蒸腾，从内达外。

[2] 属胃：即转属阳明的意思。

NOTE

【按语】太阳病三日，发汗不解，不是表证不解，而是病邪入里化燥而转属阳明胃实。其蒸蒸发热，是里热炽盛，如热气蒸腾，自内达外之象。燥热蒸腾如此，则濈然汗出，不恶寒，反恶热乃势所必然，故从蒸蒸发热，而断为“胃家实”，当于无痞满之症时，用调胃承气汤泄热和胃即可。

三承气汤中，大承气汤所主之证，痞、满、燥、实俱备，其病理在于腑气不通，燥热内扰，以硝黄攻其积热，以枳朴破其壅滞，使各证俱去，为大承气汤枳朴重于小承气汤，而芒硝量轻于调胃承气汤之理。小承气汤证以痞满为主，但邪未至大结、大满，故减枳朴之量，又因燥实不甚，故去芒硝。调胃承气汤所主之症，以燥实为主，故芒硝倍重于大黄，以泄热软坚润燥；又因痞满不显，故去枳朴以甘草代之，在于润燥和中。

【原文】

伤寒，若吐若下后，不解，不大便五六日，上至十余日，日晡[1]所发潮热，不恶寒，独语如见鬼状。若剧者，发则不识人，循衣摸床[2]，惕而不安，微喘直视，脉弦者生，涩者死。微者，但发热谵语者，大承气汤主之。若一服利，则止后服。(212)

【注释】

[1] 日晡（bū）：指申时，即下午三点至五点。

[2] 循衣摸床：同捻衣摸床。即患者神识不清时，两手不自主地反复摸弄衣被床帐。

【按语】此条指出阳明腑实重证的诊治和预后。文中指出，伤寒或下或吐后病仍不解，津伤化燥，数日或数十余日大便不解，有潮热为腑实已成，不恶寒是表证已去，独语如见鬼状乃热极而上扰神明所致，宜用大承气汤急下之。若失于治疗，则病情加重，会出现神昏谵语、循衣摸床、惊惕不安等危候。此时若脉弦长，说明阴液未竭，可用攻下以急下存阴。若脉短涩者，为热极津枯、正虚邪实之象，攻补两难，预后不良。若病情较轻，只见潮热、谵语者，可用大承气汤攻下。但当慎重，中病即止。

辨少阳病脉证并治（节选）

【原文】

少阳之为病，口苦咽干目眩[1]也。(263)

【注释】

[1] 目眩：指眼睛昏花，看东西晃动不定。此处为邪热上扰目窍之象。

【按语】本条论述少阳病脉证提纲。足少阳胆，内藏精汁，主枢机而寓相火。邪犯少阳，枢机不利，胆火上炎则口苦；灼伤津液则咽干；肝胆互为表里，肝开窍于目，胆热内郁，火热循经上扰，必头目昏眩。因口苦、咽干、目眩三症已充分反映了少阳病胆火上炎、灼伤津液、火气为病的特点，故可以作为少阳病的辨证提纲。临证之时，凡见此三症，即可确认为病在少阳。

NOTE

辨太阴病脉证并治（节选）

【原文】

太阴之为病，腹满而吐，食不下，自利[1]益甚，时腹自痛。若下之，必胸下结鞕[2]。(273)

【注释】

[1] 自利：不因攻下而自泻利。

[2] 胸下结鞕：胸下，胃脘部。胸下结鞕，指胃脘部痞结胀硬。

【按语】本条为太阴病的提纲证，讲太阴病虚寒证的典型证候与误下后果。太阴病是中阳不足、运化失职、寒湿内停、升降失常所导致的疾病。中焦阳虚，寒凝气滞，或运化失职，寒湿内阻，气机不畅故腹满。中阳不足，升降失职，浊阴上逆则呕吐。中气下陷，寒湿下渗则自利。脾胃虚弱，受纳腐熟运化功能失职，故食不下。时腹自痛也是太阴虚寒腹痛的特点，乃因中焦阳虚、寒凝气滞或寒湿内阻、气机阻滞所致，常表现为时作时止、喜温喜按。

辨少阴病脉证并治（节选）

【原文】

少阴之为病，脉微细，但欲寐[1]也。(281)

【注释】

[1] 但欲寐：精神萎靡，呈似睡非睡状态。

【按语】本条脉证为少阴病提纲证。少阴属心肾两脏，心主血，属火；肾藏精，主水。病则心肾虚衰，水火两虚。阳气衰微，鼓脉无力，故脉微；阴血不足，脉道不充，则脉细。心虚神不充则精神萎靡，肾虚精不足则体力疲惫，因此患者呈似睡非睡、闭目倦卧的衰弱病状。脉微细反映阴阳俱虚，但欲寐反映心肾虚衰，以此脉症，说明少阴病是以全身性虚损为病理特征的疾病。

【原文】

少阴病，身体痛，手足寒，骨节痛，脉沉者，附子汤主之。(305)

附子汤方：附子二枚（炮，去皮，破八片）　茯苓三两　人参二两　白术四两　芍药三两

【按语】本条属少阴阳虚，阴寒气盛，寒湿不化，浸渍于肌肉骨节之间，故身体、骨节疼痛。阳气虚衰，不能充达于四肢，故手足寒。阳虚升举无力，加之寒湿凝滞，故脉沉。附子汤证为少阴阳虚，寒湿不化，故宜温阳化湿祛寒，兼以通络止痛。附子汤温阳化湿祛寒，重用炮附子温经回阳，祛湿止痛；与人参相伍，温补元阳以扶正祛邪；配白术、茯苓健脾除湿，佐芍药活血通络止痛，共奏补阳化湿、温经止痛之功。

NOTE

【原文】

少阴病，二三日不已，至四五日，腹痛，小便不利，四肢沉重疼痛，自下利者，此为有水气。其人或咳，或小便利，或下利，或呕者，真武汤主之。(316)

真武汤方：茯苓三两　芍药三两　生姜三两（切）　白术二两　附子一枚（炮，去皮，破八片）

【按语】少阴病，二三日至四五日，则病已迁延，邪入已深，损伤肾阳，阳虚水气不化，水饮泛滥，故见诸症。水气浸淫肢体，则四肢沉重疼痛。水饮浸渍胃肠，则腹痛下利。肾为水脏，膀胱为水腑，今阳虚气化不行，故小便不利。因水气变动不居，可随气机之升降，而为害较广，于是有各种或然见证，皆乃肾阳虚衰、水气不化、泛滥成灾所致，故用真武汤温阳化气利水。

真武汤为温阳化气利水的主要方剂。方以附子辛热以壮肾阳，使水有所主。白术燥湿健脾，使水有所制。生姜宣散，以佐附子之助阳。茯苓渗湿利水，与白术为伍，可加强健脾利水之功。芍药敛阴和营，可制附子刚燥之性。

辨厥阴病脉证并治（节选）

【原文】

厥阴之为病，消渴[1]，气上撞心[2]，心中疼热[3]，饥而不欲食，食则吐蛔，下之，利不止。(326)

【注释】

[1] 消渴：渴而多饮。

[2] 气上撞心：心，泛指心胸部位。气上撞心，即病人自觉有气上冲心胸部位。

[3] 心中疼热：自觉胃脘部疼痛，伴有灼热感。

【按语】本条脉证为厥阴病提纲证。厥阴属肝，肝主疏泄，调畅气机，参与脾胃运化功能。若邪入厥阴，气郁化火犯胃而为上热，肝气横逆伐脾而为下寒，形成上热下寒之证。气郁化火，灼伤津液，则消渴；厥阴邪热循经上扰则气上撞心，心中疼热；胃热消谷，则嘈杂善饥；土被木伐，脾气虚寒，失于运化，则不欲饮食；脾虚肠寒，蛔虫上窜，故食则吐蛔。本证属上热下寒证，治宜清上温下法。若医见上热而误用苦寒攻下，则更伤脾阳，使下寒更甚，而下利不止。

【原文】

手足厥寒[1]，脉细欲绝者，当归四逆汤主之。(351)

当归四逆汤方：当归三两　桂枝三两（去皮）　芍药三两　细辛三两　甘草二两（炙）　通草二两　大枣二十五枚（擘）

【注释】

[1] 厥寒：是素体虚弱，血虚气血运行不畅，复因寒凝气滞而致四末不得温养之厥逆证，与寒厥、热厥有所不同。

【按语】本条论述血虚寒凝致厥及兼有陈寒的证治。血虚则脉道不充，寒凝则脉行不利，血虚感寒，寒凝经脉，故见脉细欲绝。血虚寒凝，气血运行不畅，四末失于温养，故见手足厥寒。

此证为血虚寒凝所致，用当归四逆汤养血通脉，温经散寒。

当归四逆汤即桂枝汤去生姜，倍用大枣加当归、细辛、通草而成。方中芍药、当归补血养血以行血，桂枝、细辛温经散寒以通阳，甘草、大枣补中益气以生血，通草入血分以通行血脉。诸药相合，养血通脉，温经散寒，为治疗血虚寒凝证之首选方剂。

【原文】

若其人内有久寒者，宜当归四逆加吴茱萸生姜汤。（352）

当归四逆加吴茱萸生姜汤方：当归三两　芍药三两　甘草二两（炙）　通草二两　大枣二十五枚（擘）　桂枝三两　细辛三两　生姜半斤　吴茱萸二升

【按语】本条承上文351条，阐述血虚寒凝兼“内有久寒者”的证治。“内”指内部脏腑，从加用吴茱萸、生姜分析，主要涉及肝胃。“久寒”指陈寒痼疾，当包括与肝、胃有关的如呕吐脘痛、舌卷囊缩、寒疝痛经、少腹冷痛等病证。此类患者不仅血虚寒凝经脉，且寒邪沉积脏腑，故用吴茱萸、生姜暖肝温胃，通阳降浊。

当归四逆加吴茱萸生姜汤用当归四逆汤养血通脉，温经散寒；加吴茱萸、生姜暖肝温胃，以除痼疾；加清酒煎药，更增温通经脉之力。方中不用干姜、附子，却用吴茱萸、生姜，因为“四逆”乃血虚寒凝所致，“久寒”因肝胃虚寒而成，病不在脾肾，而在肝胃，此即《伤寒论析义》所言：“从其药性，分经投治，法律精严，使各自发挥优势，而直捣病所。”

第五节　《金匮要略》文选

【导读】至北宋仁宗时期，根据当时所存残简，经林亿整理校订，将《伤寒杂病论》中杂病部分厘为三卷，定名《金匮要略方论》。全书共25篇，方剂205首，有汤剂、丸剂、散剂、酒剂、坐药、洗剂及外敷方等。该书不以六经为纲，而以病证分类。首论脏腑和经络，相当于全书的总论；其他各篇分别论述内、妇、儿、骨、外各科及急救术。纵观本书所用之方，较《伤寒论》更注重扶正，如血痹、虚劳病中就重视培补气血及脾肾两脏。因该书既阐述了各个病证的发病原因，又详细介绍临床诊治的方药用法，尤其对肺痈、肠痈、血痹、历节等的辨证治疗，至今仍有很大的实用价值，故被后人尊为中医经典。

《金匮要略》的问世不仅对中药方剂学和中药学的发展起到了巨大的推动作用，而且充实和完善了中医学基础理论，确立了脏腑经络辨证的主导地位，创立了以病为纲、病证结合的诊疗体系，形成了理、法、方、药为一体的独具特色的辨证论治理论体系，创制了配伍严谨的杂病经方，推动了中医临床学的深入发展。

痉湿暍病脉证治第二（节选）

【原文】

湿家之为病，一身尽疼，发热，身色如熏黄也。

【按语】本条讨论湿郁发黄的证候。素有湿病者脾虚不能化湿，湿留肌腠之间，湿久郁而化热，湿热蕴蒸，所以一身尽疼，发热身黄。脾虚湿郁发黄，故黄色晦如烟熏状。此与阳明之瘀热发黄其色鲜明者不同。

【原文】

风湿相搏，一身尽疼痛，法当汗出而解，值天阴雨不止，医云此可发汗，汗之病不愈者，何也？盖发其汗，汗大出者，但风气去，湿气在，是故不愈也。若治风湿者发其汗，但微微似欲出汗者，风湿俱去也。

【按语】 本条是说治风湿以汗法时，其要领是以微微汗出为准。风为阳邪，性轻扬而易表散；湿为阴邪，性黏滞而难骤除。如汗出太多，虽风邪已去但湿邪仍在，不仅未愈，反伤卫阳，故微微汗出，以缓图之，达到风湿俱去。此为古人经验，当为后学者所效仿。

【原文】

太阳病，关节疼痛而烦[1]，脉沉而细者，此名湿痹[2]。湿痹之候，小便不利，大便反快，但当利其小便。

【注释】

[1] 关节疼痛而烦：烦因疼痛而起，因疼痛进退而进退。此处是指因关节疼痛而烦扰不宁，疼痛较剧。

[2] 湿痹：因湿邪闭其身中之阳气。

【按语】 本条讨论湿痹的证治。湿为阴邪，易流注关节，虽为太阳表证，但主要表现为关节疼痛而烦。因湿性重浊凝滞，但脉见沉细，这就是湿痹。可用微汗除湿方法治疗。因湿在里，必先逐内湿而后外湿可解，故当利其小便。东垣曰：“治湿不利小便，非其治也。”此法为有内湿又小便不利、脉沉者而设，不可不察。

【原文】

湿家[1]病身疼发热，面黄而喘，头痛鼻塞而烦，其脉大，自能饮食，腹中和无病，病在头中寒湿，故鼻塞，内药[2]鼻中则愈。

【注释】

[1] 湿家：指素有湿病之人。

[2] 内药：“内”通“纳”，此指将药物纳入鼻腔的一种外治法。

【按语】 本条讨论寒湿犯表的证治。病在头中寒湿，提示其主症为头痛鼻塞而烦。素有湿病，再感外湿，表阳被郁，身疼发热面黄；宗气不利，肺气不宣而喘。脉大者为病邪在上，自能饮食为邪未入里。故以纳药鼻中以宣泄其寒湿，通利肺气，此即《黄帝内经》“其高者，因而越之”之意。

此种疗法现已少用，实际疗效尚有待临床观察。

【原文】

湿家身疼烦，可与麻黄加术汤，发其汗为宜，慎不可以火攻之。

NOTE

麻黄加术汤方

麻黄三两（去节）　桂枝二两（去皮）　甘草一两（炙）　杏仁七十个（去皮尖）　白术四两

上五味，以水九升，先煮麻黄，减二升，去上沫，内诸药，煮取二升半，去滓，温服八合，覆取微似汗。

【按语】本条论述寒湿在表证的治疗与禁忌。因湿邪滞留于肌肉而致身体疼烦。用麻黄加术汤知本证由风寒之表邪与湿邪合而为病，以麻黄汤解其表邪，以白术加麻黄行表里之湿。白术为健脾益气、燥湿利水之品，且有监制麻黄发汗，不使太过的作用。治疗表湿近代多以苍术代白术，可供临证参考。

【原文】

病者一身尽疼，发热，日晡所剧[1]者，名风湿。此病伤于汗出当风，或久伤取冷[2]所致也，可与麻黄杏仁薏苡甘草汤。

麻黄杏仁薏苡甘草汤方

麻黄半两（去节汤泡）　甘草一两（炙）　薏苡仁半两　杏仁十个（去皮尖，炒）

上锉麻豆大，每服四钱匕，水盏半，煮八分，去滓，温服。有微汗，避风。

【注释】

[1] 日晡所剧：发热在每天的申时加剧。

[2] 取冷：即贪凉之意。

【按语】本条论述风湿在表的证治。风湿在表，故一身尽疼。风与湿邪合，湿邪容易化热化燥，故发热而申时加剧。其风多因汗出贪凉引起，故治用麻杏薏甘汤，解表祛邪，风湿并除。

【原文】

风湿，脉浮身重，汗出恶风者，防己黄芪汤主之。

防己黄芪汤方

防己一两　甘草半两（炒）　白术七钱半　黄芪一两一分（去芦）

上锉麻豆大，每抄五钱匕，生姜四片，大枣一枚，水盏半，煎八分，去滓，温服，良久再服。喘者加麻黄半两，胃中不和者加芍药三分，气上冲者加桂枝三分，下有陈寒者加细辛三分。服后当如虫行皮中，从腰下如冰，后坐被上，又以一被绕腰以下，温令微汗，瘥。

【按语】本条论述风湿表虚的证治。脉浮为邪在表，身重为有湿滞，法当汗解，然汗出不解反恶风是表虚卫阳不固，故用黄芪固表，防己除湿，术、草调中，姜、枣调和营卫，体现了扶正祛邪、标本兼顾的配伍形式。若服之觉有虫行盛者，为卫阳振奋、风湿欲解之象。

【原文】

伤寒八九日，风湿相搏，身体疼烦，不能自转侧，不呕不渴，脉浮虚而涩者，桂枝附子汤主之；若大便坚，小便自利者，去桂加白术汤主之。

桂枝附子汤方

桂枝四两（去皮） 生姜三两（切） 附子三枚（炮，去皮，破八片） 甘草二两（炙） 大枣十二枚（擘）

上五味，以水六升，煮取二升，去滓，分温三服。

白术附子汤方

白术二两 附子一枚（炮，去皮） 甘草一两（炙） 生姜一两半（切） 大枣六枚

上五味，以水三升，煮取一升，去滓，分温三服。

一服觉身痹，半日许再服，三服都尽，其人如冒[1]状，勿怪，即是术、附并走皮中，逐水气未得除故耳。

【注释】

[1] 冒：通“瞀”(mào)，目视不明、昏眩惑乱之意。

【按语】本条论述风湿表阳虚的证治。其人一身疼烦、不能转侧等症说明寒湿之邪仍在肌表经络，治宜温经祛湿为主。但因表气已虚（脉浮而涩），故用桂枝祛风邪，配附子温经助阳，以除在经之寒湿，使风湿之邪从外而解。

若其人一身疼烦，不能转侧，大便坚（湿不在里），小便自利（湿有去路）者，是里气调和，寒湿仍束肌表经络。因表阳虚，故以桂枝附子汤去桂加白术为当。方中附子、白术共逐皮间寒湿，姜、枣、草调合营卫。

方后注云：“三服都尽，其人如冒状。”冒状是头目昏眩、视物不清之表现，方中附片为祛风除湿之峻药，运用此方时，当注意掌握剂量，适可而止。

综观上两方均属治疗风湿滞留肌表、表阳已虚的处方，药虽一味之差，但功用迥然有别，前者重在祛风逐湿，适用于阳虚而风偏胜者；后者重在逐湿祛寒，适用于表阳虚而湿邪偏胜者。

【原文】

风湿相搏，骨节疼烦掣痛[1]，不得屈伸，近之则疼剧，汗出短气，小便不利，恶风不欲去衣，或身微肿者，甘草附子汤主之。

甘草附子汤方

甘草二两（炙） 白术二两 附子二枚（炮，去皮） 桂枝四两（去皮）

上四味，以水六升，煮取三升，去滓，温服一升，日三服。初服得微汗则解，能食，汗出复烦者，服五合。恐一升多者，取六七合为妙。

【注释】

NOTE

[1] 掣痛：即抽掣而痛。

【按语】本条论述风湿表里阳气皆虚的证治。“恶风不欲去衣，或身微肿者”，是表阳虚，风湿滞于外。“汗出短气，小便不利”，是里阳虚，湿蓄于内。“骨节疼烦掣痛，不得屈伸，近之则疼剧”是风湿寒邪闭阻于关节筋脉。以上说明风湿俱盛、表里阳气俱虚，故以温经助阳、散风祛湿之甘草附子汤。方中桂、术、附走表助阳行湿；甘以缓之，甘草之用意在徐图，不宜骤取。

桂枝附子汤、白术附子汤、甘草附子汤皆用附子温阳除湿祛风，但主症不同，故用量配伍亦各不同。桂枝附子汤治风偏胜，表阳虚者，利在速去，故用附子三枚，并伍桂枝以从外散；白术附子汤治表阳虚湿偏胜，故用附子一枚半，伍白术以健脾除湿；甘草附子汤证为表里阳气皆虚，风湿俱胜，治宜标本兼顾，故用附子两枚，意在缓攻，并合桂枝、白术温经助阳，散风祛湿，内外分解，处处体现了因势利导和辨证论治原则。

中风历节病脉证并治第五（节选）

【原文】

夫风之为病，当半身不遂[1]，或但臂不遂[2]者，此为痹[3]。脉微而数，中风[4]使然。

【注释】

[1] 不遂：不能随意运动。

[2] 但臂不遂：仅一侧上肢不能随意运动。

[3] 痹：外邪所致经络气血闭塞不通而引起肢体局部或关节疼痛及功能障碍的疾病。

[4] 中风：分外中风和内中风。《伤寒论》所称中风是外感风邪病邪在表的外中风。本处所指中风为内中风，即风邪入络出现半身不遂、口眼㖞斜、猝然昏倒等。

【按语】本条论述中风与痹证之鉴别。中风病常见半身不遂，这是风中经络引起。假如仅见某侧肢体上臂不遂，则属于痹证，乃风寒湿杂至、经脉闭塞不通所致。两者是不同的。中风是中枢的疾病，痹证是四肢或躯体外在的疾病，此说可供参考。

【原文】

寸口脉沉而弱，沉即主骨，弱即主筋，沉即为肾，弱即为肝。汗出入水中，如水伤心[1]，历节黄汗[2]出，故曰历节。

【注释】

[1] 如水伤心：心主血脉，如水伤心。意即水湿内侵伤及血脉。

[2] 历节黄汗：历节，指关节。黄汗，是关节痛处溢出黄水，是关节病之并发症。

【按语】本条论述因肝肾不足、寒湿内侵而致的历节病。脉沉主里，主肾气不足。肾主骨，故沉即主骨。弱为肝水不足，肝主筋，故“弱即主筋”。肝肾不足是历节病的内因。

因肝肾不足，汗出腠理开泄，更因汗出入水，寒湿乘虚内侵，郁而为湿热，伤及血脉，淫及筋骨，流注关节，影响全身血运行，故周身关节疼痛，痛处肿大，有时流出黄色液体，即为历节病。

NOTE

【原文】

少阴[1]脉浮而弱，弱则血不足，浮则为风，风血相搏[2]，即疼痛如掣[3]。

【注释】

[1] 少阴：指手少阴神门脉，在掌后锐骨端陷中；足少阴太溪脉，在足内踝后五分陷中。

[2] 风血相搏：搏，附也。风血相搏，意风与血相附。

[3] 掣：拽抽。掣痛即抽痛。

【按语】本条论述血虚历节的病机及证候。由于阴血不足，风邪乘虚侵袭，致经脉闭阻，筋骨失养，所以抽掣而痛，不能屈伸。

【原文】

盛人[1]脉涩小，短气，自汗出，历节疼，不可屈伸，此皆饮酒汗出当风所致。

【注释】

[1] 盛人：肥胖之人。

【按语】肥人多气短，外盛内虚，故脉涩小虚者多汗出，汗出腠理空虚，易被外风所侵。加之肥人多湿，又因饮酒后汗出当风，风湿相搏，故成历节。

【原文】

诸肢节疼痛，身体尪羸[1]，脚肿如脱[2]，头眩短气，温温[3]欲吐，桂枝芍药知母汤主之。

桂枝芍药知母汤方

桂枝四两　芍药三两　甘草二两　麻黄二两　生姜五两　白术五两　知母四两　防风四两　附子二枚（炮）

上九味，以水七升，煮取二升，温服七合，日三服。

【注释】

[1] 尪羸：形容关节肿大。

[2] 脚肿如脱：脚肿，且感觉不灵敏，有如要跟身体脱离之感。

[3] 温温：作“蕴蕴”解，指心中郁郁不舒。

【按语】本条论述风湿历节的证治。本病关节疼痛、肿大，身体消瘦，头昏、气短、呕恶，下肢浮肿甚剧，故以桂枝芍药知母汤祛风除湿，温经散寒，滋阴清热。方中麻黄、桂枝通阳；附子温经散寒，除湿止痛；白术、防风除湿祛风；知母、芍药清热养阴；姜、草和中。此方为风湿、类风湿关节炎的常用方。

【原文】

病历节不可屈伸，疼痛，乌头汤主之。

乌头汤方：治脚气疼痛，不可屈伸。

NOTE

麻黄　芍药　黄芪各三两　甘草三两（炙）　川乌五枚（㕮咀，以蜜二升，煎取一升，即出乌头）

上五味，㕮咀四味，以水三升，煮取一升，去滓，内蜜煎中，更煎之，服七合。不知，尽服之。

【按语】本条论述寒湿历节的证治。寒湿留于关节，痹阻不通，故关节剧痛，不能屈伸。以乌头汤祛寒除湿止痛。方中麻黄发汗宣痹，使湿从汗解；乌头温经止痛，又可防麻黄之发汗太过。

桂枝芍药知母汤以风湿关节肿痛、发热为主症，治以祛风除湿清热并行。乌头汤为寒湿关节疼痛，以温经散寒、除湿止痛为主。两者一热一寒，各有所宜。乌头为剧药，当注意用法和剂量，不可过量。

血痹虚劳病脉证并治第六（节选）

【原文】

血痹[1]，阴阳俱微，寸口关上微，尺中小紧，外证身体不仁，如风痹状，黄芪桂枝五物汤主之。

黄芪桂枝五物汤方

黄芪三两　芍药三两　桂枝三两　生姜六两　大枣十二枚

上五味，以水六升，煮取二升，温服七合，日三服。一方有人参。

【注释】

[1] 血痹：是以肢体局部麻木为主症，是由气血不足、感受外邪所引起的疾病。血痹与痹证不同，痹证是以筋骨疼痛为主症。

【按语】本条论述血痹的证治。阴阳俱微，说明营卫气血不足。寸口关上微、尺中小紧是阳气不足、阴血滞涩的表现。血痹的症状主要是局部皮肤麻木，重者可有酸痛感，所以说“如风痹状”。但血痹与风痹有一定的区别，前者以麻为主，后者以痛为主。

黄芪桂枝五物汤，方中黄芪益气，桂枝通阳，辅以芍药除痹，姜、枣和营卫，共成温阳行痹之剂。临床上用之治疗颈椎病肩臂麻木酸痛，效果甚佳。亦有用于漏肩风者，常在本方基础上酌加羌、防等祛风药，亦供参考。

【原文】

虚劳[1]腰痛，少腹拘急，小便不利者，八味肾气丸主之。方见脚气中[2]。

八味肾气丸方

干地黄八两　山茱萸　薯蓣各四两　泽泻　茯苓　牡丹皮各三两　桂枝　附子（炮）各一两

上八味，末之[3]，炼蜜和丸梧桐子大，酒下十五丸，加至二十丸，日再服[4]。

NOTE

【注释】

[1] 虚劳：凡是由于劳损所致的慢性衰弱性疾患，皆称为虚劳。

[2] 方见脚气中：此系指原书中《中风历节病脉证并治》篇中的“崔氏八味丸”。

[3] 末之：碾为细粉末。

[4] 日再服：一日服两服。

【按语】本条论述肾阳不足虚劳的证治。腰为肾之府，肾阳虚则腰痛，肾气不足则膀胱气化不利，故少腹拘急、小便不利。故用八味肾气丸助阳化水，滋阴益气，使肾气振奋，腰痛自愈。

【原文】

五劳[1]虚极羸瘦，腹满不能饮食，食伤，忧伤，饮伤，房室伤，饥伤，劳伤，经络营卫气伤，内有干血[2]，肌肤甲错[3]，两目黯黑。缓中补虚，大黄䗪虫丸主之。

大黄䗪虫丸方

大黄十分（蒸） 黄芩二两 甘草三两 桃仁一升 杏仁一升 芍药四两 干地黄十两 干漆一两 虻虫一升 水蛭百枚 蛴螬一升 䗪虫半升

上十二味，末之，炼蜜和丸小豆大，酒饮服五丸，日三服。

【注释】

[1] 五劳：皮、肉、脉、筋、骨五劳。

[2] 干血：指瘀血。

[3] 肌肤甲错：皮肤粗糙。

【按语】本条论述虚劳有瘀血的证治。羸瘦是五劳到极点的表现。腹满不能食是脾胃运化无权的表现。由于虚劳日久，经络气血运行受阻，导致瘀血内停、新血不生，故皮肤粗糙（血不能濡养肌肤）；血虚致肝血不足，故两目黯黑。治以大黄䗪虫丸。方中大黄、䗪虫、桃仁、虻虫等活血化瘀；地黄、芍药养血补血；黄芩、杏仁清瘀热，理气；甘草、白蜜缓中。

本方具有活血化瘀兼扶正气的功效，用于久病虚劳、气血不运、瘀而成癥积之证。对各种包块、肿瘤、肝脾肿大、术后粘连之痛肿、瘢痕过长等均有很好疗效。本方攻补兼施，祛瘀而不伤正，其扶正不留瘀的作用称为“缓中补虚”。

五脏风寒积聚病脉证并治第十一（节选）

【原文】

肾着[1]之病，其人身体重，腰中冷，如坐水中，形如水状，反不渴，小便自利，饮食如故，病属下焦，身劳汗出，衣里冷湿，久久得之，腰以下冷痛，腰重如带五千钱[2]，甘姜苓术汤主之。

NOTE

甘姜苓术汤方

甘草　白术各二两　干姜　茯苓各四两

上四味，以水五升，煮取三升，分温三服，腰中即温。

【注释】

[1] 肾着：附着之意。肾着，即寒湿之邪附着于腰部。

[2] 腰重如带五千钱：本句与“如坐水中”“形如水状”三句都是形容腰部既冷且重的自我感觉。

【按语】本条论述肾着病的成因和证治。因寒湿附于腰肾，故名肾着，病因多为劳后汗出当风作凉引起。湿邪为病，所以腰冷且重。不渴小便自利，饮食如常，说明病邪尚在经络，在外而未入里，内脏功能正常。所以治法上无需温肾，只需使在经之寒湿去除，则肾着即愈。甘姜苓术汤又名肾着汤，姜（主用干姜）、草温中祛寒，苓、术健脾除湿。

本方除用于寒湿腰痛外，也可用于慢性胃炎、肠功能紊乱、妊娠下肢浮肿、老年性小便失禁、遗尿症、妇女年久腰冷带下及腰部陈旧伤、劳损腰痛属寒湿者。

水气病脉证治第十四（节选）

【原文】

师曰：病有风水、有皮水、有正水、有石水、有黄汗。风水，其脉自浮，外证骨节疼痛，恶风。皮水，其脉亦浮，外证胕肿，按之没指，不恶风，其腹如鼓，不渴，当发其汗。正水，其脉沉迟，外证自喘。石水，其脉自沉，外证腹满不喘。黄汗，其脉沉迟，身发热，胸满，四肢头面肿，久不愈，必致痈脓。

【按语】本条总论水肿病五种类型的脉证，并提出相关病证的治法及预后。

风水，风邪在外主表，故脉浮、恶风。湿邪流注关节则骨节疼痛。皮水，亦在表，脉亦浮，其证常有头面浮肿或有发热等症。皮水与脾肺关系密切，脾主四肢，故踝部浮肿。脾位中焦，故腹如鼓。因病在表，表者汗而越之，因此治以因势利导之法。正水、石水与肾的关系密切，正水是肾阳不足，水气停蓄，故脉沉迟。石水则系阴寒凝结下焦，故脉自沉。两者皆在里，故均以胸满为主症。黄汗与脾有关，因水湿内郁，营血受病，故脉沉迟。脾虚不运水湿，故胸满。湿郁久而化热故身热，四肢、头面肿。因汗出色黄，故称黄汗。黄汗之病，久不愈易发痈肿。

从本条所述脉证可以看出，水肿的形成与肺、脾、肾三脏关系最为密切。肺失宣降，不能通调水道；脾失健运，不能运化水湿；肾失开阖，不能化气行水。三脏之中，尤以肾最为重要，因肾为水脏又为胃之关，关门不利，即聚水而成病。

从以上五种类型肿病可以看出，肿病有表里上下之分。如风水、皮水均属表，但前者为表中之表，后者为表中之里。正水、石水均属里，前者影响及上，为里中之表；后者病结在下，为里中之里。黄汗为水湿化热，伤及营血。

【原文】

风水，脉浮身重，汗出恶风者，防己黄芪汤主之。腹痛加芍药。

防己黄芪汤方：方见湿病中[1]。

【注释】

[1] 方见湿病中：防己黄芪汤方在《痉湿暍病脉证治第二》中记载。

【按语】本条论述风水表虚的证治。风水脉浮，是病在表；汗出恶风，是卫气虚不能固表；身重为水湿内停所致，故用防己黄芪汤补卫固表，利水除湿。腹痛者加芍药以通血闭，止疼痛。

【原文】

皮水为病，四肢肿，水气在皮肤中，四肢聂聂动[1]者，防己茯苓汤主之。

防己茯苓汤方

防己三两　黄芪三两　桂枝三两　茯苓六两　甘草二两

上五味，以水六升，煮取二升，分温三服。

【注释】

[1] 聂聂动：形容其动之轻微。

【按语】本条论述皮水的证治。脾主四肢，脾病则水溢四肢而浮肿。水停皮中，水气相搏，皮肤微微而动而闻及响动。用防己茯苓汤通阳化气，表里分消。方中黄芪、防己走表搜湿，使水从皮解；桂枝、茯苓通阳化水，使水从小便而去，桂枝与黄芪又有通阳行痹之功；甘草调中，黄芪健脾。脾旺则水可制，以免水肿加剧。

第二章　骨伤名篇选

第一节　《华佗神方》文选

【导读】《华佗神方》相传为汉代华佗编著，实为后世托名而作，成书年代不详。该书共二十二卷，卷一至卷二论病理与病证；卷三至卷十九论各科方药，包括内科、外科、妇科、产科、儿科、眼科、儿科、鼻科、齿科、喉科、皮肤科、伤科、急救、兽医；卷二十论炼制诸药法；卷二十一论养性服饵法；卷二十二为华佗注仓公传。其中收载伤科处方38首，外科方170首。书中对外科疾病的治疗，体现出中医骨伤学重视内外兼治的特色，具有较高的临床参考价值。

华佗论病理神方（节选）

【原文】

论人法于天地

人者，上禀[1]天，下委[2]地。阳以辅之，阴以佐之[3]。天地顺则人气泰，天地逆则人气否[4]。天地有四时五行、寒暄动静。其变也，喜为雨，怒为风，结为霜，张[5]为虹。人体有四肢五脏、呼吸寤寐、精气流散，行为营[6]，张[7]为气，发为声。阳施于形，阴慎[8]于精，天地之同也。失其守则蒸热发。否而寒生，结作瘿瘤，陷作痈疽，盛而为喘，减而为枯，彰于面部，见于肢体，天地通塞，一如此矣。

【注释】

［1］禀：受、承受。

［2］委：托付、委托。

［3］阳以辅之，阴以佐之：辅、佐，辅助、辅佐、协助。

［4］天地顺则人气泰，天地逆则人气否：泰，流通畅达。否，闭塞不通。否、泰本是《周易》的两个卦名。天地相交，通顺为“泰”；天地不相交，不通顺为“否”。

［5］张：张开。

［6］营：原指草木茂盛的样子。本处指气血流行、面色红润而有光泽的样子。

［7］张：同“彰”，表明、显扬。文中指气血显露于外人体阳气充盛。

［8］慎：通“顺”，遵循、依顺。

【按语】本文主要论述人体生理、病理均与天地运行规律相应的道理。生理方面包括人体的

NOTE

四肢、脏腑与气色等正常的功能状态，病理方面包括瘿瘤、痈疽与咳喘等各科的疾病表现，指出包括瘿瘤、痈疽等外科疾病与人体内气血运行状态关系密切，同时受到天地阴阳变化的影响，为中医学辨治外科与骨伤科疾病重视内外同治的思想奠定了理论基础。

论骨痺

【原文】

骨痺[1]者，乃嗜欲不节伤于肾也，气内消[2]则不能关禁[3]，中上俱乱。三焦之气，痞而不通，饮食糟粕，精气日衰，邪气妄入。上冲心舌，其候为不语；中犯脾胃，其证为不充；下流腰膝，其象为不遂；傍攻四肢，则为不仁。寒在中则脉迟，热在中则脉数，风在中则脉浮，湿在中则脉濡，虚在中则脉滑。其证不一，要[4]在详明耳。

【注释】

[1] 骨痺：即“骨痹”，属于五体痹之一。指因体虚感邪后筋骨关节处气血闭阻，出现肢体沉重、关节疼痛，甚至活动受限的相关疾病。

[2] 气内消：指气消于内。

[3] 关禁：关卡。文中指因体内气虚导致气行不利，失去正常的开阖功能。

[4] 要：要领，关键。

【按语】本文指出骨痹的病因为“嗜欲不节伤于肾”，病机为“中上俱乱，三焦之气，痞而不通”致“精气日衰，邪气妄入”，临床症状为言语不利、脾胃不充、腰膝不遂、四肢不仁等。因邪气性质不同，症状表现变化不一，治疗过程须辨证论治。

华佗神方秘方（节选）

【原文】

论各种疗治宜因病而施

夫病有宜汤、宜圆[1]、宜散、宜下、宜吐、宜汗、宜灸、宜针、宜补、宜按摩、宜导引、宜蒸熨[2]、宜煖洗[3]、宜悦愉[4]、宜和缓[5]，宜水、宜火[6]等之分。若非良善精博[7]，难为取愈。庸下[8]浅识，乱投汤圆，汗下补吐，动[9]使交错[10]。轻者令重，重者令死，举世皆然[11]。

【注释】

[1] 圆：通“丸”，指丸剂。

[2] 蒸熨：将药物蒸煮后热敷、热熨。

[3] 煖（xuān）洗：将药物加水煮汁，然后温洗。

[4] 悦愉：使患者高兴、愉快的情志疗法。

[5] 和缓：指药性和缓的剂型。

NOTE

[6] 宜水、宜火：指适宜凉药、热药。

[7] 若非良善精博：指具有高尚医德与高超技术的医生。

[8] 庸下：指医术不高的医生。

[9] 动：动辄、往往。

[10] 交错：交相错乱。

[11] 然：此、这样。

【按语】本文论述了医家应针对各种疾病实施适宜的治疗方法，选用正确的药物。要求医生必须熟练掌握各种治疗方法，通晓各类药物的性味。

【原文】

盖汤可以涤荡[1]脏腑，开通[2]经络，调品[3]阴阳，祛分[4]邪恶，润泽枯朽，悦养[5]皮肤。养气力，助困竭，莫离于汤也。

圆可以逐风冷，破坚癥[6]，消积聚，进饮食，舒[7]营卫，定[8]开窍，缓缓然参合[9]，无出于圆也。

散者能祛风邪暑湿之气，摅[10]寒温湿浊之毒，发散四肢之壅滞，除翦[11]五脏之结伏，关肠[12]和胃，行脉通经，莫过于散也。

【注释】

[1] 涤荡：洗涤、清除。

[2] 开通：开启、疏通。

[3] 调品：调摄、区分。

[4] 祛分：祛除、分辨。

[5] 悦养：悦怡、滋养。

[6] 坚癥：坚硬的癥结，即包块。

[7] 舒：安也。

[8] 定：正也。

[9] 缓缓然参合：慢慢地化合。

[10] 摅（shū）：散也。

[11] 除翦：祛除、剪灭。翦，同“剪”。

[12] 关肠：闭肠，指止泻。关，门闩，引申为“闭合”。

【按语】本段分别论述了汤剂、丸剂、散剂的功效。

【原文】

下则疏豁[1]闭塞，补则益助[2]虚乏，灸则起阴通阳[3]，针则行[4]荣行卫，导引[5]则可以逐客邪于关节，按摩则可以驱浮淫[6]于肌肉，蒸熨避冷，煖洗生阳，悦愉爽神[7]，和缓安气[8]。

【注释】

[1] 疏豁：疏通。

NOTE

[2] 益助：帮助。

[3] 起阴通阳：与前文“调品阴阳”同义。起，通“启”。

[4] 行：走、运行。

[5] 导引：运动肢体。

[6] 浮淫：指位于体表的病邪。

[7] 爽神：使精神清爽。

[8] 安气：使气安定。

【按语】本文分别论述了下法、补法、灸法、针法、导引法、按摩法、蒸熨法、暖洗法、悦愉法、和缓法在临床上的功效。

【原文】

若实而不下，使人心腹胀满，烦乱鼓肿[1]；若虚而不补，则使人气血消散，肌肉耗亡，精神脱失[2]，志意昏迷。可汗而不汗，则使毛孔闭塞，关绝[3]而终；合吐[4]而不吐，则使结胸上喘，水食不入而死。当灸而不灸，则使人冷气重凝[5]，阴毒内聚，厥气[6]上冲，分队不散[7]，以致消灭。当针而不针，则使人荣卫不行，经络不利[8]，邪渐胜真[9]，冒昧而昏[10]。宜导引而不导引，则使人邪侵关节，固结难通[11]。宜按摩而不按摩，则使人淫随肌肉[12]，久留未消。宜蒸熨而不蒸熨，则使人冷气潜伏，渐成痺厥[13]；宜煖洗而不煖洗，则使人阳气不行，阴邪相害[14]。

不当下而下，则使人开肠荡胃，洞泄不禁[15]。不当汗而汗，则令人肌肉消绝[16]，津液枯耗。不当吐而吐，则使人心神烦乱，脏腑奔冲[17]。不当灸而灸，则使人重伤经络[18]，内蓄痰毒，反害于中和[19]，致于不可救。不当针而针，则使人气血散失，机关[20]细缩。不当导引而导引，则使人真气劳败[21]，邪气妄行。不当按摩而按摩，则使人肌肉䐜胀[22]，筋骨舒张[23]。不当蒸熨而蒸熨，则使人阳气偏行，阴气内聚[24]。不当煖洗而煖洗，则使人湿灼皮肤，热生肌体[25]。不当悦愉而悦愉，则使人神失气消[26]，精神不快。不当和缓而和缓，则使人气停意折[27]，健忘伤志。

【注释】

[1] 鼓肿：指腹胀。鼓，同“膨”，凸起、高出。

[2] 脱失：夭败。

[3] 关绝：同“关格”。指阴阳偏盛不能互荣的严重病理状态。《灵枢·脉度》曰：“阴气太盛则阳气不能荣也，故曰关；阳气太盛，则阴气弗能荣也，故曰格。阴阳俱盛，不得相荣，故曰关格。关格者，不得尽期而死也。”

[4] 合吐：应吐。合，应也。

[5] 冷气重凝：即“重凝冷气”。凝，聚集。

[6] 厥气：逆乱之气。厥者，逆也。

NOTE

[7] 分队不散：指厥逆之气在体内形成了病证。

[8] 利：疏通、畅达、通利。

[9] 真：正也。指正气。

[10] 冒昧而昏：指不明不白地便死了。

[11] 固结难通：指致成痼结而难通。固，通“痼”。痼结，指顽固而难以治愈的结聚。

[12] 淫随肌肉：淫邪随着周身的肌肉游走。

[13] 痺厥：痺，同“痹”。痹厥，病证名。指肢体寒冷，麻木不仁。

[14] 阳气不行，阴邪相害：指人体内阳气不能正常运行，则病邪更加容易伤害到人体。

[15] 禁：止也。

[16] 消绝：消亡、灭绝。

[17] 奔冲：横冲直撞。

[18] 则使人重伤经络：当为“则使人（之）经络重伤”。

[19] 中和：平和。

[20] 机关：关节。

[21] 劳败：劳，《说文》：“剧也。”程度副词。劳败，即“大败”。

[22] 膜胀：满胀。

[23] 舒张：松弛。

[24] 阳气偏行，阴气内聚：指阴阳之气运行失常，邪气内聚。

[25] 使人湿浊皮肤，热生肌体：当为“使人皮肤湿灼，肌体生热。”灼，炙、烧、热。

[26] 神失气消：指神气散失。

[27] 气停意折：当为“意气停折”。

【按语】 本文对比论证了当用某种治法而不用，或不当用某种治法而误用导致的不良后果，提示临床各科疾病的治疗须审因辨证，选择适宜的中医疗法。

【原文】

大凡治疗，要合其宜，脉状病候，略陈于后。凡脉不紧数[1]，则勿发其汗。脉不疾数[2]，不可以下。心胸不闭，尺脉微弱，不可以吐。关节不急[3]，营卫不壅[4]，不可以针。阴气不盛，阳气不衰，勿灸；内无客邪，勿导引。外无淫气[5]，勿按摩。皮肤勿痺[6]，勿蒸熨。肌肉不寒，勿煖洗。神不凝迷[7]，勿悦愉。气不奔急[8]，勿和缓。顺此者生[9]，逆此者死[10]耳。

【注释】

[1] 紧数：指紧脉。《脉经》：“紧脉，数如切绳状。”意为脉来绷急，状如车绳转索。数，象也。

[2] 疾数：指疾脉。脉来疾速，成人一息七八至。

[3] 急：紧也。

[4] 壅：塞、固。

[5] 淫气：指四时不正之气。

[6] 痺：同“痹”。

NOTE

[7] 凝迷：呆滞、恍惚。

[8] 奔急：同“奔冲”。

[9] 生：此处泛指健康、正常。

[10] 死：此处泛指危险、死亡。

【按语】本文是《论各种疗治宜因病而施》一文的小结。文中强调各种中医疗法必须“合其宜”“顺此者生，逆此者死耳”。全文论点鲜明，论据充实，结论正确，对于当今各科疾病的临床施治具有指导意义。

华佗神方秘方（节选）

【原文】

华佗麻沸散神方[1]

专治病人腹中癥结，或成[2]龟蛇鸟兽之类，各药不效，必须割破小腹，将前物取出。或脑内生虫[3]，必须劈[4]开头脑，将虫取出，则头风[5]自去。服此能令人麻醉，忽忽不知人事，任人劈破，不知痛痒。

方如下：

羊踯躅三钱，茉莉花根一钱，当归一两，菖蒲三分。

水煎服一碗。

【注释】

[1] 华佗麻沸散神方：主要用于外科手术术前麻醉。据《华佗传》称：“若病结积在内，针药所不能及，当须刳割者，便饮其‘麻沸散’，须臾便如醉死，无所知，因破取。”

[2] 成：形成。

[3] 虫：此指肿瘤。

[4] 劈：剖。

[5] 头风：指经久不愈的头痛病。

【按语】华佗麻沸散神方首见于《三国志·魏书·方技传》，为用于手术前的麻醉药，但未见完整的处方用药信息。本文收载的麻沸散方由羊踯躅、茉莉花根、当归、菖蒲组成。其中羊踯躅、当归、菖蒲3味中药在《神农本草经》中均有记载。羊踯躅“味辛温，主贼风在皮肤中，淫淫痛，温疟，恶毒，诸痹”。当归“味甘温，主……诸恶创疡金创”。菖蒲“味辛温，主风寒湿痹，咳逆上气，开心孔，补五脏，通九窍，明耳目，出声音”。茉莉花产于印度，李时珍在《本草纲目》中引汪机言：“凡跌损骨节脱臼者用此，则不知痛也。”综观此方，以行气、活血、止痛为主。关于“麻沸散”方的组成，历代医籍说法不一，本文所记载的方剂药物组成是较早的版本，值得重视。

【原文】

华佗外敷麻药神方

NOTE

本剂专为施割症时，外部调敷之用。能令人知觉麻木，任割不痛。

川乌尖、草乌尖、生南星、生半夏各五钱，胡椒一两，蟾酥四钱，荜茇五钱，细辛四钱。

上研成细末，用烧酒[1]调敷。

【注释】

[1] 烧酒：指各种透明无色的蒸馏酒。最早起源于夏代。与原文中行气止痛的药物配合使用可以提升药物的治疗效果。

【按语】本文记载的“华佗外敷麻药神方”是外科手术术前的调敷用药，可以配合“麻沸散”同时应用。处方中乌头、草乌通经络，散寒止痛；半夏、胡椒行气散结；蟾酥、荜茇、细辛行气止痛；南星祛风散寒止痛。全方乌头、草乌、半夏、蟾酥、南星均有毒，因此，该方用于外敷可起到局部的麻醉效果，不可内服。

【原文】

华佗接骨神方[1]

本剂专治跌伤、打伤、手足折断。惟必先细心凑合端正[2]后，以杉木板夹持之，不可顾患者之痛楚[3]，再以下方使之服下，最多二服当愈，不必三服也。

羊踯躅三钱，炒大黄三钱，当归三钱，芍药三钱，丹皮二钱，生地五钱，土狗十个（槌碎），土虱三十个（捣烂）红花三钱。

先将上药用酒煎成，再加自然铜末一钱，连汤服下。

【注释】

[1] 华佗接骨神方：属于跌打接骨的内服药。

[2] 端正：用手法整复骨折断端，使其复位，消除畸形。

[3] 痛楚：疼痛、苦楚。

【按语】接骨是骨伤科针对因外力、肌肉拉力或骨病造成的骨截断、碎断或斜断而采取的正骨手法复位及夹缚固定等外治法，是为骨折患者续上断骨，以促使断端快速愈合。华佗接骨神方的最大特点是结合外治法，同时内服药物，内外同时治疗。原文记载“最多二服当愈，不必三服也”，足见疗效明显。从组方角度分析，以诸多活血止痛药物成方，符合骨折后气滞血瘀证的制方需要。

华佗按摩神术[1]（节选）

【原文】

凡人支[2]节腑脏，郁积而不宣[3]，易成八疾：一曰风，二曰寒，三曰暑，四曰湿，五曰饥，六曰饱，七曰劳，八曰逸[4]。凡斯[5]诸疾，当未成时，当导而宣之[6]，使内体巩固[7]，外邪无自而入[8]。迨[9]既感受，宜相其机官[10]，循其腠理，用手术按摩疏散之，其奏效视[11]汤液圆散神速。

述如下：

NOTE

一、两手相捉纽捩[12]如洗手法。

二、两手浅相差[13]翻复向胸。

三、两手相捉共按臂，左右同[14]。

四、以手如挽五石力弓[15]，左右同。

五、两手相重按臂，徐徐[16]捩身，左右同。

六、作拳向前筑[17]，左右同。

七、作拳却[18]顿，此是开胸法，左右同。

八、如拓[19]石法，左右同。

九、以手反捶[20]背，左右同。

十、双手据[21]地、缩身曲脊，向上三举。

十一、两手抱头，宛转髀上，此是抽胁[22]。

十二、大坐[23]斜身，偏欹如排山，左右同。

十三、大坐伸两脚，即以一脚向前虚掣[24]，左右同。

十四、两手拒[25]地回顾，此虎视法，左右同。

十五、立地反拘[26]身三举。

十六、两手急相叉，以脚踏手足[27]，左右同。

十七、起立以脚前后虚踏[28]，左右同。

十八、大坐伸两脚，用当相手[29]拘所伸脚着膝中，以手按之，左右同。

上十八法，不问老幼，日[30]则能依此三遍者，一月后百病悉除。行急[31]奔马，补益延年，能食，眼明轻捷，不复疲乏。

【注释】

[1] 华佗按摩神术：选自“华佗神方秘方”第十二篇，主要论述按摩防病、治病十八种有效的手法，操作易行，老幼皆宜。

[2] 支：通“肢”。

[3] 宣：疏散。

[4] 逸：安逸、安闲。

[5] 斯：此。

[6] 导而宣之：逐除并疏散它们。

[7] 内体巩固：指身体健康。

[8] 无自而入：无从而入。

[9] 迨：及、等到。

[10] 相其机官：视患者机体变化情况。相，审视。机官，机体。

[11] 视：比也。

[12] 纽捩（liè）：扣合、翻转。捩，扭转。

[13] 相差：相错。

NOTE

［14］左右同：左右手法相同。

［15］五石力弓：指力度较硬的弓。《汉书·律历志·上》："二十斤为钧，四钧为石。"五石，则为六百斤。

［16］徐徐：舒缓地。

［17］筑：此指握拳向前冲击。筑，打、击。

［18］却：同"脚"。

［19］拓：《广韵》："手承物也。"

［20］捶：击、敲打。

［21］据：按也。

［22］胁：腋下。

［23］大坐：正坐。

［24］掣（chè）：牵也。

［25］拒：同"据"。

［26］构：当为"构"字。构，同"句"，曲也。

［27］手足：偏义复词，偏于"足"。

［28］虚踏：轻踏。指脚力不达于地。

［29］当相手：指左右手。

［30］日：每天。

［31］行急：行动轻便、快捷。

【按语】本文所论"按摩"十八法，即古代"导引"调摄法。以肢体有目的运动为主，牵动周身内外，达到动关节、通经络、调脏腑、悦神志的目的，从而增强体质，祛除疾病，达到延年益寿的效果。文中记载的18种按摩方法，简单易于操作，适宜日常养生保健，不仅可以用于疾病的预防，对于某些筋骨类疾病的治疗与恢复也可以起到积极的作用。

华佗外科神方（节选）

【原文】

华佗治多骨疽[1]神方

生于大腿之中，痈生之后，其口不收，腐烂之中，忽长一骨，疼痛难忍，俗以为骨，实为湿热之毒所化。内服用：茯苓一两，车前子一两，金银花三两，牛膝五钱，紫花地丁一两。水煎服，六剂骨消，再十剂而痊愈。若外用：飞[2]过密陀僧[3]，用桐油调膏，贴于患处，奏效尤捷。

【注释】

［1］多骨疽：疾病名称，又称"剩骨""朽骨"。由疮疡久溃，气血不能荣于患处，骨从疮口露出而成。

［2］飞：水飞。炮制中药的方法之一。

［3］密陀僧：中药名。

NOTE

【按语】本文记载了多骨疽的临床表现与外治方法，并强调此病为“湿热之毒”引发。内服处方以金银花、紫花地丁、牛膝清热解毒；茯苓、车前子清热利湿；外用密陀僧燥湿收敛，兼以解毒。《寿域神方》曾记载“以密陀僧末，桐油调匀，摊贴之”，治疗“多骨疮，不时出细骨”。

华佗伤科神方（节选）

【原文】

华佗治颌[1]脱神方

先令患者平身正坐，术者以两手托住下颌，向脑后送上关窍[2]，即以布托住[3]。外用天南星研末，姜汁调傅[4]两颌，越[5]宿即愈。惟居处宜忌风寒。

【注释】

[1] 颌：下颌骨。

[2] 关窍：颞颌关节。

[3] 托住：托住并进行固定。

[4] 傅（fù）：涂抹。

[5] 越：经过。

【按语】本文叙述了颞颌关节脱位的手法复位与外固定术，以及外用贴敷药物。同时，叮嘱患者须回避风寒邪气的影响。

第二节 《肘后备急方》文选

【导读】《肘后备急方》成书于公元326～341年间，由晋代医药学家葛洪编著，是我国古代较早、实用价值较高的一部临证方书。该书系葛氏摘录其所撰《玉函方》（共100卷）中可供急救医疗且实用有效的单方、验方及灸法汇编而成，现存8卷，共计73篇。书中文字通俗，叙述简练，记述了各种急性传染病以及内、外、骨、妇、儿科等疾病的病因、症状和治疗，体现了“简便、灵验、救急、实用”的治疗学思想。该书不仅是方药之书，而且也是以治疗急症为主的综合性医著。

葛洪对诸多疾病的认识可以说开创了我国传染病学和临床急症学的先河，因而一直受到后世医家的推崇。其在《肘后方》及《抱朴子》等医书中论述了开放创口感染的毒气之说，强调了早期处理伤口的重要性，描述了骨折和关节脱位，并推崇小夹板的局部固定法和手法整复疗法。书中所描述的颞颌关节脱位口内整复法直到现在仍普遍沿用。此外，他还记载了烧灼止血法、口对口吹气法抢救猝死患者的复苏术。总而言之，《肘后备急方》尽管卷帙不多，但内容丰富，科学价值极高，为中医骨伤科学的发展做出了重要贡献。

治卒患胸痹痛方第二十九（全篇）

【原文】

NOTE

胸痹之病，令人心中坚痞忽痛，肌中苦痹，绞急如刺，不得俛仰[1]，其胸前皮皆痛，不得手犯，胸满短气，咳嗽引痛，烦闷自汗出，或彻引背膂[2]，不即治之，数日害人[3]。治之方：用雄黄、巴豆，先捣雄黄细筛，内[4]巴豆务熟捣，相入丸如小豆大，服一丸，不效稍[5]益之。

又方：取枳实捣，宜服方寸匕，日三夜一服。

又方：捣栝楼实大者一枚，切薤白半升，以白酒七升，煮取二升，分再服[6]。亦可加半夏四两，汤洗[7]去滑，则用之。

又方：橘皮半斤，枳实四枚，生姜半斤，水四升，煮取二升，分再服。

又方：枳实、薤等份捣末，橘皮汤下方寸匕。日三服。仲景方，神效。

又方：桂、乌喙、干姜各一分，人参、细辛、茱萸各二分，贝母二分，合捣，蜜和丸，如小豆大，一服三丸，日三服之。

若已差[8]复发者，下韭根五斤捣，绞取汁，饮之愈。

【注释】

[1] 俛仰：即俯仰。

[2] 背膂：上背部脊柱骨与肩胛骨之间的软组织。

[3] 害人：危害生命。

[4] 内（nà）：通“纳”。

[5] 稍：逐渐。

[6] 分再服：分两次饮服。

[7] 汤洗：用开水洗。

[8] 差：通“瘥”，指病除体愈。

【按语】本论记述了胸痹痛的症状及治疗。所录七首医方，针对性强，组方简便。且组方药物亦皆贱价草石，所在之处皆可觅得。各方之疗效，经验证效果良好。

治卒患腰胁痛诸方第三十二（节选）

【原文】

一、葛氏治卒腰痛诸方、不得俛仰方

正立倚小竹，度其人足下至脐，断竹，及以度[1]后，当脊中，灸竹上头处，随年[2]壮，毕，藏竹，勿令人得矣。

又方：鹿角长六寸（烧，捣，末），酒服之，鹿茸尤佳。

又方：取鳖甲一枚（炙，捣，筛），服方寸匕，食后，日三服。

又方：桂八分，牡丹四分，附子二分（捣，末），酒服一刀圭[3]，日再服。

二、治肾气虚衰，腰脊疼痛，或当风卧湿，为冷所中，不速治，流人腿膝，为偏枯、冷痹、缓弱，宜速治之方

独活四分，附子一枚大者（炮），杜仲、茯苓、桂心各八分，牛膝、秦艽、

NOTE

防风、穹䓖、芍药各六分，细辛五分，干地黄十分（切）。水九升，煮取三升，空腹分三服，如行八九里进一服。忌如前顿服三剂。

三、胁痛如打方

大豆半升，熬令焦，好酒一升，煮之令沸，熟饮取醉。

又方：芫花、菊花等份，踯躅花半斤，布囊贮，蒸令热，以熨痛处，冷复易之。

四、治反腰有血痛方

捣杜仲三升许，以苦酒和涂痛上，干复涂，并灸足踵白肉际三壮。

【注释】

[1] 度（duó）：忖度、揣度。

[2] 随年：依据不同年龄人的具体情况。

[3] 刀圭：古量具名，一升的十万分之一。《名医别录·合药分剂法则》："丸散云刀圭者，十分方寸匕之一，准如梧桐子大也。"

【按语】腰胁痛是多发性痼疾，或不得俛仰，或行动不便，或疼痛如打。"治卒患腰胁痛诸方"收有各种医方，针对各种不同症状分别采用多种治法。

治虚损羸瘦不堪劳动[1]方第三十三（节选）

【原文】

一、治人素有劳根[2]，苦作便发，则身百节皮肤无处不疼痛，或热筋急方。

取白柘[3]东南行根一尺，刮去上皮，取中间皮以烧屑，亦可细切捣之，以酒服三方寸匕，浓覆[4]取汗，日三服。无酒以浆服之。白柘是柘之无刺者也。

二、《经验后方》治五劳七伤、阳气衰弱、腰脚无力，"羊肾、苁蓉羹法"。

羊肾一对（去脂膜，细切），肉苁蓉一两（酒浸一宿，刮去皱皮，细切）。上件药，相和作羹，着葱白、盐、五味末等，如常法事治[5]，空腹食之。

【注释】

[1] 劳动：剧烈的活动。《说文》曰："劳，剧也。""动，作也。"

[2] 劳根：本处指劳疲痼疾。

[3] 柘：《说文》曰："桑也。"白柘，即穿破石，亦名柞树、柘木，为桑科植物柘树的木材和根或皮，具有化瘀止血、清肝明目、截疟之功。

[4] 浓覆：指覆盖厚实的被褥。

[5] 事治：即待治。

【按语】患者虚损羸弱、不能剧烈活动，周身关节疼痛，阳气衰弱，腰脚无力，"治虚损羸瘦不堪劳动方"用单方取病，辅以食疗之法，既治其标，又治其本，不但能祛邪除病，更能强身固本。

NOTE

第三节　《刘涓子鬼遗方》文选

【导读】《刘涓子鬼遗方》由晋代刘涓子编著，南齐龚庆宣整理，成书于公元483年，原书十卷已散佚，现存五卷为宋刻本。该书是我国现存最早的外科学专著，卷一总论外科痈、疽鉴别，卷二至卷五记载各类金疮、痈疽处方，详列外科常用方剂140余首。该书总结了晋以前外科学的成就，对金疮、痈疽的病因病机及鉴别诊断进行了系统介绍。在治疗方面，对感染创口与骨关节化脓性疾病采用外消、内托、排脓、消蚀、生肌和化瘢等不同疗法，强调外治法的同时注重内治调理，开创了后世中医外科学的消、托、补三法的先河。在病证诊疗方面，介绍了败血症和骨关节结核等疾病的症状表现，提出了骨恶性肿瘤的预后诊断，并将活血化瘀法用于创伤外科，认为"营卫稽留于经脉之中，久则血涩不行，血涩不行则卫气从之不通"，对后世影响深远。《刘涓子鬼遗方》不仅是研究中医外科学的重要文献，对临床诊疗也具有较高的指导意义。

刘涓子鬼遗方卷第一（节选）

【原文】

阴疽[1]发髀[2]，若阴股始发，腰强，内不能自止[3]，数饮不能多，五日坚痛不治，三岁死。

筋疽[4]皆发脊两边大筋，其色苍，八日可刾[5]。若有脓在肌腹中，十日死。

【注释】

[1] 阴疽：阴证疮疡。

[2] 髀：髋关节。

[3] 腰强，内不能自止：患者腰部强直处于过伸位，不能自行完成内收的动作。

[4] 筋疽：发于脊柱部位的疽。

[5] 刾（刺）：同"刺"。"刺"的异体字。

【按语】原文记载的"阴疽"与"筋疽"均源于《灵枢·痈疽》。"阴疽"多由于痰浊闭阻气血、郁滞经络所致，病变局部漫肿无头，不红不肿，起病缓慢，多伴有全身虚寒证的表现。"筋疽"多指生于脊柱两旁或足跟部两侧昆仑穴附近的痈疽，病变局部初期皮如虫蚀，日久疮口时有形如筋的虫落下。

刘涓子鬼遗方卷第二（节选）

【原文】

一、治金疮止血散方

乌草根三两，白芷一两，鹿茸二分（烧灰），当归一两，川芎一两，干地黄一两（切，蒸焙），续断一两。

NOTE

上七味捣筛，令调着[1]血出处即止。

二、治金疮血肉瘘，蝙蝠消血散方

蝙蝠（三枚，烧令烟尽，沫下绢筛之）。

上以水服方寸匕，一日服令尽，当下如水血消[2]也。

三、治金疮肉瘘，蒲黄散方

七月七日麻勃一两，蒲黄二两。

上二物捣筛为散，温酒调服一钱匕，日五服，夜再两服。

四、治金疮中腹，肠出不能内[3]之，小麦饮喷疮方

取小麦五升，水九升，煮取四升，去滓，复以绵度滤之，使极冷，旁[4]含喷之，疮肠自上渐入；以冷水喷其背，不中多人见，亦不欲令旁人语，又不可病患知。或晚未入，取病人席四角，令病患举摇须臾[5]，肠便自入。十日之内，不可饱食。频食而宜少[6]，勿使病人惊，惊则煞人[7]。

五、治金疮弓弩所中，筋急，屈伸不得，败弩[8]散方

干地黄十分，干枣三枚，杜仲二分，当归四分，附子四分（炮），故败弩筋（烧灰）取五分，秦胶五分。

上七味合捣筛，理[9]令匀，温酒服方寸匕，日三服，夜一增一至三。

六、治金疮内伤，蛇衔散方

蛇衔、艾草（炙）、川芎、白芷、当归各一两，续断、黄芩、泽兰、干姜、桂心各三分，乌头五分（炮）。

上十一味合捣筛，理令匀，酒服方寸匕，日三服，夜一服。

【注释】

[1] 着：附着，使接触别的事物，指敷涂。

[2] 血消：指瘀血消散。

[3] 内（纳）：通“纳”，回纳。

[4] 旁：通“傍”，傍晚。

[5] 须臾：不久、一会儿。

[6] 频食而宜少：指少食多餐。

[7] 惊则煞人：指患者因金疮导致的肠出等症状，预后不良。

[8] 败弩：破旧的弓弩。

[9] 理：治。

【按语】以上五则伤科医方，从适应证方面分析，有止血、肉瘘、纳肠、筋急、内伤等多种；从处方类型分析，有外敷方、内服方、“喷”法方，治则多样；从疗效分析，有敷药血止者、有服药体瘥者，疗效显著，不但收录了前代医家的临证治验，而且多有发挥，在外治的同时又注重内治，为后世外科托、补、消等治则的发展打下了坚实基础。

NOTE

第四节 《诸病源候论》文选

【导读】《诸病源候论》由隋代医家巢元方等人编撰，成书于公元610年。它作为中医学古典著作之一，是我国现存最早的病因证候学专著，也是世界医学史上第一部病因病理学著作。它继《内经》《难经》《伤寒经》《金匮要略》等书之后，进一步研讨并发展了中医学的理论体系。全书共50卷，分71类疾病，1739种病证。内容包括内、外、妇、儿、五官等科的疾病，在论述诸病源候的内容中有许多突出的成就。

该书总结了魏晋以来的医疗经验，对诸病之源与九候之要进行了细致论述，较详细地说明了各种疾病的病因和症状，包括诊断、治疗、预后及并发症的处理。每个疾病之后大多附有"补养宣导"的具体方法。书中特别对开放性创口和开放性骨折感染的病因症状论述得较为详细，明确提出开放性骨折应早期施行清创手术治疗；介绍了包括异物清除、血管结扎、骨折固定、分层缝合的清创技术，这也是当时世界上最先进的外科技术。对本书如能认真地加以研究，对于继承和发扬中医学遗产、发展我国新医学定将有所裨益。

腰背病诸候（节选）

【原文】

风湿腰痛候

劳伤肾气，经络既虚，或因卧湿当风，而风湿乘虚搏[1]于肾经，与血气相击而腰痛，故云风湿腰痛。

【注释】

[1] 搏：作侵袭。

【按语】本候叙述风湿腰痛是因劳役过度而损伤肾气，经络已经亏虚，或因卧处湿地而当风不蔽，风湿乘虚而侵入肾经，与血气相搏，引起腰痛。

【原文】

肾著腰痛候

肾主腰脚，肾经虚则受风冷，内有积水，风水相搏，浸积[1]于肾，肾气内著，不能宣通，故令腰痛。其病状，身重腰冷，腰[2]重如带五千钱，如坐于水[3]，形状如水[4]，不渴，小便自利，饮食如故。久久变为水病[5]，肾湿故也。

【注释】

[1] 积：《外台秘要·卷十七·肾着腰痛方》作"渍"。

[2] 腰：原作"腹"，从《脉经·卷六第九》改。

[3] 于水：《金匮要略》作"水中"。

[4] 形状如水：《金匮要略》作"形如水状"，形容既冷且重的感觉。

NOTE

［5］水病：水肿病。

【按语】肾著腰痛是由于肾阳虚不能化湿，风冷与水湿著于腰部，所以身重腰冷，如坐水中。口不渴、小便自利、饮食如故，说明本候重点是局限于腰部的疼痛，至于内脏病变尚不明显。本条除遵《金匮》原文外，还提出如若迁延日久，将会导致肾主水的功能失调，从而引起水肿发生的论点。

【原文】

背偻[1]候

肝主筋而藏血。血为阴，气为阳。阳气，精则养神，柔则养筋。阴阳和同，则血气调适，共相荣养也，邪不能伤。若虚则受风，风寒搏于脊膂之筋[2]，冷则挛急，故令背偻。

【注释】

［1］背偻（lóu）：曲背。“娄”，曲而俯之貌。

［2］脊膂之筋：即背脊两旁之筋。“脊膂”，即脊梁骨。

【按语】此条论肝主筋而藏血。血属阴，气属阳。阳气内化精微则养神，外为柔滑则养筋。阴阳平和协调，则气血调匀适度，共相荣养，体质增强抗力，邪气则不能侵入。若虚，则易受风寒，搏击于脊膂之筋，筋遇寒的挛急，所以形成背偻。

腕伤病诸候（节选）

【原文】

被打头破脑出候

夫被打，陷骨伤头，脑眩不举，戴眼直视。口不能语，咽中沸声如豘子[1]喘，口急，手为妄取[2]，即日不死，三日小愈[3]。

【注释】

［1］豘（tún）子：即小猪。“豘”同“豚”。

［2］妄取：义同“撮空”，是形容患者在意识模糊时，两手伸向空间，似乎要取东西之状。这是风动之象。

［3］小愈：渐渐好转。

【按语】此候论述脑部损伤后导致的颅内出血、脑水肿或脑疝形成，是伤科的危重症。打破头骨以致脑伤，见头眩不能抬举，眼向上视，或两眼直视，口不能语，喉咙里有沸声，好像猪子在喘息一样。牙关紧闭，时而两手撮空妄取，这是极端危险的证候。但如经一日治疗而未死，三日稍见好转的，有可能不至于死亡。说明对脑外伤观察之仔细，对预后判断之准确，这些都具有较强的科学性。

【原文】

NOTE

腕[1]折破骨伤筋候

凡人伤折之法，即夜盗汗者，此髓断也；七日死，不汗者不死。

【注释】

[1] 腕（wān）：亦作“捥”。扭伤、捩伤的意思。

【按语】此候论述被折伤后的一般症状，如夜间出现盗汗者，这是骨髓已经伤断，亦即西医学的脊髓损伤及长骨干骨折后出现的失血症，如出现盗汗，则预后较差；反之，则预后较好。

【原文】

卒被损瘀血候

夫有瘀血者，其人喜忘，不欲闻物声。令人胸满，唇痿舌青，口燥，但欲漱水不欲咽。无寒[1]热，脉微大来迟，腹不满，其人言我腹满，为有瘀血。汗当出不出，内结亦为瘀。病人腹满，口干，髆痛，渴无寒热，为有瘀血。腹满口燥不渴，唾如浆状，此有留血尔。

从高顿仆，内有血，腹胀满，其脉牢强者生，小弱者死。得笞掠[2]，内有结血，脉实大者生，虚小者死。

【注释】

[1] 寒：原无，从《金匮要略·第十六》补。

[2] 笞（chì）掠：用竹板子鞭打，是古时一种刑杖。

【按语】此候论述瘀血的见症，如舌青、善忘、口干不欲饮、病人自述腹满等都是临床上所常见的。瘀血在上半身者，多见胸满；在下半身者，多见腹满。文中论及“无寒热”，提示与邪热所致的口渴、口干、口燥相鉴别。瘀血证的口干、口燥，不仅无寒热，且有“但欲嗽水，不欲咽”的特点。但须注意，瘀血证往往下午有低热、手足心灼热之症。

【原文】

压迮[1]坠堕内损候

此为人卒被重物压迮，或从高坠下，致吐下血，此伤五内[2]故也。

【注释】

[1] 压迮（zé）：义同压挤。“迮”指被某物挤压。

[2] 五内：在此指内脏。

【按语】此候是指某人突然被重物挤压，或者从高处坠下，以致发生吐血或大小便出血。这是损伤内脏的缘故，其论理充分，切合实际。

【原文】

腕伤初系缚候

夫腕伤重者，为断皮肉、骨髓，伤筋脉。皆是卒然致损，故血气隔绝，不能周荣，所以须善系缚，按摩导引，令其血气复也。

【按语】此候说明扭转捩伤，是由于气血运行的突然受阻，要求及时进行包扎、固定或托

NOTE

起，使伤势得到稳定。还指出，同时进行按摩导引，可促进血液循环，这完全符合现在的“动静结合”的治疗原则。即使是在当时的历史条件下，也反映出极高的骨伤科学术水平。

金疮病诸候[1]（节选）

【原文】

金疮初伤候[2]

夫被金刃所伤，其疮多有变动[3]；若按疮边干急[4]，肌肉不生，青黄汁出；疮边寒清[5]，肉消臭败，前出赤血，后出黑血，如熟烂者[6]，及血出不止，白汁随出，如是者多凶。若中[7]络脉、髀内、阴股、天聪[8]、眉角，横断腓肠，乳上、乳下[9]及与鸠尾，攒毛、小腹，尿从疮出，气如贲豚[10]，及脑出诸疮，如是者多凶少愈。

诊金疮，血出太多，其脉虚细者生，数实大者死；沉[11]小者生，浮大者死；所伤在阳处者，去血四五斗，脉微缓而迟者生，急疾者死。

【注释】

[1] 金疮病诸候：收载于原书第三十六卷。总计二十三论，分别论述金疮的初伤、出血、内漏、中毒、肠出、肠断、筋急、伤筋、断骨、中风、惊肿、血惊、惊悸、烦痛、咳嗽、口渴、虫出、着风、风肿、痈肿、中水、虚竭、痼疾等症状及其病因，是伤科学金疮专论。

[2] 金疮初伤候：论述金疮初伤的部位、症状及预后。疮，即创也。

[3] 变动：指金疮初起后的变化、动向。

[4] 干急：干紧。

[5] 寒清：色泽深蓝。清，同“青”。

[6] 者：原作“骨”，从《医心方·卷十八第五》改。

[7] 中（zhòng）：中害、侵犯。

[8] 天聪：《医心方》作“天窗”。经外穴名，位于头正中线，入前发际3寸处。

[9] 乳下：原无，从《医心方》补。

[10] 贲豚：古病名。症见有气从少腹上冲胸脘、咽喉等。

[11] 沉：原无，从《太平圣惠方·卷第六十八·金疮论》补。

【按语】金疮病诸候总计二十三论，对金疮的症状、病因、治疗及预后进行了多方面的论述。在症状方面，总结了出血等二十多种临床常见症状。在病因方面，特别重视因疮疡内外亡血，造成伤血耗气、导致脏腑病变的分析。关于金疮的治疗，着重记载了缝肠术、结扎血管术、表皮缝合术等。在预后方面，则从金疮的不同情况出发，做出可治与不可治的推断。可以说，金疮病诸候是伤科学关于金疮的专论。其论述症状，网罗了临床中的常见病；其论述病因，不但扣紧病证机理，而且与古训谋合；其论述治疗，无论创部处理、手术缝合，内外兼治均有章有法，科学规范；其论述预后，能治则言能治，不治则言不治，实事求是。这些资料都是实践经验的总结，值得我们认真学习研究。

NOTE

金疮初伤候相当于金疮的总论，对创伤的部位、伤口的变化以及创伤的预后等都加以论述。

其中指出，凡是伤在头部、背部、胸前少腹等重要部位，或者创伤较大的血管都属于严重病例；若伤口感染严重，腐臭流脓，肌肉萎缩等亦属凶候；若创伤后出血过多，或伤于头部，脑浆流出都属危候。此外，创伤出血多，脉反见实大而数，或浮大急疾的都是失血太多，或脉证不符的表现，预后较差；若脉虚弱细小，或微缓的是脉证相符，预后较好。

【原文】

金疮血不止候

金疮出血不断，其脉大而止者，三七日死。金疮血出不可止，前赤后黑，或黄或白[1]，肌肉腐臭，寒冷鞕急[2]者，其疮难愈亦死。

【注释】

[1] 前赤后黑，或黄或白：指疮血色泽，疮边肤色。

[2] 鞕（áng）急：硬急，革履也。本处指肌肉似皮革一样，既硬又紧。

【按语】本候论述了金疮出血不止的症状及预后。

【原文】

金疮内漏候

凡金疮通内[1]，血多内漏，若腹胀满，两胁胀，不能食者死。瘀血在内，腹胀，脉牢大者生，沉细者死。

【注释】

[1] 通内：达于体内。

【按语】本候论述了创伤较深，金刃创伤通破内腔，致使血液漏失在内造成的症状及预后。

【原文】

毒箭所伤候

夫被弓弩所伤，若箭镞有菌药[1]，入人皮脉。令人短气，须臾命绝。口噤[2]唇干，血为断绝，腹满不言，其人如醉，未死之间，为不可治。若荣卫有[3]瘀，血应时[4]出，疮边温热，口开能言，其人乃活。

【注释】

[1] 菌（wǎng）药：指毒药。

[2] 噤：口齿禁闭。

[3] 有：原作“青”，从《太平圣惠方·卷第六十八·治毒箭所伤诸方》改。

[4] 应时：随时、即刻。

【按语】本候论述了被毒箭射伤后的症状及预后。

【原文】

金疮肠出候

NOTE

此谓为矛[1]箭所伤，若中于腹，则气激[2]，气激则肠随疮孔出也。

【注释】

[1] 矛：古代的兵器。

[2] 激：腾涌。

【按语】此节论述腹部刺伤后，则腹内之气激动，气被激动，则肠从伤口挤出，是腹部创伤的急症，应及时予以处理。

【原文】

金疮肠断候

夫金疮肠断者，视病深浅[1]，各有死生。肠一头见者[2]，不可连也。若腹痛短气，不得[3]饮食者，大肠一日半死，小肠三日死。肠两头见者，可速续[4]之。先以针缕如法[5]，连续断肠，便取鸡血涂其际[6]，勿令气泄，即推内之[7]。肠但出[8]不断者，当作大麦粥，取其汁，持洗肠，以水渍[9]内之，当作研米粥[10]饮之。二十余日，稍作强糜[11]食之，百日后乃可进饮[12]耳。饱食者，令人肠痛决漏[13]，常服"钱屑散"。

若肠腹脯[14]从疮出，有死者，有生者。但视病取之，各有吉凶。脯出如手，其下牢核[15]烦满短气，发作有时，不过三日必死。脯下不留[16]，安定不烦，喘息如故，但疮痛者，当以生丝缕系绝[17]其血脉，当令一宿，乃可截之，勿闭其口，膏稍导之[18]。

【注释】

[1] 深浅：指伤势的重、轻。

[2] 肠一头见（xiàn）者：断肠只有个一头显露的。见，同"现"。

[3] 不得：不能。

[4] 续：接。

[5] 以针缕如法：按照规则用针缝合。缕，线，用作动词。法，法则。

[6] 际：指断肠的缝合部位。

[7] 推内之：把肠推入腹中。内，通"纳"。

[8] 但出：仅出。

[9] 渍：浸泡。

[10] 研米粥：研米为粉煮成米糊。

[11] 强糜：浓稠的粥。

[12] 进饮：恢复正常的饮食。

[13] 决漏：决口渗漏，这里指肠段裂开，肠内容物漏出。

[14] 肠腹脯：指肠系膜之类。脯，脂肪。

[15] 牢核：指渗出后有粘连且成硬核。

[16] 脯下不留：指脯出后没有粘连物。

NOTE

[17] 系绝：扎牢、扎紧。

[18] 膏稍导之：敷涂膏药慢慢疏导它。

【按语】本候论述腹部金疮，以致肠断脱出体外的吻合术和结扎血管的方法，并对其预后做出了明确的判断。虽然手术是粗糙的，还存在消毒、无菌等问题，但在当时的历史条件下，有此成就，确属难能可贵，反映了当时的外科技术已达到了较高的水平。

【原文】

金疮筋急相引痛不得屈伸候

夫金疮愈已[1]后，肌肉充满，不得屈伸者，此由伤绝经筋，荣卫不得循行也。其疮虽愈，筋急[2]不得屈伸也。

【注释】

[1] 已：合。

[2] 急：紧缩，指筋失去了原来的柔性。

【按语】本候论述了金疮伤绝经筋及金疮虽愈，但已形成瘢痕及粘连等，导致筋脉拘急，不能屈伸。

【原文】

金疮伤筋断骨候

夫金疮始伤之时，半伤其筋，荣卫不通，其疮虽愈合，后仍令痹不仁[1]也。若被疮截断诸解[2]、身躯、肘中，及腕、膝、髀若踝际，亦可连续。须急及热[3]疗之[4]，其血气未寒，即去碎骨便更缝连，其愈后直不屈伸。若碎骨不去，令人痛烦，脓血不绝，不绝者，不得安。诸中伤人神[5]，十死一生。

【注释】

[1] 痹不仁：因肢体麻痹不仁。

[2] 诸解：指关节。

[3] 及热：趁血尚热。

[4] 疗之：原无，从《圣惠方·卷第六十八·治金疮伤筋断骨诸方》补之。

[5] 人神：正气。《圣惠方》作“脏”。

【按语】本候论述了金疮伤筋断骨后的症状、处置及预后。

【原文】

箭镞金刃入肉及骨不出候

箭镞[1]金刃中骨，骨破碎者，须令箭镞出，仍应除碎骨尽，乃敷药；不尔，疮永不合。纵合，常疼痛。若更犯触损伤，便惊血沸溃[2]有死者。

【注释】

[1] 箭镞：弓箭的矢镝。

NOTE

[2] 沸溃：指疮口穿破。溃，原作“渍”，从《医心方·卷十八第十六》改。

【按语】此节论述了箭或金刃伤及肉、骨而残留部分在体内，将会导致创口不易愈合。即使愈合，亦会经常发生疼痛。如再损伤其局部，就会造成大出血，甚至发生生命危险。

【原文】

金疮中风痉候

夫金疮痉者，此由血脉虚竭，饮食未复，未盈月日。荣卫伤穿[1]，风气得入，五脏受寒，则痉[2]。其状，口急[3]背直，摇头马鸣，腰为反折，须臾十发，气息如绝，汗出如雨，不及时救者皆死。

凡金疮卒[4]无汗者，中风也；疮[5]边自出黄汁者，中水[6]也。并欲作痉，急治之。又痛不在疮处者，伤经络亦死。

【注释】

[1] 穿：《圣惠方》作“损”。

[2] 痉：病名，以项背强急、口噤、四肢抽搐、角弓反张为主症。

[3] 口急：指牙关紧闭。

[4] 卒：始终。

[5] 疮：原无，从《圣惠方》补。

[6] 中水：本处指感染水毒。

【按语】此节论述了外伤可造成破伤风的成因、症状及其预后。

【原文】

金疮惊肿[1]候

夫金疮愈闭后，忽惊肿。动起糜沸[2]跳手，大者如盂，小者如杯，名为盗血。此由肌未定，里[3]不满，因作劳起早，故令盗血涌出。在人皮中，不肯自消，亦不成脓，反牢核，又有加血[4]。加血者，盗血之满也。其血凝深，不可妄破。破之者，盗血前出，不可禁止。加血追之出，即满疮中，便留止，令人短气，须臾命绝。

【注释】

[1] 惊肿：本处系金疮愈合后，创面因惊而肿的症状。

[2] 糜沸：似粥在锅中沸腾。

[3] 里：腠理。

[4] 加血：泛指瘀血。

【按语】此节论述金疮愈合以后，突然伤处肿起，大者如盂，小者如杯，似乎是血肿。所谓“盗血”和“加血”是指局部的内出血。文中指出不可妄破，破之出血不能止可能造成不良后果，这是值得临床注意的。

NOTE

【原文】

金疮因交接血惊出候

夫金疮多伤经络，去血损气，其疮未瘥，则血气尚虚。若因房室，致情意感动，阴阳发泄，惊触[1]于疮，故血汁[2]重出。

【注释】

[1] 触：犯。

[2] 汁：液。

【按语】本候论述了金疮未愈时而行房事，导致病情恶化的症状。

【原文】

金疮惊悸候

金疮失血多者必惊悸，以其损于心故也。心主血[1]，血虚则心守不安，心守不安，则喜[2]惊悸。悸者，心动也。

【注释】

[1] 心主血：出自《素问·六节藏象论》。

[2] 喜：好也。

【按语】本候论述了金疮失血过多，导致惊慌心跳、心神不安的症状。

【原文】

金疮烦[1]候

金疮损伤血气，经络空虚则生热，热则烦痛不安也。

【注释】

[1] 烦：症名。《素问·至真要大论》称胸中郁热不安为烦。

【按语】本候论述了金疮生热而烦痛不安之病因。

【原文】

金疮咳候

金疮伤血损气，气者，肺之所主[1]，风邪中于肺，故咳也。

【注释】

[1] 气者，肺之所主：即肺主气。《素问·五脏生成》："诸气者，皆属于肺。"《素问·六节藏象论》："肺者，气之本。"

【按语】本节论述了金创后又被风邪所伤而致咳嗽的病因。

【原文】

金疮渴候

夫金疮失血，则经络空竭，津液不足，肾脏虚燥，故渴[1]也。

NOTE

【注释】

[1] 渴：口渴。因肺胃有热，阴虚津少而口咽干燥欲饮。

【按语】本候论述了金疮后因失血等导致口渴的病因。

【原文】

金疮虫出候

夫金疮久不瘥，及裹缚不如法，疮内败坏，故生虫[1]也。

【注释】

[1] 生虫：指疮口败坏、细菌感染。

【按语】本候论述了金疮创口败坏而感染的症状及病因。

【原文】

金疮成痈肿候

夫金疮冬月之时，衣浓絮温，故裹[1]欲薄；夏月之时，衣单日凉[2]，故裹欲浓。重寒伤荣，重热伤卫，筋劳结急[3]，肉劳惊肿，骨劳折沸[4]，难可[5]屈伸，血脉劳者，变化作脓，荣卫不通，留结成痈[6]。

凡始缝其疮，各有纵横[7]，鸡舌隔角[8]，横不相当[9]。缝亦有法，当次[10]阴阳，上下逆顺，急缓相望[11]，阳者附阴，阴者附阳，腠理皮脉，复令复常[12]。但亦不晓[13]，略作一行。阴阳闭塞，不必[14]作脓，荣卫不通，留结为痈。昼夜不卧，语言不同，碎骨不去，其人必凶[15]。鸡舌隔角，房[16]不相当，头毛解脱，必失故常，疮不再缝，膏不再浆[17]。

【注释】

[1] 裹：指包扎创部。

[2] 衣单日凉：即衣服单薄、日暮夜凉的意思。

[3] 结急：指拘紧、拘急。

[4] 折沸：指骨折断骨溃烂。

[5] 难可：即难能。

[6] 痈：《素问·刺节真邪》称疮面浅而大者为痈，多因外感六淫，过食膏粱厚味，外伤感染，致荣卫不和，邪热壅聚，气血凝滞而成。

[7] 纵横：指视创面情况而适宜的纵向、横向缝合法。

[8] 鸡舌隔角：指伤口的不规则形状。鸡舌，指创面似鸡舌状。隔角，指多种创面形成的隔角。

[9] 横不相当：指用横缝时，视创面情况，可作连续缝合等。

[10] 次：次第、次序。

[11] 急缓相望：缝合时松紧适当。“望”，即适当之意。

[12] 复令复常：再使它恢复正常。

NOTE

［13］不晓：指创面情况复杂，造成暂未弄明白的问题。

［14］不必：不一定。

［15］凶：危险。

［16］房：此处指层次。

［17］浆：敷涂。

【按语】此节论述金疮的包扎缝合，对如何做手术，记述得十分清楚，同时也指出做错手术以后能遗留不良后果等。这些内容，就西医学而言，也是外科医生的基本功。

【原文】

金疮中风水候

夫金疮裹缚不密，为风水气所中[1]，则疼痛不止而肿痛，内生青黄汁。

【注释】

［1］为风水气所中：被风邪水毒所侵害。

【按语】本候论述了金疮中风、中水的症状。可参见前文“金疮中风痉候”。

【原文】

金疮下血虚竭候

金刃中于经络者，下血必多，腑脏空虚，津液竭[1]少，无血气荣养，故须补之。

【注释】

［1］竭：绝、尽。

【按语】

本候论述了金疮中于经络，导致下血、体虚、津竭的症状及治疗。

【原文】

金疮久不瘥候

夫金疮有久不瘥者，脓汁不绝，肌肉不生者，其疮内有破骨[1]断筋。伏血[2]腐肉，缺刃[3]竹刺，久而不出，令疮不愈，喜出青汁[4]，当破除之，疮则愈。

【注释】

［1］破骨：破碎的残骨。

［2］伏血：指潜伏疮内的坏血。

［3］缺刃：指金刃的断片留在疮伤处者。

［4］青汁：清稀的脓液。

【按语】本节论述了金疮痼疾的症状、病因及治疗。其原因大多是伤口里有异物，如残骨、淤血、腐肉、断刃或竹刺等。治疗应把里面的残留物取出，加以消毒清创，疮口方可愈合。

NOTE

小儿杂病诸候（节选）

【原文】

金疮候

小儿为金刃所伤，谓之金疮。若伤于经脉，则血出不止，乃至闷顿[1]；若伤于诸脏俞募，亦不可治。自余[2]腹破肠出，头碎脑露，并亦[3]难治。其伤于肌肉，浅则成疮，终不虑死。而金疮得风则变痉。

【注释】

[1] 闷顿：昏闷气绝。

[2] 自余：余如、诸如。

[3] 亦：原作“不”，从汪本改。

【按语】本候论述了小儿病金疮的症状、传变、病因及预后。

第五节 《备急千金要方》文选

【导读】《备急千金要方》由唐代著名医学家孙思邈编著，成书于652年，是中国历史上第一部“医学百科全书”。共30卷，内容涉及医学相关各科，乃至医德修养与规范，临证方面包括内、外、妇、儿、骨伤各科疾病的理论与治疗方法。孙思邈治学重视前贤临证经验，在传承的基础上结合自身医学实践，尊古而不泥古。将《伤寒论》以“方证同条，比类相附”的原则进行研究，完整地收录在其晚年的医学著作《千金翼方》中，对于传承仲景学说做出了巨大的贡献。在骨伤学科方面，孙思邈辑录了唐以前宝贵的经方、验方，并将自拟方一并进行整理，使中医骨伤学的方剂得到了第一次系统总结。此外，对于颞颌关节脱位的手法整复倡导使用葛洪的“口内整复法”，再施以蜡疗和热敷，以助关节功能的恢复。同时，总结了补骨髓、长肌肉、坚筋骨的药物，奠定了骨伤科药物疗法的基础。

七窍病上（节选）

【原文】

治失欠，颊车蹉开，张不合[1]方。

一人以手指牵其颐[2]，以渐推之，则复入[3]矣。推当疾出指，恐误啮伤人指也。

治失欠颊车蹉方。

消蜡[4]和水敷[5]之。

【注释】

[1] 蹉开，张不合：指下颌关节脱位后不能闭合。

NOTE

[2] 颐：腮。此指下颌骨。

［3］复入：复位。

［4］消蜡：将蜡融化。

［5］水敷：以水敷药。

【按语】本条记载的颞颌关节脱位口内整复法，最早由东晋时期的名医葛洪提出，这也是世界上最早的颞颌关节脱位复位法。其指出颞颌关节脱位主要以“张不合”为主要表现，治疗时牵拉患者下颌骨，随即缓慢将下颌骨推入关节处。在整复手法中尤为强调下颌骨进入关节腔时必须迅速将手指撤出，以防被患者咬伤。这一复位方法，直至近代仍被普遍应用。

整复手法后，为促进颞颌关节的功能恢复，孙思邈在葛洪复位术的基础上，采用蜡疗和热敷的方法，促进患处消肿止痛、化瘀散肿，表明孙思邈对整复手法后肢体关节功能的恢复非常重视。

腰痛第七（节选）

【原文】

腰背痛导引法

正东坐，将手抱心，一人于前据蹑[1]其两膝，一人后捧其头，徐牵[2]令偃卧[3]，头到地，三起三卧[4]，止便差[5]。

【注释】

［1］据蹑：作固定。

［2］徐牵：慢慢地牵拉。

［3］偃（yǎn）卧：仰卧。

［4］三起三卧：躺一次起一次，反复三遍。

［5］止便差（chài）：三起三卧后立刻疼痛就减轻了。

【按语】本文是孙思邈治疗腰部扭挫伤的导引法，操作安全简单。此动作从解剖生理角度分析，可以使腰骶小关节间隙增宽，通过三起卧的屈曲运动，对骶上韧带、骶棘肌和小关节囊因外伤而致紊乱得以调整，改善局部的血液循环。如果卧起困难，身后捧其头的人可给予帮助。

被打第三（节选）

【原文】

论曰：凡被打损，血闷抢心[1]，气绝不能言，可擘[2]开口，尿中令下咽[3]即醒。又堕车落马，及车辗木打已死者，以死人安著[4]，以手袖掩其口、鼻、眼上，一食顷[5]活。眼开，与热小便二升。

【注释】

［1］抢心：攻心。

［2］擘（bāi）：“掰”的异体字。

[3] 尿中令下咽：即以尿灌注口中使咽下。

[4] 以死人安著：将死人稳当放置。以，介词。著，着也。死人，指被打伤出现休克或者昏迷的患者。

[5] 一食顷：一会儿。

【按语】本文介绍孙思邈对外伤重症的处理方法，两种方式均采用“尿”来救治恶血攻心导致的神志不清。有关“人尿”可以用来治疗外伤重症神昏的记载至唐代已在民间广泛流传，除孙思邈的《备急千金要方》有记载外，唐政府组织编修的中国医学史上第一部国家药典《新修本草》也有关于人尿“主卒血攻心，被打内有瘀血，煎服之，一服一升”的记载。同时表明，唐代对创伤重症的救治已取得较大的进步。

【原文】

当归散，治落马坠车诸伤，腕折臂脚痛不止方。

当归、桂心、蜀椒、附子各二分，泽兰一分，川芎六分，甘草五分。

上七味并熬令香，治下筛[1]。酒服方寸匕，日三。凡是伤损皆服之，十日愈。小儿亦同。《急救方》云：治坠马落车、被打伤腕折臂，叫唤痛声不绝，服此散呼吸之间不复大痛，十三日骨筋相连。

【注释】

[1] 下筛：中药制法，指将一种或几种药材进行焙干、碾细等，再通筛细得到细面的一种方法。

【按语】本文记载的“当归散”是治疗跌打损伤的常用处方，因跌打损伤多有瘀血，因此治疗上必须采用活血化瘀的方法。方中当归为主药，活血养血，通络止痛，善治跌仆损伤。《名医别录》称其“温中止痛，除客血内塞……补五脏，生肌肉”。配伍川芎活血祛瘀，与桂枝同用通脉活血。泽兰苦辛微温，行气活血；花椒、附子温中祛寒止痛；甘草调和诸药。全方共奏活血祛瘀、通络止痛之功，可广泛用于各类跌打损伤。

火疮第四（节选）

【原文】

金疮

论曰：治金疮者，无大小冬夏，及始初伤血出[1]，便以石灰厚傅[2]裹之。既止痛，又速愈，无石灰，灰亦可用。若疮甚深，未宜速合者，内[3]少滑石，令疮不时合也。凡金疮出血，其人必渴，当忍之[4]，啖[5]燥食并肥腻之物以止渴，慎勿咸食[6]。若多饮粥及浆，犯即血动溢出杀人。又忌嗔怒[7]、大言笑、思想、阴阳行动[8]、作劳[9]，多食酸咸、饮酒、热羹、臛辈[10]。疮差后犹尔[11]。出百日半年，乃可复常也。

【注释】

[1] 初伤血出：刚刚被刀箭等金属器械损伤出血的时候。

[2] 傅：通“敷”。

[3] 内（nà）：古同“纳”，收入、加入。

[4] 当忍之：指应当忍住口渴的感觉，不大量喝水。

[5] 啖（dàn）：吃。

[6] 咸食：含盐分较多的食物。

[7] 嗔怒：生气、发怒。

[8] 阴阳行动：指男女房事。

[9] 作劳：指活动过度。

[10] 臛𦡁：肉羹类食物。

[11] 犹尔：仍可照旧。指身体痊愈后解除禁忌。

【按语】本文记载了金属器械损伤人体出血后的处理方法、治疗禁忌等。综观《备急千金要方》孙思邈治疗金疮有两个主要的特点：其一有方有论，其二一症多方。如“金疮”中记载的医方达到50余首，在临床辨治中可以根据实际情况灵活选择使用。但多数治疗方法与处方存在明显的用药局限，读者须分析使用。

第六节　《外台秘要》文选

【导读】《外台秘要》由唐代医家王焘编撰，成书于公元752年。该书主要选辑东汉至唐朝的许多方书而成。书凡40卷，分1104门，载方6000余首。其理论以《诸病源候论》为主，医方则选《千金方》最多，是唐代规模巨大的综合性医籍之一。

本书搜罗广泛而不庞杂，临床各科编排较合理，先论后方，次序井然。其中一些著作反映了骨伤科成就，对后世影响很大。如《救急方》中推荐的铜类药物接骨，《广济方》中压伤、内伤的治疗方法，另外还引用了《近效方》《许仁则方》中论及创伤骨病的治疗。其中以许仁则论述的内伤诊断较为详细，为中医骨伤科内伤的诊断奠定了基础。

坠堕金疮等四十七门[1]（节选）

【原文】

从高坠下瘀血及折伤内损方一十八首[2]

一、《广济》[3]疗从高坠下，内损瘀血，消血散方

蒲黄十分，当归、干姜、桂心各八分，大黄十二分，虻虫四分（去足、翅熬）。

上六味捣为散，空腹以酒服方寸匕，日再，渐渐[4]加至一匕半。忌生葱、猪、犬肉。

【注释】

[1] 坠堕金疮等四十七门：系治疗金疮的医方专章，计分有47类，据坠堕金疮的不同症状，从晋唐医家十六部方书中，如《范汪方》《小品方》《深师方》《许仁则方》《张文仲方》

NOTE

等，选方307首。

[2] 从高坠下瘀血及折伤内损方一十八首：收录晋、唐各代关于治疗从高坠下瘀血、损伤、内损等症的十八首医方。本文选两首。

[3]《广济》：指唐代《开元广济方》。

[4] 渐渐：逐渐。

【按语】 本段论述从高处跌下后，导致瘀血内留，血行之道不得宣通，瘀积则为肿为痛。采用消血散以除去恶瘀，使气血流通。值得注意的是，消血散应用了干姜、桂心等温通药。

【原文】

二、《深师》[1]疗从高堕下伤内，血在腹聚不出，疗下血方

取好大黄二两，桃仁三十枚。

右[2]二味捣，以水五升，煮取三升，分为三服；去血后作地黄酒服，随能服多少[3]。益血，过百日成微坚者，不可复下之，虚极杀人也。

【注释】

[1]《深师》：指南北朝宋齐时《深师方》。

[2] 右：古书竖排，“右”即前，即今横排书籍中所谓“上”。

[3] 随能服多少：指依患者的酒量服用。

【按语】 此节论述损伤后，导致恶血内停，治疗根据《素问·缪刺论》中“有所堕坠，恶血留内，腹中满胀，不得前后，先饮利药”之旨，疗下血方据此而立法制方。本方实为桃核承气汤的简化方。

【原文】

坠损方三首[1]

一、《广济》疗坠损骨肉，苦疼痛，不可忍方

故马毡两段，其毡欲得故腻者，于铛[2]中。以酒五六升，着一抄盐[3]，煮令热，即纳毡于铛中；看[4]毡热，便用裹所损处。冷即易之，勿令久热伤肉。如是三五遍，痛定[5]即止。仍服止痛药散，即渐差[6]。

【注释】

[1] 坠损方三首：收录唐代关于治疗坠损等症状的医方三首。本文选两首。

[2] 铛：当为“裆”。裆，《玉篇》“袴裆也”。

[3] 一抄盐：一把盐。抄，把。

[4] 看：视。

[5] 痛定：痛止。

[6] 差：通“瘥”。

【按语】 本节叙述中医传统的干热熨法。此法是选用具有温经散寒、行气活血的药物或盐，加热后用毡包裹，热熨患处，借助热力作用于局部，起到消瘀、祛寒、止痛的效果。

NOTE

【原文】

二、《近效》[1]疗坠损方

生地黄一斤分为三分。

右每服取一分，熬令焦黄，以酒半斤煎一两，沸绞去滓，令温暖得所[2]，食前[3]，日三，无所忌。马坠[4]亦疗之。

【注释】

[1]《近效》：指《近效方》。《外台秘要》所录《近效方》，系转引自《开元广济方》。

[2] 得所：适当。

[3] 食前：指饭前服。

[4] 马坠：指从马上坠落。

【按语】此节论述酒制生地用于损伤的治疗，生地黄有生津、补髓、长肌肉之功效，如《本经》记载其“主折跌绝筋，伤中，逐血痹，填骨髓，长肌肉”。生地黄酒制，酒有活血作用，又可制生地黄之腻味，两者相得益彰。

【原文】

折骨方三首[1]

《肘后》[2]疗凡脱折折骨，诸疮肿者，慎不可当风卧湿，及多自扇。若中风则发痉、口噤、杀人，若已中此，觉颈项强身中急束者，急服此方。

竹沥[3]饮三二升，若口已噤者，可以物拗[4]开纳之，令下[5]。禁冷饮食及饮酒。竹沥卒烧[6]难得多，可合束十许枚[7]，并烧中央，两头承其汁，投之可活。

【注释】

[1] 折骨方三首：收录晋、唐关于治疗骨折症的三首医方。本文选两首。

[2]《肘后》：指晋代葛洪《肘后备急方》。

[3] 竹沥：指熏烤竹茎而收取其流出的汁液。

[4] 拗（ǎo）：撬、拉。

[5] 令下：使（之）下。

[6] 卒烧：急烧、暴烧。

[7] 十许枚：十余枚。许，约数词。

【按语】本段叙述伤损后并发破伤风的救治及鲜竹沥的烧制方法。

【原文】

《救急》[1]疗骨折，接令如故，不限人畜也方

取钻锛铜错取末[2]，仍捣，以绢筛，和少酒[3]服之；亦可食物和服之。不过两方寸匕，以来[4]任意斟酌之。

【注释】

[1]《救急》：指晋代葛洪《救急方》（又名《肘后百一方》）。

NOTE

[2] 取钻锛铜错取末：钻，凿也。锛（bēn），斧也。错，锉也。即以钻锛铜研磨成末。

[3] 和少酒：即以少量之酒调和。

[4] 以来：当为“以（之）来”。

【按语】本段叙述张氏推崇的铜类接骨药物。骨折服用铜屑，可能来自民间治牛马骨折的经验，然后移用于人。此后，铜类药物在接骨处方中被广泛应用，成为接骨方剂中必不可少的药物。今接骨方中多用自然铜。铜屑口服，已属不宜。

【原文】

筋骨俱伤方七首[1]

《肘后》疗腕折、四肢骨破碎及筋伤蹉跌方

1. 烂捣生地黄熬之，以裹折伤处，以竹片夹裹之。令遍病上，急缚，勿令转动。一日可十易，三日即瘥（《千金》《删繁》[2]《备急》《文仲》《古今录验》同）。

2. 又方：取生栝蒌根捣之，以涂损[3]上，以重布裹之。热除痛止（《备急》同）。

3. 又方：捣大豆末，合猪膏和涂之，干即易之。

【注释】

[1] 筋骨俱伤方七首：收录晋、唐关于治疗筋骨俱伤症的医方七首，本文选一首。

[2]《删繁》：指谢士泰《删繁方》。

[3] 损：指创部。

【按语】本节叙述外伤后用捣烂生地黄、栝蒌面、大豆面裹敷伤处的方法。损伤后局部敷药，早在《神农本草经》《五十二病方》等著作中就有记载，后成为伤科用药的一个重要组成部分。

【原文】

许仁则疗吐血及堕损方三首[1]

许仁则论曰：此病有两种，一者缘堕打损内伤而致此病；一者缘积热兼劳而有此病。若内伤，自须依前堕坠、内损、大便血等诸方救之。若积热累劳吐血状，更无余候，但觉心中悁悁[2]，似欲取吐，背上烦热，便致此病。宜依后鸡苏七味汤、桑白皮八味散疗之。

鸡苏七味汤

鸡苏五两，生地黄（切）、青竹茹各一升，生姜、桑白皮各六两，小蓟根六合（切），生葛根六合（切）。

右药切，以水九升，煮取三升，去滓，分温三服，服别相去如人行十里久。若一剂得力，欲重合服，至四五剂尤佳，隔三四日服一剂。如未定，则宜合后桑白皮八味散服之。

NOTE

桑白皮散方

桑根白皮六两，生姜屑六两，柏叶、鸡苏各四两，小蓟根五两，干地黄七两，青竹茹一升（新者），地松三两。

右药捣散，煮桑白皮饮和一方寸匕，日再服，渐渐加至二三匕，以竹茹下，亦得。

又此病有两种，一者外损，一者内伤。外损因坠打压损，或手足肢节肱头颈伤折骨节，痛不可忍。觉内损者，须依前内损法服汤药。如不内损，只伤肢节，宜依后生地黄一味薄之法[3]，及芥子苏[4]等摩之方。

生地黄一味薄之法、芥子苏等摩之方

生地黄无问多少，净洗捣碎令烂熬之，候水气尽，及热[5]以敷折处，冷即易之。如骨蹉跌，即依疗折伤法。缥缚[6]兼薄羊脑、生龟、生鼠等法。为有所损，此不复载。如伤损处轻，捣芥子和苏以摩伤处。若被打坠压伤损，急卒虽不至昏闷，腹内无觉触，然身之中相去非远，外虽无状，内宜通利，或虑损伤，气不散外，虽备用诸方，腹内亦须资[7]药。但不劳大汤，如前内损欲死者，服汤取利，欲用时间小小诸物服之，理应无嫌[8]。其法略出如后；小便酒煮生地黄，每始王木、綟木[9]、梓叶、蓋药[10]、梒药[11]、猪脂，及石蜜、白石、地菘、延胡索、赤泥药。（以上十一物并出下卷。吴昇[12]同）

【注释】

[1] 许仁则疗吐血及堕损方三首：收唐代医书《子母目录》中关于治疗吐血及堕损症医方三首。

[2] 悁悁（juànjuàn）：忧也。《诗经·泽陂》“心中悁悁”。

[3] 薄之法：即“敷之法”。

[4] 芥子苏：即“芥子酥”。

[5] 及热：趁热。

[6] 缥缚：松扎。

[7] 资：助。

[8] 无嫌：无妨碍。

[9] 綟（liè）木：小果南烛、白心木，为一种中药材。

[10] 蓋（kè）药：泛指淡渗利湿类中药。

[11] 梒（hán）药：梒，《康熙字典》：“梒桃，果名，樱桃也，亦作含。”

[12] 吴昇：唐代医家，撰有《新修钟乳论》一卷。

【按语】本段指出吐血的原因，一是跌打所伤的“内伤”，另一是内科方面的疾病所致，均可用鸡苏七味汤、桑白皮八味散治疗。他还指出，损伤可分为单纯外伤和外伤后致内伤，并进行分症论治，极大地促进了内伤学的发展。

NOTE

【原文】

金疮禁忌序一首[1]

凡金疮伤天窗、眉角、脑户，臂里跳脉，髀内阴股，两乳上下，心、鸠尾、小肠及五脏六腑输[2]，此该是死处，不可疗也。又破脑出血而不能言语，戴眼[3]直视，咽中沸声，口急唾出，两手妄举，亦皆死候，不可疗；若脑出[4]面而无诸候者，可疗。又疗卒无汗者，中风[5]也；疮边自出黄汁者，中水[6]也；并欲作痉[7]候，可急疗之。又痛不在疮处者，伤经也，亦死之兆[8]。又血出不可止，前赤后黑，或白，肌肉腐臭，寒冷坚急[9]者，其疮难愈，亦死也。

【注释】

[1] 金疮禁忌序一首：收晋代葛洪《肘后备急方》中关于金疮伤后的禁忌及预后的论文一篇。首，篇也。

[2] 输：通“腧”。

[3] 戴眼：目睛上视不能转动。《素问·诊要经终论》：“太阳之脉，其终也，戴眼反折瘛疭。”

[4] 脑出：指头部出血。

[5] 中风：被风邪侵袭。

[6] 中水：被水毒感染。

[7] 痉：病名。以项背强急、口噤、四肢抽搐、角弓反张为主症。实证多因风、寒、湿、痰、火邪壅滞经络所致；虚证多因过汗、失血、素体虚弱、气虚血少、津液不足、筋失濡养、肝风内动所致。

[8] 兆：征兆。

[9] 坚急：坚硬。

【按语】此候描述了严重创伤的致死部位，这些部位指颅脑、肱动脉、股动脉及心、肺、肝、脾等脏器，这些记载比较客观、科学，对后世创伤科学的发展具有一定的影响。脑出血指颅骨骨折，其描述与西医学的脑干损伤、颅内血肿及脑疝形成症状十分相似。可见当时对危重症的观察已很细致，对预后的判断也较准确，具有一定的科学价值。由此说明，我国当时的创伤外科已发展到较高水平。

第七节 《摄养枕中方》文选

【导读】《摄养枕中方》为唐代孙思邈编著的道教养生专著，共一卷。全书共五章。《自慎》论饮食之道，养生的“十二多”与“十二少”；《禁忌》论守庚申、服药禁忌等；《导引》论按摩、咽液等法；《行气》论保精、行气、服饵三大求仙法；《守一》论守三丹田真一法，是研究唐代道教气功和养生学的重要文献。

书中《自慎》和《导引》两篇，从日常养生导引的角度，强调保持身体健康必须注意生活细节，并且对操作技巧进行了详细介绍。内容通俗易懂，对于预防与养生保健具有积极意义。

自慎（节选）

【原文】

凡夏至后迄[1]秋分，勿食肥腻饼臛[2]之属，此与酒浆果瓜相仿。或当时不觉即病，入秋节[3]变生[4]，多诸暴下，皆由涉夏取冷太过，饮食不节故也。而或者以病至[5]之日，便为得病之初，不知其所由来者渐[6]矣。欲知自慎者，当去之于微也[7]。

【注释】

[1] 迄（qì）：到。

[2] 肥腻饼臛（huò）：泛指肉与米面类食物。肥腻，含油脂比较多的食物。饼，古代面食的统称。臛，肉羹。

[3] 秋节：秋季。

[4] 变生：身体发生疾病。

[5] 病至：疾病症状出现的时候。

[6] 渐：慢慢地、逐步地。

[7] 欲知自慎者，当去之于微也：凡是自慎的人，都是从微小的方面留意，使疾病在刚萌芽时就被祛除了。

【按语】本文介绍了日常养生与预防疾病在饮食方面应注意的事项，指出过食肥甘厚腻与米面主食这类难以消化的食物，如同过食生冷食物一样，对人体的脾胃均会造成损伤，至秋季就会发生疾病。这也是中医病因中“饮食不节”的主要因素之一。因此，应该从日常影响健康的小事情上多多留意，防止疾病的发生。在骨伤类疾病的恢复期，由于时间较长，日常饮食起居等方面所起到的作用就尤为重要，应该引起足够的重视。

【原文】

夫养性之道，勿久行、久坐、久视、久听，不强食，不强饮[1]，亦不可忧思愁哀。饥乃食，渴乃饮，食止[2]行数百步，大益人。夜勿食，若食即行约五里，无病损。日夕有所营为[3]，不住为佳[4]，不可至疲极，不得大安无所为也[5]。故曰：流水不腐，户枢不蠹。以其劳动不息也。

【注释】

[1] 不强（qiǎng）食，不强饮：不勉强自己多吃食物，不勉强自己多饮酒。强，勉强。

[2] 食止：饭后。

[3] 日夕有所营为：一个人日日夜夜有事情可做。日，从天亮到天黑的一段时间，白天。夕，太阳落的时候，傍晚。

[4] 不住为佳：不要停住为好。住，停住、止住。

[5] 不得大安无所为也：不满足于非常的安逸而无事可做。得，满意。

【按语】本文论述了养性的基本原则与具体的方式，指出若生活作息失常，包括久行、久

NOTE

坐、强食、过分忧思等均可导致身体的损伤，明确了“食止行数百步”“日夕有所营为”的道理，在养生方面始终以“适度”为基本原则。最终将养生的理念落实到“流水不腐，户枢不蠹”层面，教化民众“劳动不息”的重要意义。

导引（节选）

【原文】

常以两手摩拭[1]面上，令有光泽，斑皱不生。行之五年，色如少女。摩之令二七而止[2]。卧起，平气正坐[3]，先叉手掩项[4]，目向南视上，使项与手争[5]，为之三四，使人精和，血脉流通[6]，风气不入[7]，行之不病。又屈动身体四极[8]，反张侧掣[9]，宣摇百关[10]，为之各三。又卧起，先以手内着[11]厚帛，拭项中四面及耳后周匝[12]热，温温如也。顺发摩顶良久，摩两手，以治面目，久久令人目自明，邪气不干[13]。都毕，咽液三十过，导内液咽之。又欲数按耳左右令无数，令耳不聋，鼻不塞。

【注释】

[1] 摩拭：揩擦。摩，擦、蹭、接触。拭，擦、抹。

[2] 摩之令二七而止：每次摩拭十四次即停止。

[3] 平气正坐：平心静气端正坐位。

[4] 叉手掩项：两手交叉贴于颈项后侧。

[5] 使项与手争：使双手与后项碰压。

[6] 使人精和，血脉流通：使人精气和畅，血气流通。

[7] 风气不入：风邪不能入侵。

[8] 屈动身体四极：屈伸运动身体和四肢。

[9] 反张侧掣（chè）：四肢反向阔伸，并向两侧拉伸。掣，拽、拉。

[10] 宣摇百关：宣通经络，打开闭塞的关节。

[11] 着：使接触别的事物，使附着在别的物体上。此处指“拿取”。

[12] 拭项中四面及耳后周匝：搽拭颈部和耳后四周。

[13] 邪气不干：外邪不会侵犯人体。

【按语】本文详细介绍了日常养生的操作方法，属于道教导引术的范畴，将日常拂面、屈伸肢体、梳发等动作进行了有目的的调整，达到疏通气血、避免邪气侵犯的效果。孙思邈从日常行为入手，以简便易行的操作手法编制养生导引术，对预防疾病的发生以及疾病的恢复具有积极的意义。

【原文】

常以生气[1]时，咽液二七过[2]，按体所痛处[3]，每坐常闭目，内视存见五脏六腑[4]，久久自得，分明了了[5]。

【注释】

NOTE

[1] 生气：愤怒。

［2］咽液二七过：咽下口中分泌的唾液，大约14口。

［3］按体所痛处：按揉身体疼痛的部位。

［4］内视存见五脏六腑：内观探视身体内部的脏腑。内视，又称“内观”。最早见于《列子·仲尼》：“务外游者不知务内观，外游者求备于物，内观者取足于身。”“内视”为气功术语，也称反观内照。即闭双目，内视身体的某一部位。存见，探望慰问。

［5］久久自得，分明了了：时间长了自然就明白了，可以清清楚楚地懂得了。了了，明白、懂得。

【按语】本文详细介绍了生气时使用的导引术，包含道教的养生功法，足见孙思邈对于道教养生术的重视，也反映出中医养生方法与道教医学的密切联系。由此可见中医学对情志治病的重视，指出通过正确的导引方法能够缓解不良情绪的影响，有助于预防疾病的发生。

第八节　《太平圣惠方》文选

【导读】《太平圣惠方》由宋代翰林医官王怀隐等编撰，成书于公元992年。该书是集宋代医方之大成的医学巨著，为宋代初年国家出版的重要医药文献。

《太平圣惠方》共100卷，分为1670门，收载方剂16834首。书中首列“诊断脉法”，次列“用药法则”，然后按类分述各科病证的病因、病理及方剂的适应证、药物组成、用药剂量等，务使方随证设，药随方施。该书对骨折提出了“补筋骨，益精髓，通血脉，止疼痛”的治疗法则，推广淋熨、贴、膏摩等外治法治疗损伤，并且最早提出了疮毒的“五恶七善”之说。该书既继承了前代的医学成果，又反映了当时的医学发展水平，是一部较好的临床实用类方书。

治压笮坠堕内损诸方（节选）

【原文】

治被压笮[1]损，瘀血在腹中，疞痛[2]不出，心胸短气，大小便不利，宜服此方。

荆芥半两，川大黄一两（锉碎，微炒），芎䓖一两，当归一两（锉，微炒），蒲黄二两，桂心一两，木通一两（锉），桃仁四十枚（去皮尖、双仁，微炒）。

上件药，捣细罗为散。不计时候，以温酒调下二钱。

【注释】

［1］压笮（zé）：压迫。笮，迫也。

［2］疞（jiǎo）痛：指腹内绵绵不断的疼痛。

【按语】本文主要叙述了因坠堕内伤导致瘀血腹痛的临床表现及内服方药。其常见症状腹痛、大小便不通的主要病机为脏腑内伤、瘀血阻滞；处方用药集中体现在行气活血、祛瘀止痛；充分体现出至宋代，骨伤科的诊断与治疗偏重于对瘀血阻滞的辨治，较之前代对此类病证的辨治有所提高。

治坠损吐唾血出诸方（节选）

【原文】

治从高坠下，犯伤五脏，微者唾血，甚者吐血，兼金疮伤肉者，宜服阿胶散方。

阿胶二两（捣碎，炒令黄燥），熟干地黄一两，赤芍药一两，干姜半两（炮裂，锉），当归一两（锉，微炒），芎䓖一两，艾叶一两（微炒），甘草半两（炙微赤，锉）。

上件药，捣细罗为散。每服三钱，以水一中盏，煎至五分，去滓，温服，日三四服。

【按语】本文论述了高处坠落内脏受损以唾血、吐血为主要表现的救治方法。因此症以失血为主，故阿胶散方中阿胶、熟干地黄、当归滋阴养血；赤芍药、川芎、艾叶温经活血，配合干姜温通阳气之力，更助温通经脉。全方养血活血，可急补脏腑血虚之不足。

【原文】

治从高坠下，伤于五脏，微者唾血，甚者吐血及金疮伤经，血出不止，宜服艾叶散方。

艾叶三分（炒），白芍药三分，熟干地黄一两，干姜半两（炮裂，锉），阿胶一两（捣碎，炒令黄燥），甘草一分（炙微赤，锉）。

上药，捣粗罗为散。每服五钱，以水一大盏，入竹茹一分，煎至五分，去滓，温服，日三四服。

【按语】本文收载的“艾叶散方”与上文“阿胶散方”均治疗高处坠落导致的内脏受损，此方治疗出血轻症，以唾血为主要表现。组方原则相同，唯药量较少，防药性过于滋腻。

【原文】

治从高坠下，伤折踠[1]损，内伤五脏，微者唾血，甚者吐血，宜服阿胶圆[2]方。

阿胶二两（捣碎，炒令黄燥），肉苁蓉一两（酒浸一宿，刮去皴皮，炙干），艾叶一两半（微炒），川椒一两（去目及闭口者，微炒去汗），白芍药一两，当归一两（锉，微炒），芎䓖一两，延胡索一两，熟干地黄一两，桂心一两，川大黄一两（锉碎，微炒），牛膝一两（去苗），牡丹一两，附子一两（炮裂，去皮脐），黄芪一两（锉）。

上件药，捣罗为末。先用酒一升，煎三五沸，将一半药末入酒内，调如面糊，以慢火煎令稠，入余上药末，和捣三二百杵。圆如梧桐子大。每服，以豆

NOTE

淋酒下三十圆，日三四服。

【注释】

［1］踠：同“腕”。腕关节。

［2］圆：同“丸”。丸剂。

【按语】本文“阿胶圆方”与“阿胶散方”“艾叶散方”均为治疗外伤内脏损伤见唾血或吐血者。组方药味较多，兼顾补血、温阳、活血、行气、祛瘀多种功效，制为丸剂，取“丸者，缓也”之意，宜于久服调补。

治一切伤折淋熨诸方（节选）

【原文】

治从高失坠及一切伤折，筋伤骨碎，瘀血结痛，淋熨，顽荆散方。

顽荆三两，蔓荆子二两，白芷二两，细辛二两，防风二两（去芦头），桂心二两，芎䓖二两，丁香皮二两，羌活二两。

上药，捣筛为散。每度[1]用药三两，盐半匙，葱白连根七茎[2]，用浆水一斗，煎十余沸，去滓。通手淋熨痛处，冷即再换。淋熨了，宜避风，暖盖。

又方：黑豆二升，乳香三两，白矾三两，接骨草五两，桑根白皮三两（锉）。

上药，捣罗为末，每用浆水一斗，药末三两，煎五七沸，去滓，通手淋熨患处。冷即换之。

治伤折，踠损蹉跌[3]，筋骨俱伤，黯肿疼痛，无疮口，宜用熨药方。

生地黄一斤（细切），生姜半斤（细研），艾叶三两，芫花三两，川椒三两（去目），松脂五两。

上药，捣筛，入前二味搅和令匀，分为三分，用醋三合，于炭火炒令热，用熟布裹熨痛处，冷即再炒熨之。

又方：生姜一斤，芫花五两，白芷三两，桑根白皮三两，故乌毡[4]一尺，盐五两。

上药，都细锉，用醋一升，炒令热，以绢裹熨痛处，冷即再炒熨之三二十度。

【注释】

［1］度：次。

［2］茎：根。

［3］蹉跌：失足跌倒。

［4］乌毡：李时珍曰：“毡属甚多，出西北方，皆畜毛所作。”乌毡主治“火烧生疮，令不着风水，止血，除贼风。烧灰，酒服二钱匕，治产后血下不止”。目下已少用。

【按语】本文论述淋药和熨药在临床的应用方法。淋药和熨药是中医临床治疗疾病的外治方

NOTE

法之一，对外伤疼痛、风寒湿痹等诸多疾病都有较好的疗效，临床应用比较广泛。

治一切伤折疼痛贴熁[1]诸方（节选）

【原文】

治伤折接骨，穿山甲骨贴熁膏方。

穿山甲骨三两（涂醋，炙令黄），桂心一两，当归一两，生地黄汁三合，飞面一匙，附子一两（去皮脐，生用），生姜汁五合。

上药，捣细罗为散。热暖地黄生姜汁，调散五钱令匀，摊于绢上，乘热裹贴损折痛处，急系缚，每日换之。

又方：接骨，木鳖子贴熁膏方。

木鳖子二两（去壳），川椒一两（去目），虎胫骨一两，龟甲一两，松节三两（细锉，醋一升，炒令醋尽）。

上药，捣细罗为散，用小黄米半升，作稠粥。调药五钱，摊于绢上，封裹损折处，立效。

又方：接骨，桂附贴熁膏方。

桂心一两，附子一两（去皮脐，生用），乳香一两，川椒一两（去目），白矾一两，吴茱萸一两，生姜汁五合，酒五合。

上药，捣细罗为散，先将姜汁并酒煎取七合，入药末，调令匀，于油单子上摊，贴于患处，急裹缚之，其痛立定。

【注释】

[1] 熁（xié）：烤。

【按语】本文主要介绍外贴药的处方和应用方法。外贴药是中医治疗骨伤科疾病应用广泛且疗效颇佳的一种治疗方法。处方用药以行气止痛、温经活血为主，外贴患处，简便易行。

第九节　《圣济总录》文选

【导读】《圣济总录》初名《政和圣济总录》，成书于北宋政和年间（1111—1117 年）。其书由宋徽宗赵佶敕纂而成，凡两百卷，收方两万余首，堪称北宋医学集大成之作。

本书继承了《太平圣惠方》“逐病分门，门各有方；据经立论，论皆有统”的良好传统，把众多医方按照病证分门别类，每门病证之前先出一篇正统的医论。全书两百卷中有一百八十卷按病分门，共计六十一门，涵盖了内、外、妇、儿、五官、骨伤诸科；各门病证中所收医论多为新撰，不但反映了北宋医家对疾病的新认识，而且使该门病证理法方药融为一体，甚便临床使用。

本书中与骨伤科学相关的内容主要见于“伤折门”，“痈疽门”“金疮门”等也有涉及。

伤折门（节选）

【原文】

伤折统论

论曰：诸脉从[1]肉，诸筋从骨，骨三百六十有五，连续缠固，手所以能摄，足所以能步，凡厥[2]运动，罔不顺从。若乃[3]仓卒之际，坠堕倒仆，折伤蹉跌[4]，患生不测[5]，讵可殚举[6]？究图[7]疗治，小则消肿而伸挛，大则接筋而续骨，各有方剂存焉。

【注释】

[1] 从：顺从、依从、依循。

[2] 厥：语助词。

[3] 若乃：至于。

[4] 蹉跌：失足跌倒。

[5] 不测：难以意料，不可知。

[6] 讵（jù）可殚举：岂能尽言，怎能说完。讵，岂、怎。殚，尽、全部。举，犹言说。

[7] 究图：同义复词，谋划。

【按语】本节是《圣济总录》中关于伤折类疾患的总论，大旨是先论肉、脉、筋、骨之间的密切关系，再强调四者对维持各种运动的重要性，进而提出折伤类疾病的治疗总则：“小则消肿而伸挛，大则接筋而续骨”。这段论述可以为探究折伤类疾病病机提供参考，对折伤类疾病的治疗具有提纲挈领的作用，至今仍具指导意义，自无愧“统论”之名。

【原文】

从高坠下伤损肿痛

论曰：凡坠堕伤损肿痛，轻者在外，涂[1]傅[2]可已；重者在内，当导瘀血、养肌肉。宜察浅深以治之。

【注释】

[1] 涂：搽。

[2] 傅：通“敷”。

【按语】本节论坠堕伤损肿痛的治则，提出当根据病情轻重而用药。文中所谓“轻者在外，涂傅可已”，是说伤在体表肤腠者为轻，治疗当重外敷，以消肿止痛。所谓“重者在内，当导瘀血、养肌肉”，是说伤在肌肉者为重，治疗应重视内服药物的使用，而以“导瘀血、养肌肉”为用药准则。至于内外轻重并见的坠堕伤损肿痛，文中虽未明言治法，但治当外敷、内服并重，则推而可知。

【原文】

伤折恶血不散

论曰：脉者，血之府。血行脉中，贯于肉理，环周一身。因其肌体外固，

NOTE

经隧内通，乃能流注，不失其常。若因伤折，内动经络，血行之道，不得宣通，瘀积不散，则为肿为痛。治宜除去恶瘀，使气血流通，则可以复完[1]也。

【注释】

[1] 复完：复原、恢复、痊愈。

【按语】本节在前人“脉者，血之府”“血行脉中，贯于肉理，环周一身”等认识的基础上，提出“肌体外固，经隧内通”是血液能够正常循行的前提，以伤折“内动经络”致使“血行之道，不得宣通，瘀积不散”释外伤“肿”“痛”之机，进而提出“治宜除去恶瘀，使气血流通”，论说可谓精辟，亦足为后世论治伤折肿痛取法。

【原文】

筋骨伤折疼痛

论曰：人之一身，血荣气卫，循环无穷，或筋肉骨节，误致伤折，则血气瘀滞疼痛。仓卒之间，失于调理，所伤不得完[1]，所折不得续，轻者肌肤焮肿，重者髀臼[2]挫脱[3]。治法宜先整[4]其骨，裨[5]其所折，后施贴熁[6]封裹[7]之剂。

【注释】

[1] 完：复原、恢复。

[2] 髀（bì）臼：此指髀骨与髀臼，即髋骨与髋臼。

[3] 挫脱：指骨折、脱位。

[4] 整：正。

[5] 裨：弥补。

[6] 贴熁（xié）：用热的药膏敷贴伤处。

[7] 封裹：包扎。

【按语】本节论述筋骨伤折疼痛之机在于“血气瘀滞”，强调此类疾病的治疗必须先整复其骨折、脱位，之后才能进行包扎，或使用热性药膏贴敷以促进损伤愈合。文中提到筋骨伤折若“失于调理”，可出现“轻者肌肤焮肿，重者髀臼挫脱”等后遗症状，甚是符合临床实际，值得医患双方共同重视。

【原文】

伤折腹中瘀血

论曰：伤折腹中瘀血者，因高坠下，倒仆颠扑[1]，气血离经，不得流散，瘀在腹中，速宜下之。迟即日渐瘀滞，使人枯燥，色不润泽，久则变瘁瘁[2]、血瘕[3]之病。

【注释】

[1] 倒仆颠扑：泛指跌打。

[2] 瘁瘁（cuì）：颜色枯槁不荣。《太平广记·卷第四百二十一·龙四》韦氏条：“（韦氏）

NOTE

出见之，其姊号哭，话其迍厄，颜色痿瘁，殆不可言。”

［3］血瘕（jiǎ）：因气血瘀滞所致的以腹中结块为主症的一类疾病。

【按语】本节论“伤折腹中瘀血”之治以“速下”为要务，可谓灼见。所论“迟即日渐瘀滞，使人枯燥，色不润泽，久则变痿瘁、血瘕之病”，总属瘀血内停、新血不生之候，治当祛瘀生新自不待言。

【原文】

伤折风肿

论曰：凡肢节伤折，皮肉破裂，久而未合，为外风所触，则令肌肉受寒，既不得收敛，又与血气相搏[1]，不得消散，故为风肿。风肿不散，即变脓血败坏之疾。

【注释】

［1］搏：附着、聚合。《释名·释床帐》：“搏壁，以席搏着壁也。”《慧琳音义·卷三十九·皆搏》注引《考声》云：“搏，附着也。”《太素·卷二·调食》：“其大气之抟而不行者。”杨上善注云：“搏，谤各反，聚也。”

【按语】据本节所论，外伤开放性伤口经久不愈，再生局部肿胀者，要考虑风邪侵袭这一因素，而风肿治疗不及时或不得法，又易引起“脓血败坏之疾”，故临床不可忽视。

【原文】

打仆损伤

论曰：凡打仆损伤，或为他物所击，或乘[1]高坠下，致伤手足腰背等处。轻者气血凝滞，随处[2]疼痛，重则聚为焮肿，痛甚不可忍。当察其内外轻重以治之。

【注释】

［1］乘：升、登。

［2］随处：到处。

【按语】本节论外伤所致肢体腰背等处疼痛有轻重之别，并主张“当察其内外轻重而治之”。所谓“察其内外轻重而治之”，即前“从高坠下伤损肿痛”一节所言“宜察浅深以治之”；而其具体治则治法，恐亦当如彼节所言，即“轻者在外，涂傅可已；重者在内，当导瘀血、养肌肉”。

【原文】

腕折[1]

论曰：凡举动不慎，为物所击，致腕折者，筋骨损伤，血气蹉跌[2]，或留积成瘀，焮肿疼痛，宜速治之。外则敷贴肌肉，内加调养荣卫之剂，则肢体可完矣。

NOTE

【注释】

[1] 腕折：亦作“踠折”，即“踒（wō）折”，指肢体骨折，或筋伤。

[2] 蹉跌：本义为失足跌倒，此指损伤。

【按语】本节论肢体筋伤骨折之治，提出既要重视针对局部“焮肿疼痛”的外治法，又要重视针对“筋骨损伤，血气蹉跌”的内治法。唯有内服、外敷并用，才能“肢体可完”。

【原文】

倒仆蹴[1]损

论曰：或因乘车马，或登陟[2]危险，误多倒仆，轻则蹉跌，筋脉蹴损，不能伸屈，甚者乃至踒[3]折筋骨。治宜速以养血脉、续筋骨之剂服之，则其效速矣。

【注释】

[1] 蹴：通“蹙”。皱缩。

[2] 登陟（zhì）危险：登上险恶、险要之地。

[3] 踒（wō）：（手、足等）猛折而筋骨受伤。

【按语】本节主张对于倒仆伤及筋骨者，无论是“筋脉蹴损”之轻症，还是“踒折筋骨”之重症，治疗皆宜以“养血脉、续筋骨”之剂内服为主。这一经验为后世骨伤科用药所遵循。

【原文】

被伤[1]绝筋

论曰：凡肢体为物所伤，致筋断绝不相续者，使荣卫失道，血气留瘀而为肿痛，治宜以活血续筋养之。

【注释】

[1] 被伤：遭受外伤。

【按语】本节提出，肢体受伤筋绝则气血循行失常而留瘀，气血留瘀则致肿痛，治疗当以“活血续筋”为法。

【原文】

伤堕致损吐唾出血

论曰：凡坠堕打仆，内动心气，荣卫气血不至，为患多矣。若暴损胸胁，气留肓膜[1]，损血入胃，停积不去，甚则咳唾[2]吐血。治法当调其荣卫缓其中，逐去损血。

【注释】

[1] 肓（huāng）膜：此指心下膈上的脂膜。

[2] 唾：本指口中津液，此指痰涎之类。

NOTE

【按语】坠堕打仆则心气受伤，营卫气血循行失常，危害繁多。若胸胁部位骤然受损，气血逆乱，留于肓膜，入于胃腑，则见咳吐痰涎、血液。对此，本节提出了“调其荣卫缓其中，逐去损血”的治疗原则。这一治则既有《难经·十四难》“损其心者，调其荣卫”的影子，又合乎《金匮要略·血痹虚劳病》篇“经络荣卫气伤，内有干血”治以“缓中补虚”之法的主张，中医学术之传承于斯可见。

【原文】

伤损止痛生肌

论曰：凡肢节为物所伤，皮肉破裂，久而疼痛不已，肌肉不生者，以寒冷搏之，荣卫不温[1]，津液不养故也。

【注释】

[1] 不温：不能温煦。

【按语】据本节所论，外伤经久不愈，当责之寒邪侵袭，荣卫气血不温，津液失于濡养。这一论断对后世医家论治伤口久不愈合产生了重要影响。

【原文】

头伤脑髓出

论曰：凡脑为物所击，伤破而髓出者，治疗宜速。盖头者诸阳所会，囟[1]者物[2]有所受命，若脑破髓出，稽[3]于救治，毙不旋踵[4]。宜速以药封裹，勿为外邪所中，调养荣卫，安定精神，庶几[5]可活。其证戴眼[6]直视、不能语者，不可治。

【注释】

[1] 囟：《说文·囟部》：“囟，头会脑盖也。”

[2] 物：人与动物。

[3] 稽：延误、延迟。

[4] 毙不旋踵：犹言死亡立至。毙，死亡。踵，脚跟。不旋踵，来不及转身，比喻时间极为短暂。

[5] 庶几：或许、也许。

[6] 戴眼：眼睛上视，不能转动。

【按语】头脑损伤是临床常见损伤，发病率虽不及肢体腰背部位高，但往往更为危重。其见“脑破髓出”者，更是“毙不旋踵”。针对“伤破而髓出”这一重症，本节强调救治要“速”，主张外治要“以药封裹，勿为外邪所中”，内治当以“调养荣卫，安定精神”。“庶几可活”一句提示，虽经如上处理，预后仍多不良。“其证戴眼直视、不能语者，不可治”，更清楚地表明这一时期的医家对于头伤脑髓出的预后不良已有相当清醒的认识。

【原文】

诸伤折淋熨贴熁并膏药

论曰：凡伤折，有轻重浅深久新之异，治法亦有服食淋熨贴熁之殊，当

NOTE

详[1]所损之势而疗之。去毒散滞，生肌长肉，亦各有序，无致差紊[2]，乃明伤折之本末也。

【注释】

[1] 详：审察。

[2] 差紊：差错、紊乱、错乱。

【按语】本节重在强调伤折类疾病的治疗不可忽视服食、淋、熨、贴熁、膏药等外治法，而外治法的使用则要根据病情与外治法的功效而定，绝不可不明次序，无序使用。

【原文】

诸骨蹉跌[1]

论曰：凡坠堕颠仆，骨节闪脱[2]，不得入臼，遂致蹉跌者，急须以手揣[3]搦[4]，还复[5]枢纽。次用药调养，使骨正筋柔，荣卫气血，不失常度。加以封裹膏摩[6]，乃其法也。

【注释】

[1] 蹉跌：差误，此指脱位。

[2] 闪脱：扭伤、脱位。

[3] 揣（chuǎi）：摇动。

[4] 搦（nuò）：按压。

[5] 还复：返回、复归。

[6] 膏摩：将药膏涂于体表一定部位再施行按摩手法的一种治疗方法。

【按语】所谓“骨节蹉跌”即今日所说的关节脱位，本节所论即外伤性关节脱位的治疗原则。详其所论，可知治疗关节脱位必须以手法复位为先，其他疗法虽有助于促使骨正筋柔，恢复营卫气血的正常循行，但终属辅助疗法。这说明，至迟在北宋时期，对于本病的治疗当首选手法复位已成医界共识。

金疮门（节选）

【原文】

金疮血不止

论曰：血行脉中，周行灌溉，而无穷已。金刃所伤者深，则其流湍激，若海泄河决，御之至难，要[1]在杜[2]其冲溢之势。外观其形，内诊其脉之何如。若血出不断，其脉大而止者，为难治。若血出不止，前赤后黑[3]，或黄或白，肌肉腐臭，寒冷鞕[4]急者，亦为难治，不可不察也。

【注释】

[1] 要：关键。

[2] 杜：制止。

NOTE

［3］前赤后黑：先红后暗。

［4］鞕：通“硬”，坚。

【按语】血液周流灌溉全身，才能维持人体正常的生理活动；而血液正常的循行，离不开脉道的完整，故《灵枢·决气》有“壅遏营气，令无所避，是谓脉”之说。金刃重伤脉道，血液离经妄行，“其流湍激，若海泄河决”，治当急止其血，即所谓“要在杜其冲溢之势”。虽然古医家提出了正确的处理原则，但在当时的医疗条件下，这种严重的外伤出血当是临床上甚为棘手的一个大问题，这从本节关于可以根据出血情况、患者的总体状态、脉象等来判断预后的论述中可以测知。可以说，本节所论在今日临床上仍极具参考价值。

【原文】

金刃伤中筋骨

论曰：金刃所中，至于筋骨，所伤深矣。然折骨绝筋，亦可接续，要在乘血气未寒，急施治法。若不乘热，则风冷易入，疮纵暂愈[1]，后必不仁，亦致痛烦[2]而终身不完。至于小碎之骨，即当出之，不尔则脓血不绝，肌亦不敛矣。

【注释】

［1］疮纵暂愈：创口即使暂时愈合。

［2］痛烦：亦作“烦痛”，即疼痛。

【按语】详本节所论，要点在于强调开放性创伤要及时予以正确处理。如处理不及时，易为外邪所袭，出现后遗症状而为害终身。若处理不正确，如果有小碎骨未能及时去除，易致脓血不断，创口难以愈合。这些处理原则至今仍为骨伤科临床所遵循。

【原文】

金疮烦闷及发渴

论曰：金疮烦闷者，以血出太甚，经络空虚而发热躁也。经[1]所谓阴虚生内热、阳虚生外寒者如此。其有发渴者，亦以经络乏竭，津液枯燥，故欲引饮。

【注释】

［1］经：此处所引“阴虚生内热，阳虚生外寒”，语本《素问·调经论》。

【按语】本节论金疮烦闷发渴之机，大旨是说：金疮致使失血过多，阴血受损则津液不足，津液不足则失其濡润之职，故发渴而欲引饮；阴血不足则难以制约阳气，阳气偏亢则发热燥，故烦闷。其虽未言之法，但据其所论病机，治当以补血生津为主，除烦止渴之品佐之。

【原文】

金疮中风水及痉

论曰：金疮中风水者，以封裹不密所致也。中风之候，其疮卒[1]无汁；中水之候，则出青黄汁。而又疼痛发作，肌肉肿鞕，将为痓状，可急治之。凡痓状，口急[2]背直，摇头马鸣，腰为反折，须臾又发，气息如绝，汗出如雨。治

NOTE

不可缓，缓则不救。

【注释】

[1] 卒：犹言始终。

[2] 口急：即牙关紧急。急，拘急。

【按语】本节所论“金疮中风水”实为外伤后包扎不当而导致的创口感染，而“将为痉状”及文中关于“痉状”与预后的详细记述，提示古医家对于西医学所说的外伤引起的破伤风有了更清楚的认识。这些论述也提示我们，对于开放性创伤，保持伤口清洁、避免感染是临床不可忽视的重要环节。

第十节 《三因极一病证方论》文选

【导读】《三因极一病证方论》原名《三因极一病源论粹》，简称《三因方》，为南宋时期陈言（字无择）所撰，大约成书于淳熙元年（1174年），而今名则至南宋陈振孙《直斋书录解题》已开始使用。该书以“三因极一”为名，可见立意深受《黄帝内经》“治之极于一”“一者因得之”及《金匮要略》“千般疢难，不越三条”“以此详之，病由都尽”的影响。全书凡18卷，分为180门，录方1050余首，涵盖内、外、妇、儿、五官、骨伤诸科内容，颇便临床参考取用。书中医论以内因、外因、不内外因为主线，文辞典雅，理致简赅，很好地贯彻了“三因极一”之旨。时至今日，中医学论病因仍大致遵循三因之说，其人其书影响之深远于此可窥一斑。

三因论

【原文】

夫人禀天地阴阳而生者，盖天有六气，人以三阴三阳而上奉[1]之；地有五行，人以五脏五腑而下应[2]之。于是资生[3]皮肉、筋骨、精髓、血脉、四肢、九窍、毛发、齿牙、唇舌，总而成体。外则气血循环，流注经络，喜伤六淫；内则精神魂魄志意思，喜伤七情。六淫者，寒暑燥湿风热是；七情者，喜怒忧思悲恐惊是。若将护[4]得宜，怡然安泰；役冒非理[5]，百疴生焉。病诊[6]既成，须寻所自。故前哲示教，谓之病源。《经》不云乎？治之极于一，一[7]者因得之，闭户塞牖，系之病者，数问其情[8]，以从其意[9]，是欲知致病之本也。

然六淫，天之常气，冒之则先自经络流入，内合于脏腑，为外所因；七情，人之常性，动之则先自脏腑郁发，外形于肢体，为内所因；其如饮食饥饱，叫呼伤气，尽神度量[10]，疲极筋力，阴阳违逆[11]，乃至虎狼毒虫，金疮踒折，疰忤附着[12]，畏压溺[13]等，有背常理，为不内外因。《金匮》有言：千般疢难，不越三条，以此详之，病源都尽[14]。如欲救疗，就中寻其类例[15]，别其

NOTE

三因，或内外兼并[16]，淫情交错[17]，推其深浅，断其所因为病源，然后配合诸证，随因施治，药石针艾，无施不可。

【注释】

［1］奉：承、顺从。

［2］应：顺应、顺从。

［3］资生：资助、生养。

［4］将护：调养护理。

［5］役冒非理：义谓不善摄生，或外感六淫，或内伤七情。役，事。冒，冒犯、触犯。非理，不合常规之事，此指六淫之邪与太过之七情。

［6］病诊：症状。

［7］一：诸本或作“二”，或作“一”，皆误，据文义改，与《素问·移精变气论》合。

［8］情：用“情”字而不用“经”字，据《素问·移精变气论》。

［9］治之极于一……以从其意：语出《素问·移精变气论》。这里是用来说明治病的关键只有一个，就是要明了疾病发生的原因，而要弄清病因，必须仔细询问患者。户，门。牖（yǒu），窗。

［10］尽神度量：指思虑太过。尽神，尽心、用尽心力。度量，思量、思虑。

［11］阴阳违逆：指房事不合常规。

［12］疰（zhù）忤附着：此即古人所谓鬼魅邪气侵袭而不去者，亦称中恶。

［13］畏压溺：指受惊、压伤、溺水。

［14］千般疢（chèn）难……病源都尽：语本《金匮要略·脏腑经络先后病脉证》，唯“源”本作“由”。疢难，疾病。都，总括。

［15］类例：门类、类别。

［16］内外兼并：内因外因同时存在。

［17］淫情交错：六淫与七情交替。

【按语】本节主要论述三因学说，明确提出以六淫为外因，以七情为内因，以饮食饥饱、叫呼伤气、疲极劳倦、阴阳违逆、虎狼毒虫、金疮踒折、疰忤附着、畏压溺等各种偶然性因素为不内外因。

详其所论，可知陈氏对于病因的重视深受《素问·移精变气论》“治之极于一，一者因得之”的启发，而其将病因分为三的做法则直接导源于《金匮要略》“千般疢难，不越三条”“以此详之，病由都尽”的思想，甚至在语言上也能看到《金匮要略》“一者，经络受邪，入脏腑，为内所因也；二者，四肢九窍，血脉相传，壅塞不通，为外皮肤所中也；三者，房室、金刃、虫兽所伤”的影子。若再加追踪，我们还不难发现，中医学将病因分为三类的尝试早已见于《灵枢·百病始生》，即“喜怒不节则伤脏，脏伤则病起于阴也；清湿袭虚，则病起于下；风雨袭虚，则病起于上，是谓三部”。而陈氏三因说问世不久，就对后世产生了重要影响，如略晚于《三因方》的《严氏济生方》即是在陈氏所论基础上补充新方而已。

回顾这段学术史，陈氏在病因学方面所起到的承前启后的作用皎然可见。

NOTE

折伤瘀血证治

【原文】

病者有所坠堕，恶血留内，或因大怒，汗血洴湿[1]，停蓄不散，两胁疼痛，脚善瘈[2]，骨节时肿，气上不上[3]，皆由瘀血在内。治之各有方。

鸡鸣散

治从高坠下及木石所压。凡是伤损，血瘀凝积，气绝欲死。并久积瘀血，烦躁疼痛，叫呼不得。并以此药利去瘀血即愈。此药推陈致新[4]，治折伤神效。

大黄一两（酒蒸），杏仁三七粒（去皮尖）。

右研细，酒一碗，煎至六分，碗裂去滓，鸡鸣时服，次日取下瘀血即愈。若便觉气绝，不能言，取药不及，急擘口开，以热小便灌之。

【注释】

[1] 汗血洴（píng）湿："洴"，旧注或训作"浮"（《庄子·逍遥游》"洴澼絖"成玄英疏），或训作"造絮者也"（《集韵·青韵》），用于此处亦皆难谐。今疑"洴"本作"并"，因涉下"湿"字，类化作"洴"。若作"并"，则文义豁然。

[2] 瘈（chì）：通"瘛"，该字与疭组词。瘛疭：指手足时缩时伸，抽动不止。

[3] 上：详文义，疑系"下"字之误。

[4] 推陈致新：排除陈旧的，生出新的来。此指去瘀血而生新血。

【按语】自汉代以来，攻下逐瘀即是治疗外伤所致瘀血内停证的常用治则。针对这类证候，陈无择强调诸症"皆由瘀血在内"，认为治疗当"利去瘀血"，无疑是对古医家经验的继承与肯定。另其论"鸡鸣散"功效，所用"推陈致新"之语，源于《神农本草经》"大黄"条，陈氏善于继承前人经验的优秀品质于此亦可见一斑。

附骨疽证治

【原文】

附骨疽与白虎飞尸[1]、历节风[2]皆相类。历节则走注不定，白虎飞尸痛浅，按之则便，附骨疽痛深，按之无益。又一说，白虎飞尸亦能作脓，着骨而生，及其腐溃，碎骨出尽方愈。如是，则附骨疽与白虎飞尸是一病，但深浅不同耳。白虎飞尸又俗名风煞[3]。然病附骨疽少有骨出者，宜拔毒热，不可一向泥五香连翘[4]、漏芦[5]之属，当先温肾，如灵宝膏[6]乃神药。唯在针烙浅深，刺拔其毒根则易愈。不尔，则顺脉流走，遍体洪肿，卒致不救。

【注释】

[1] 白虎飞尸：元末明初赵宜真《仙传外科集验方》云："附骨疽，又名白虎飞尸。"可见这一时期的医家确实将附骨疽与白虎飞尸视为同类疾病。

NOTE

［2］历节风：即“历节”，又称“白虎历节”。

［3］风煞：“煞”，古人用来指凶神恶鬼之类。故“风煞”之名说明此病病因不甚明显且进展疾速，让人极为恐惧。

［4］五香连翘：即五香连翘汤。据《三因极一病证方论·痈疽证治》，本方在青木香、沉香、乳香、丁香、麝香、升麻、桑寄生、独活、连翘、射干、木通、大黄诸药之外，尚可入竹沥、芒硝。

［5］漏芦：即漏芦汤。据《三因极一病证方论·痈疽证治》，本方在漏芦、白及、黄芩、麻黄、白薇、麸炒枳壳、升麻、芍药、炙甘草、蒸大黄之外，还可再加芒硝。

［6］灵宝膏：据《三因极一病证方论·痈疽证治》，本方以炒瓜蒌仁、乳香、胡桃肉、白蜜制成膏后，每服两大匙，温酒调下，不以时候服。

【按语】本节讨论了附骨疽与白虎飞尸、历节病的鉴别要点，指出附骨疽的治疗当以“拔毒热”为主，而“拔毒热”不可忽视“温肾”。此外，还提到针烙法在附骨疽治疗中的重要作用及本病的预后。

腰痛叙论（节选）

【原文】

夫腰痛，虽属肾虚，亦涉三因所致，在外则脏腑经络受邪，在内则忧思恐怒，以至房劳坠堕，皆能致之。

【按语】本节论腰痛病机虽不废古人肾虚之说，但明确指出其病因仍不离三因。时至今日，尚有不少大夫一见腰痛便云肾虚，可知陈氏之论价值仍有存在之必要。

外因腰痛论（节选）

【原文】

太阳腰痛，引项脊尻骨[1]如重状；阳明腰痛，不可以顾，顾则如有所见，善悲；少阳腰痛，如针刺其皮，循循然[2]，不可俯仰，不可以顾；太阴腰痛，烦热，腰下如有横木居其中，甚则遗溲；少阴腰痛，痛引脊内；厥阴腰痛，腰中强急，如张弩弦状。此举六经以为外因治备[3]。大抵太阳、少阴多中寒，少阳、厥阴多中风热，太阴、阳明多燥湿，以类推之，当随脉别。

【注释】

［1］尻（kāo）骨：骶尾骨。

［2］循循然：渐次貌。

［3］治备：准备、预备、设想。此有作为参考之意。

【按语】本节从六经角度论外因腰痛病机与主症。其论六经腰痛的症状特点，全本于《素问·刺腰痛》，而大胆舍弃《素问》原有的解脉、散脉、同阴、会阴、阳维、衡络等诸脉腰痛之论，可谓善于继承。以“大抵太阳、少阴多中寒，少阳、厥阴多中风热，太阴、阳明多燥湿”

NOTE

简要概括六经腰痛的病因，可谓善于总结实践经验。这些论述为后世论治外感所致腰痛指明了思路。

内因腰痛论

【原文】

失志伤肾，郁怒伤肝，忧思伤脾，皆致腰痛者，以肝肾同系，脾胃表里，脾滞胃闭，最致腰痛。其证虚羸不足，面目黧黑，远行久立，力不能尽，失志所为也；腹急胁胀，目视䀮䀮[1]，所祈不得，意淫于外，宗筋弛纵，及为白淫[2]，郁怒所为也；肌肉濡渍，痹而不仁，饮食不化，肠胃胀满，闪坠腰胁，忧思所为也。准此，从内所因调理施治。

【注释】

[1] 䀮䀮（mángmáng）：目不明。

[2] 白淫：一指男子溺中带精和女子带下病；一指滑精。

【按语】本节提出内因所致腰痛主要与肝肾脾胃四脏相关，并明确归纳了不同类型的内伤腰痛的病机与症状特点，足资临床取法。其所用语，虽看似平淡无奇，实则皆有根底，甚合《灵枢》《素问》要旨。

不内外因腰痛论

【原文】

肾着[1]腰痛，腰冷如水，身重不渴，小便自利，食饮如故，腰以下冷重如带五千钱，因作劳汗出，衣里冷湿，久久得之。臀腰[2]伛偻[3]，肿重引季胁痛，因于坠堕，恶血流滞，及房劳疲力，耗竭精气，致腰疼痛。准此，从不内外因补泻施治。

【注释】

[1] 肾着：病名。出《金匮要略·五脏风寒积聚病脉证并治》，多由肾虚寒湿内著所致。主要表现为身重、腰冷似肿、如坐水中、不渴、小便及饮食正常等。

[2] 臀（guì）腰：《诸病源候论·卷五·腰背诸病·臀腰候》："臀腰者，谓卒然伤损于腰而致痛也。"

[3] 伛偻：弯腰曲背。

【按语】本节以肾着腰痛与臀腰为例，论不内外因所致腰痛。其中，论肾着腰痛遵从《金匮要略·五脏风寒积聚病》篇，而不采信《诸病源候论》"肾湿"致病说；论臀腰则在《诸病源候论》瘀血致病说（"由损血搏于背脊所为"）的基础上，补充房室劳倦因素。需要指出的是，陈氏之所以将肾着腰痛归于不内外腰痛范畴，大概是因为本病的发生与"作劳汗出"密切相关；但若从其病与"冷湿"相关及自张仲景所创肾着汤治疗本病甚效等来分析，则将肾着归于外因腰痛之列，似亦无不可。

NOTE

第十一节　《医说》文选

【导读】《医说》由南宋医家张杲（季明）编撰，初稿完成于淳熙十六年（1189 年），正式刊行则在嘉定十七年（1224 年）。本书共十卷，主体内容是自南宋以前多种著述中辑录而来，而间有张氏本人评论及临床体会附于相关医事资料之后，内容丰富而颇具参考价值。《四库全书总目提要》评价本书说："取材既富，奇疾险证，颇足以资触发。而古之专门禁方，亦往往在矣。"可谓切当。

搓衮[1]舒筋

【原文】

道人詹志永，信州人。初应募[2]为卒[3]，隶[4]镇江马军[5]。二十二岁，因习骁骑[6]坠马，右胫折为三，困顿且绝[7]。军帅命舁[8]归营医救，凿出败骨数寸，半年稍愈，扶杖缓行，骨空处骨皆再生，独脚筋挛缩不能伸。既[9]落[10]军籍，沦[11]于乞丐。经三年，遇朱道人，亦旧在辕门[12]，问曰："汝伤未复，初何不求医？"对曰"穷无一文，岂堪办此？"朱曰："实不费一文，但得大竹管长尺许钻一窍，系以绳，挂于腰间，每坐，则置地上，举足搓衮之。勿计工程[13]，久当有效。"詹用其说，两日便觉骨髓宽畅，试猛伸足，与常日差远[14]。不两月，病筋悉舒，与未坠时等。予[15]顷[16]见丁子章以病足，故[17]作转轴踏脚用之，其理正同，不若此为简便，无力者立可办也。(《癸志》[18])

【注释】

[1] 衮：通"滚"，同俗字"㨰"，滚动。

[2] 应募：响应招募。

[3] 卒：士兵。

[4] 隶：隶属、属于。

[5] 马军：骑兵。

[6] 骁骑：本义为良马，此指骑马之术。

[7] 困顿且绝：谓伤痛乏力，有死亡之虞。且，将要。绝，死亡。

[8] 舁（yú）：抬。

[9] 既：不久。

[10] 落：脱离。

[11] 沦：没落。

[12] 旧在辕门：谓以前是军人。辕门，领兵将帅的营门。

[13] 工程：日程、每日的进度。

[14] 差远：差不多远。

[15] 予：我。因此文献源于《夷坚志》，故这里的"予"当指该书作者洪迈。

NOTE

[16] 顷：以前。

[17] 故：特意、特地。

[18]《癸志》：指《夷坚志》，是本篇文字的原始出处。考今本《夷坚志》未见其文，理当在散佚之列。

【按语】本篇记载了后世骨伤科广为运用的搓滚竹管与脚踏转轴法，并明确指出“其理正同”。“出败骨数寸”，从一个侧面反映出中医骨伤科手术疗法至南宋时期已具相当水平。篇末标明材料来源，体现着不掠人之美的治学精神，时至今日仍足为学者楷模。

第十二节　《河间六书》文选

【导读】《河间六书》由“金元四大家”之首著名医家刘完素及其门人著述，明·吴勉学编，宣德辛亥刻印。六书实为八书，二十八卷，包括《素问玄机原病式》两卷、《素问病机气宜保命集》三卷、《黄帝素问宣明论方》十五卷、《伤寒直格》三卷、《伤寒医鉴》一卷、《伤寒标本心法类萃》两卷、《伤寒心要》一卷、《伤寒心镜》一卷。其中《素问玄机原病式》《素问病机气宜保命集》《黄帝素问宣明论方》三书共二十卷，为刘完素结合自己的学术思想和临床经验而作，而其余八卷为其门人所著。

作者根据当时热性病流行的实际情况，阐发火热病机以及内伤之阴虚火旺病机，提出了辛凉解表和泄热养阴的治疗原则。书中对小柴胡汤、防风通圣散等方剂的临床应用进行详尽论述，提示对伤寒的治疗应注重辨证，遣方用药须灵活化裁。本书促进了中医病机学说的发展，为后世温病学的创立奠定了基础，在中医学基础理论方面占有重要地位。

破伤风论（节选）

【原文】

夫风病者，百病之始也。清净则腠理闭拒[1]，虽有大风苛毒[2]而弗能为害也。故破伤风者，通于表里，分别阴阳，同伤寒证一例施治。闾阎[3]庸鄙[4]，往往有不知者，只知有发表者，不知有攻里者，和解者，此汗下和三法也，亦同伤寒证。有在表者，有在里者，有在半表半里者，在里宜下，在表宜发汗，在表里之间宜和解，然汗下亦不可过其法也。故破伤风者，从外至内，甚于内者则病甚也。因此卒暴伤损风袭之间，传播经络，至使寒热更作[5]，身体反强，口噤不开，甚者邪气入脏，则分汗下之法，诸疮不差[6]，荣卫虚，肌肉不生，疮眼[7]不合者，风邪亦能外入于疮，为破伤风之候，故诸疮不差。吁[8]！世皆言着灸为上，而不知火热客毒，逐经诸变，不可胜数。微则发热，甚则生风而搐，或角弓反张，口噤目斜，皆因疮郁结于荣卫，不得宣通而然。亦有破伤不灸而病此者，疮著白痂，则疮口闭塞，气难通泄，故阳热易为郁结，而热甚则生风也。故表脉浮而无力者太阳也。脉长而有力者阳明也。脉浮而弦小者，少

NOTE

阳也。太阳宜汗，阳明宜下，少阳宜和。若明此三法，而治不中病者，未之有[9]也。

【注释】

[1] 清净则腠理闭拒：此指阳气的卫外功能，阳气清静正常，则肌肉腠理固密，卫外功能强盛。净，通“静”。闭，固密。拒，抵御。

[2] 苛毒：厉害的毒邪。苛，暴。

[3] 闾阎：原指里巷的门。此指平民。

[4] 庸鄙：平庸鄙俗。庸，平凡。鄙，小城、郊野。此指平民。

[5] 更作：交替发作。更，轮流更替。

[6] 差（chài）同“瘥”，病愈。《方言·第三》“差，愈也，南楚病愈者谓之差。”

[7] 疮眼：指疮口。

[8] 吁：叹词，表示惊疑、惊叹。

[9] 未之有：即“未有之”，没有这样的情况。

【按语】本节用人们熟知的伤寒证与破伤风做类比，详细论述了破伤风的病因病机和辨证论治，指出了疮毒阳热郁结、热甚生风的病理机制，提出毒郁于表、郁于里、郁于半表半里的辨证分型，并结合脉象，辨清太阳、阳明、少阳证，分别使用汗、下、和治法，体现了作者对《黄帝内经》《伤寒论》的深刻研究，又反对拘泥于《局方》，坚持辨证施治，酌情发挥，其破伤风论对后世破伤风的治疗有深远的指导意义。

第十三节　《东垣试效方》文选

【导读】《东垣试效方》亦名《东垣先生试效方》《东垣效验方》，由罗天益整理其师李杲的经验、方药及验案汇编而成。成书于元代至元三年（1266 年）。全书共九卷，二十四门，除了卷一“药象门”外，其余二十三门为病证分门，包括内、外、妇、儿、五官及杂方门，病种多，病证杂，可见李东垣对各种病证的治疗都有其经验心得。其理论阐发深刻，方药精深，辨析精准，病案叙述详略得当。

本书体现了李东垣宝贵的理法和治验，其学术思想源于《黄帝内经》，也有很多独到见解，对脏腑相生相克、标本治则、归经等理论都有明确阐述，特别是脾胃病理论贯穿始终，反映了脾胃学派的特色。

腰痛门（节选）

腰痛论

【原文】

六元正纪论曰：太阳所致为腰痛。又云：巨阳（即太阳也）虚，则腰背头项痛。足太阳膀胱之脉，所过还出别[1]下项，循肩膊[2]内夹脊抵腰中，故为病者项如拔[3]，夹脊痛，腰似折，髀[4]不可以曲，是经气虚，则邪客之，痛病生矣。夫邪者，是风热寒湿燥皆能为病，大抵寒湿多而风热少。然有房室劳伤肾虚腰痛者，是阳气虚弱，不能运动[5]故也。经言：肾者腰府，转摇不能，肾将败矣。宜肾气圆、鹿茸茴香丸类，以补阳之不足也。如膏梁之人，久服阳药醉以入房损其真阴，肾气热。肾气热则腰脊痛而不能举，久则髓减骨枯，骨枯岁为骨痿，宜六味地黄圆、温肾圆、封髓丹之类补阴之不足也。腰痛上寒，取足太阳阳明。腰痛上热，取足厥阴。不可以俛仰，取足少阳。盖足之三阳从头走至足，足之三阴从足走入腹，经所过处皆能为痛。治之者当审其何经所过，分野[6]循其空穴而刺之，审其寒热而药之。假令足太阳令人腰痛，引项脊尻背如重状，刺其郄中太阳二经出血。余皆仿此，彼执一方。治诸腰痛者，固不通矣。

川芎肉桂汤

丁未冬，曹通甫自河南来，有役夫[7]小翟露居，卧[8]寒湿地，腰痛不能转侧，两胁搐[9]急作痛，已经月余不愈矣。《腰痛论》中说皆为足太阳、足少阴血络中有凝血作痛，间有一二证，属少阳胆经外络脉病，皆去血络之凝乃愈。其《黄帝内经》有云：冬三月，禁不得用针，只宜服药，通其经络，破其血络中败血，以川芎肉桂汤药主之。

羌活一钱半，独活半钱，柴胡、肉桂、桃仁（去皮尖，研）、当归尾、苍术、炙甘草各一钱，炒曲半钱，防风三分，汉防己（酒制）三分，川芎一钱。

上㕮咀，作一服，好酒三盏，煎至一盏，去滓温服。早饭后、午饭前，数服良愈，宜温暖处服之。

【注释】

[1] 别：另、另外。

[2] 肩膊：肩膀。

[3] 如拔：如像受牵拉，为痉挛之状。

[4] 髀：指髋关节。

[5] 运动：运行流动。

[6] 分野：本指分封诸侯的境域，后借用为分界、界限的代称。

[7] 役夫：服役的人。

[8] 卧：露宿。

[9] 搐：牵动，肌肉抖动。

【按语】腰痛是指腰部感受外邪，或因劳伤，或由肾虚而引起气血运行失调、脉络绌急、腰府失养所致，以腰部一侧或两侧疼痛为主要症状的一类病证，属足太阳膀胱经之脉。本节是李东垣将《素问·刺腰痛》与自己的临床实践相结合的论述，指出腰痛病因以寒湿多而风热少，病机为“经气虚，邪客之”，根据“肾者腰府”又将腰痛分为肾阳虚和肾阴虚，并提出具体的治法和方剂。

医案中记载役夫因冬季露宿寒湿之地，表现为腰痛不能转身，伴有两胁抽痛。病因为感受风寒湿邪，瘀血阻络，治以祛风散寒除湿、活血通络之法，总结出腰痛“皆为足太阳、足少阴

NOTE

血络中有凝血作痛，间有一二证属少阳胆经外络脉病，皆去血络之凝乃愈”的结论。方选川芎肉桂汤。方中羌活、防风、独活祛风除湿，散寒止痛；当归尾、川芎、桃仁活血祛风通络；苍术温寒燥湿；酒防己通络利湿除痹；肉桂温通血络；炒神曲温中助运；炙甘草缓急止痛，调和诸药，酒煎温通脉络。此方由九味羌活汤化裁而来，体现了李东垣“临病制方”“古方新病不相能”的理念。方中川芎、肉桂并非君药，但以两者命名，大概为了体现冬季寒凝久病瘀阻之意。

第十四节　《医学发明》文选

【导读】《医学发明》由金代医家李杲的学生罗天益将其遗稿整理刊行，成书于1315年。本书所论以《内经》为宗旨，重点论述五脏疾病的证治，全书列方73首。其“中风者，非外来风邪，乃本气病也”的著名论断，成为后世医家治疗中风的重要指导思想。

李杲为金元四大家之一，是补土派的创始者，临证多以补脾胃为“拔本塞源”之大计。他精研《黄帝内经》等古典医著，密切联系临床实践，并以此据经立论，创立新说，故名《医学发明》。他不仅提倡脾胃学术，而且发挥《黄帝内经》“肝藏血”的理论，提出“恶血皆属于肝”，从而创立了疏肝活血逐瘀的治疗方药。

中风同从高坠论（节选）

【原文】

夫从高坠下，恶血留于内，不分十二经络，圣人俱作风中肝经，留于胁下，以中风疗之。血者皆肝之所主，恶血必归于肝。不问何经之伤，必留于胁下，盖肝主血故也。痛甚则必有自汗，但人有汗出，皆为风证。诸痛皆属于肝木，既败血凝涩[1]，从其属，入于肝也。从高坠下，逆其上行之血气，非肝而何？非伤风无汗，既自汗必是化也。以破血行经之药治之。

伤元活血汤

治从高坠下，恶血留于胁下，及疼痛不可忍。

柴胡半两，蒌根、当归各三钱，红花、甘草各二钱，穿山甲二钱（炮），大黄一两（酒浸），桃仁五十个（酒浸，去皮尖，研如泥）。

【注释】

[1] 凝涩：凝，凝结。涩，本作“冱”，冻结。

【按语】本段论述了“恶血必归于肝”的病理机制。恶血即瘀血，指离经之血或血运不畅而阻于经脉及脏腑的血液。因肝主血，肝在胁下，肝经起于足大趾，循少腹，布两胁，恶血凝结，必留胁肋下，“恶血必归于肝”。李东垣提出从高坠下以破血行经之药治之，并独创伤元活血汤，即复元活血汤。肝胆经行于胁下，以柴胡为君药；当归和血脉，甘草缓急止痛为臣药；穿山甲、桃仁、红花、瓜蒌根破血为佐药；酒大黄涤荡败血为使，合用共奏疏肝活血、逐瘀行经之效。此经典方沿用至今，仍是当代骨伤科治伤的常用方。

NOTE

第十五节 《永类钤方》文选

【导读】《永类钤方》由元代医家李仲南编撰。成书于1331年，全书共22卷，最后一卷介绍的“风损折伤”，即骨伤科专篇。李氏在该书中除介绍了蔺道人的经验外，尚有新的发展。如书中介绍的以“悬吊牵引”复位法治疗颈椎骨折脱位、采用“过伸位牵引”复位法治疗脊柱屈曲型骨折等都是骨伤科史上的创举。之后的《回回药方》所记载治疗腰脊骨折方法亦都源于该书。从中可以看出，李氏对损伤精研有素，具有特色分明、切于实用的特点，对中医骨伤科学的发展起到了极其重要的作用。

风损折伤（节选）

【原文】

肩胛颈骨及手睁脱手盘手指骨伤

凡捽进颈骨，用手巾一条，绳一茎，系在枋上垂下来，以手巾兜缚颏下，系于后脑，杀[1]缚接绳头，却以瓦罂[2]一个五六寸高，看捽入浅深，斟酌高低，令患人端正坐于其罂上，令伸脚坐定，医用手采捺平正，说话不觉，以脚一踢，踢去罂子。如在左，用手左边掇出；在右边，右边掇出。又一法，令患人卧床上，以手挤其头，双足踏两肩即出。

【注释】

[1] 杀：收束。

[2] 罂：盛酒器，口小肚大。

【按语】用手法牵引治疗颈椎骨折国外始于沃尔顿氏。之后，泰勒、布鲁克斯分别在1924年和1933年相继作了报道。现今骨伤科所用的克拉奇菲尔德颅骨牵引法也是在手法牵引的基础上发展起来的。而本节论述说明，早在14世纪时，我国古代医家已经在临床上用牵引手法治疗颈椎骨折了。

【原文】

凡左右两肩骨搷坠失落，其骨叉出在前，可用手巾系手腕在胸前；若出在后，用手巾系手腕在背后。若左出摺向右肱，右出摺向左肱，其骨即入。接左摸右鬓，接右摸左鬓，却以定痛膏、接骨膏敷之。

【按语】本节论述了肱骨外科颈骨折的治疗。“左出折向右肱，右出折向左肱”，指外展型骨折应予内收整复，内收型骨折应予外展整复。“接左摸右鬓，接右摸左鬓”，则指出骨折整复后的固定也要根据骨折分型而定。这些治疗原则至今仍为临床遵循之法。

【原文】

NOTE

凡背上被打，伤处带黑，单调肉桂末贴，热肿用一黄散。血不出，内疼痛者，乳香没药酒调一黄散贴，却下破血药。

【按语】本节介绍了背部被打伤后的局部治疗法。根据病情的不同，而采用不同的外敷贴药。

【原文】

胸胁肠伤

凡胸前跌出骨不得入，令患人靠突处立。用两脚踏患人两脚，却以手于其肩掬起其胸脯[1]，其骨自入。用药封缚，亦在随机应变。凡胸脯有拳槌伤，外有肿，内有痛，外用贴药，内服化血药。如刀伤，可用安骨定皮合口，外用贴药掺口，内用吃药。

【注释】

［1］胸脯：胸膛。

【按语】本节介绍胸锁关节脱位的整复方法。虽然整复法与现代临床不尽相同，但其基本原理是相同的，即要使患者两肩极度背伸，前胸自然挺出，从而使脱位整复。

【原文】

凡胸骨肋断，先用破血，却用黄云膏贴。胸胁伤，血作不通，用生绿豆汁、生姜自然汁和服，以一壮力在后挤住，自吐出其血也。

【按语】

本节介绍胸部肋骨骨折的治疗方法，“以一壮力在后挤住，自吐出其血”的涌吐治伤法，临床上已不采用，但其祛除胸胁部瘀血的主导思想是应该继承的。

【原文】

腰脚臀股两腿膝伤凡腰骨损断，先用门扉一片，放斜一头，令患人覆眠，以手捍止下，用三人拽伸，医以手按损处三时久，却用贴药，病人浑身动作一宿，至来日患处无痛，却可自便左右翻转，仍用通贴药。若前后不便，听其施溺，更用内外住痛神授乳香散在后。

【按语】对屈曲型脊柱骨折的治疗，西医学多采用俯卧位或仰卧位过伸复位法进行治疗，如1885年波伦的两桌复位法、1927年戴维斯提出的两足悬吊复位法都是这一治则的具体应用。而我国的中医骨伤较波伦、戴维斯两人早500余年。

【原文】

凡臀股左右跌出骨[1]者，右入左，左入右[2]，用脚踏进。如跌入内，令患人盘脚，按其肩头，用膝抵入，虽大痛，一时无妨，却用贴药。从缓仰卧，用手捺衬入，再加贴药、吃药。患人未可翻卧，大动后恐成损。腰腿伤，全用酒佐通气血药。

【注释】

[1] 跌出骨：指脱位。

[2] 右入左，左入右：指髋关节脱位后的类型。

【按语】本节介绍了髋关节脱位后的治疗方法，并指出复位后应注意防止再脱位及发生并发症。

【原文】

凡两腿左右或打或跌断者，多用葱。打断者不用姜葱，以手法整其骨，在上于前，在下于后，以手拽正，上拽七分，下拽五分，整定用贴药，后以杉皮夹缚。缚时先缚中，坐后缚上下，外用副夹竹绳。若上下有肿痛，毋虑。五日方可解外缚，约一七方可转动。解外缚，未可换药，仍浑用酒服药。

【按语】本文介绍了下肢股骨骨折的治疗方法，其整复、固定方法及整复后的注意事项等至今仍在指导着临床实践。

【原文】

凡辨腿胯骨出，以患人膝比并之，如不粘膝[1]便是出[2]向内；如粘膝不能开，便是出外[3]。

【注释】

[1] 粘膝：两膝相互靠拢。不粘膝，指两膝不能互相靠拢。

[2] 出：关节脱位。

[3] 出外：指髋关节后上脱位。

【按语】髋关节脱位的诊断，早在《仙授理伤续断秘方》中即有“从臀上出”“从裆内出”的论述，十分清楚地表明，这是以股骨头的脱出方向作为主要诊断依据，说明蔺氏并没有注意到髋关节脱位后下肢所呈现的特殊体征。本节着重记述了患肢体位的变化，并用“有无粘膝”来概括患肢所表现的症状和体征，其观点完全符合髋关节脱位的类型和鉴别方法。

【原文】

凡脚盘[1]出臼，用人以脚从腿上一踏一搬，双手一撙，摇二三次，却以药夹。

【注释】

[1] 脚盘：指踝关节。

【按语】本节论述了踝关节脱位后的整复和固定方法。

【原文】

凡膝盖或左右损断，用手按直[1]，用贴药夹一月。若肿痛，须用针刀去血，却敷贴用夹。或外胫踝骨兀[2]折，左右脚盘，用脚踏直，或针患处，却敷贴，

NOTE

吃住痛药，不得令冷。

若膝头骨跌出臼，牵合不可大直，不可大曲，直则不见其骨棱[3]，曲亦然。可半直半曲，以竹箍箍住，以帛缚之。

【注释】

［1］直：径直、直接。

［2］兀（wù）：断足。

［3］棱：物体的边角或尖角。

【按语】现代骨科学认为，对髌骨骨折的治疗，除要求恢复伸膝装置功能外，尚应保持关节面的光滑与完整，从而减少或防止创伤性关节炎的发生。所以在处理上，应包括消除关节内积血和整复并恢复关节面平整两个重要环节。

值得注意的是，在髌骨骨折的夹缚固定上，临床均采取膝伸直位，而本文提出“不可大直，不可大曲”的整复固定法是以前文献中罕见的，这一论述为今后髌骨骨折的研究提供了线索。

【原文】

筋骨伤

凡断筋骨者，先用手寻采伤处，整顿其筋，如前方用贴药，及用正副夹，正用杉皮，副用竹片。

凡骨断皮破者，不用良姜、肉桂，只用葱汁调贴。或损在内，可用童便、姜葱、生油和通药服。如通气已过，只用顺气止血药，或余血在腹作胀，更进前药，无事后方用损药。仍看病人虚实。若骨断皮不破，整其骨，先用贴药，加良姜、肉桂在贴药内，以葱姜汁调涂（以上皆郡氏口教）。

【按语】本节论述筋断、骨折的辨证治疗方法，指出用药要根据损伤情况而定，不能千篇一律。上述方法对筋伤的治疗有一定的参考价值。

【原文】

束缚敷贴换药

凡伤重，其初麻而不痛，应拔伸捺正，或用刀取开皮，二三日后方知痛，且先匀[1]气血。

【注释】

［1］匀：指调理。

【按语】本节论述骨伤的治疗原则，提出应尽早进行复位，如手法整复不成功，应及时切开复位。

【原文】

凡打伤在两胁、两胸、两肚、两肋，却用通气通血药，又看病人虚实不同。虚者通药须兼补药，实者补药放缓，且用贴药在前，通药在后。

NOTE

凡用通药反不通者，后用顺气药，腹肚全无膨胀而得安，此为不于血作，乃是气闭不通。如腹肚果有血作，一通便下，亦须以顺气药兼之，庶胸膈腹肚不致紧闷，气顺后却用损药，无不愈，须先顺气故也。有人醉卧跌未下，腰背疼痛，不可屈伸，损药不效，服刀豆酒数日愈，豆下气所损轻也。有小儿误跌凳角上，只用萝卜子煎汤愈，亦顺气也。

【按语】本节强调胁肋部、腹背部损伤的治疗应根据患者体质虚实，采用行气活血或补益药物加减应用。这些观点对临床诊治胸腹部内伤疾患有一定的参考价值。

第十六节 《世医得效方》文选

【导读】《世医得效方》由元代医家危亦林编撰，成书于1337年。书凡十九卷，按元代医学十三科的顺序分别记述内、外、骨、妇、儿、五官等各类疾病的脉病证治。其中卷一至卷十为大方脉杂医科，卷十一至卷十二为小方科，卷十三为风科，卷十四至卷十五为妇产科，卷十六为眼科，卷十七为口齿兼咽喉科，卷十八为正骨兼金镞科，卷十九为疮肿科。

本书最大的特点是述证准确，条理清晰，组方严密，对骨伤科的有关整骨手法记述颇详。尤其应用悬吊复位法治疗脊柱骨折，为伤科史上的创举，比西方医学家戴维斯在1927年开始使用这一方法早了近600年。有关麻醉法的记载亦有较高的科学价值。他还首次将踝关节骨折脱位分成内翻、外翻两个类型，发明了脊椎夹板固定法，并强调要固定于过伸位等。《世医得效方》不仅是中国医籍中的重要著作，而且也有史料参考价值。

正骨兼金镞科（节选）

【原文】

手六出臼四折骨

凡手臂出臼，此骨上段骨是臼，下段骨是杵[1]，四边筋脉锁定[2]，或出臼，亦挫损筋，所以出臼，此骨须拽手直。一人拽，须用手把定此间骨，搦教归窠，看骨出那边，用竹一片夹定一边，一边不用夹，须在屈直处夹，才服药后，不可放定，或时又用拽屈拽直。此处筋多，吃药后若不屈直，则恐成疾，日后曲直不得。肩胛上出臼，只是手骨出臼，归下。身骨出臼归上，或出左，或出右，须用舂杵一枚，小凳一个，令患者立凳上，用杵撑在下出臼之处，或低，用物簟[3]起，杵长则簟凳起，令一人把住手尾，拽去凳，一人把住舂杵，令一人助患人放身从上坐落，骨节已归窠矣，神效。若不用小凳，则两小梯相对，木棒穿从两梯股中过，用手把住木棒，正棱在出臼腋下骨节蹉跌之处，放身从上坠下，骨节自然归臼矣。

【注释】

[1] 杵：捣物的棒槌。

NOTE

[2] 锁定：此指固定。

[3] 簟：供坐卧或晾晒谷物用的竹席。

【按语】本节论述肘关节和肩关节脱位的复位方法，并对复位后的固定、功能练习等方面的问题进行了较为详细的阐发。其复位原理均为杠杆复位法，该法直至现代骨伤科各家还在沿用。

【原文】

脚六出臼四折骨

或脚板上交胻处[1]出臼，须用一人拽去，自用手摸其骨节，或骨突出在内，用手正从此骨头拽归外，或骨突向外，须用力拽归内，则归窠。若只拽不用手整入窠内，误人成疾。脚膝出臼与手臂肘出臼同。或出内出外，不用一边夹定，此处筋脉最多。服药后时时用屈直，不可定放，又恐再出窠，时时看顾，不可疏慢[2]。

脚大腿根出臼

此处身上骨是臼，腿根是杵。或出前，或出后，须用一人手把住患人身，一人拽脚，用手尽力搦归窠，或是锉开，又可用软棉绳从脚缚倒吊起，用手整骨节，从上坠下，自然归窠。

【注释】

[1] 交胻处：踝关节。

[2] 疏慢：指忽视之意。疏，疏忽、不周密。慢，怠忽、轻忽。

【按语】本节论述将踝部骨折、脱位分为外翻和内翻两个类型，并介绍了复位方法。对膝关节脱位，危氏强调了复位后不应完全固定，并指出膝关节脱位容易再脱位，在整个治疗中应当注意。

危氏当时已经认识到髋关节是杵臼关节，他沿用了蔺道人的前后脱位的分型法及治疗方法，并提出了一种利用自身重量作牵引的复位法，比蔺氏又前进了一步。

【原文】

背脊骨折法

凡挫脊骨不可用手整顿，须用软绳从脚吊起，坠下体直，其骨使自归窠。未直则未归窠，须要坠下，待其骨直归窠。然后用大桑皮一片，放在背皮上，杉树皮两三片，安在桑皮上，用软物缠夹定，莫令屈，用药治之。

【按语】本节论述了脊椎骨折脱位的复位固定方法。危氏提出采用“悬吊复位法”来整复，这种过伸位整复固定法是符合脊椎解剖生理的，也符合屈曲型脊椎骨折的固定要求。它不仅在我国医学史上是先例，在世界医学史上也是创举。国外戴维斯氏1927年才应用悬吊法治疗脊椎骨折，较危氏晚了近600年。

NOTE

【原文】

用麻药法

颠仆损伤，骨肉疼痛，整顿不得，先用麻药服。待其不识痛处，方可下手。或服后麻不倒，可加曼陀罗花及草乌五钱，用好酒调些少与服。若其人如酒醉，即不可加药。被伤有老有幼；有无力，有血出甚者，此药逐时[1]相度入用，不可过多，亦有重者。若见麻不倒者，又旋[2]添些，更未倒，又添酒调服少许，已倒便住药，切不可过多。

【注释】

[1] 逐时：按时。逐挨着次序。

[2] 旋：随后、不久。

【按语】本节详细记载了麻醉药物的使用方法，并强调使用时要因人而异，从小量开始，逐渐加量，不可过量。从文中所论可知，当时对麻醉药物的使用已较为重视，观察也非常仔细。

【原文】

用药汤使法

凡药皆凭汤使，所使方先，但用清心药煎，后用童便一盏同服。或止痛，重伤者，则用姜汤灯心汤调二十五味药服之，薄荷汤亦可。

凡伤或刀伤及损内脏腑，恐作烦闷崩血之患。如折骨者，同姜酒服接骨药敷之。如骨碎，被重打、重攧[1]、重木及石压者，皆用先服汤使法，并用酒服。如轻攧扑损伤，则用姜汤调下二十五味药，立效。

【注释】

[1] 攧（diān）：跌、摔之义。

【按语】本节详细记述了不同跌打损伤的用药方法，提出汤药在治疗中的重要作用，并根据损伤的病因病机不同、轻重不同进行辨证论治。

【原文】

敷药

治打仆伤损，臂臼脱出，及一切痈肿未破，令内消。用生地黄研如膏，木香为末，黄摊纸上，掺木香末一层，又再摊地黄粘贴。明旦痛即止，效。

【按语】本节记述了生地黄、木香为外敷药，可治疗跌打损伤、关节脱位及未破溃的痈肿，效果明显。中药外敷是骨伤科疾病非常重要的治疗方法，在使用汤药的同时也应重视外敷药物使用，体现了骨伤科疾病内外结合治疗的原则。

【原文】

洗方

NOTE

荆叶散治从高处坠下及一切伤折筋骨，瘀血结痛。

颁荆叶两半，蔓京子、白芷、细辛（去苗）、防风（去芦）、桂心、川芎、丁皮、羌活各一两。

右为末。每用一两盐半匙，连根葱白五茎，浆水五升，煎五七沸，去滓，通手淋洗痛处，冷却再换，宜避风。

【按语】本节记述了应用中药外洗方法治疗从高处坠下、筋骨损伤、瘀血内结疼痛的方药，可对坠落伤起到活血化瘀、行气止痛作用。

【原文】

退肿

苍术散治打仆损伤，皮不破，浮肿者及角血，用此退之。

紫金皮、苍术、猪牙皂角（盐醋炒）、鸡脚风叶、骨碎补各等份。

右为末，水调糊肿处。

紫金皮散治一切打仆损伤，金刃箭镞浮肿，用此效。

紫金皮（醋炒）、天南星、半夏、黄柏（盐炒）、草乌（炮）、川乌（炮）、川芎（茶水炒）、川当归（煨）、杜当归、乌药、川白芷（盐水炒）、破故纸、刘寄奴、川牛膝、桑白皮各等份。

右为末。生姜薄荷汁兼水调糊肿处或伤处。皮热甚，加黄柏皮、生地黄五钱，有疮口者勿封其口，四畔用此糊之。

【按语】骨伤科疾病常伴有出血、肿胀，影响局部血脉循行而出现水肿，本节记述了苍术散和紫金皮散可以对损伤后的浮肿起到活血化瘀消肿作用，退肿效果明显。

第十七节　《玉机微义》文选

【导读】《玉机微义》由明代医家徐彦纯编著。成书于1396年。全书共50卷，分50门。原名为《医学折衷》，后经刘纯续增，更名为《玉机微义》。该书收罗广泛，自《黄帝内经》以下，诸如张仲景、王叔和、巢元方等医论无不采入，而尤以刘河间、李东垣、朱震亨等诸家之说为要。徐氏贵在折衷其要，对诸门证治方例叙述，无不疏通其源流，引申其义类，折而有次，言简意赅。

该书尚有一大特点，即所列内容，既无泥古之失，又无违古之讥。如“损伤门”列举《黄帝内经》的“瘀血”学说，又根据自己对“瘀血”的见解进行论述，再列出治法与方剂，使这一学说更加完善和充实。本书具有较高的临床价值，对于指导临床实有可取之处。

损伤门（节选）

【原文】

论损伤宜下

NOTE

子和云：诸落马坠井，打扑伤损，闪肭损折，杖疮肿发，痛不止者，可峻下二三十行。痛止肿消，宜以通经散、导水丸等药，或加汤剂泻之，后服活血消肿散毒之药。

【按语】 本节论述损伤的攻下法治疗。肢体损伤后，离经之血阻塞脉道，使气血不得流畅，瘀不去则血不生，甚至会越络妄行而变症多端。其治则在于先攻下消肿逐水，再活血愈伤。此法与《医宗必读》中抵当汤中攻下与祛瘀合用有异曲同工之妙。

【原文】

按子和于堕车落马、杖疮闪肭者，俱用峻下。其有心恙牙关禁急者，云是惊涎[1]堵塞于上，俱用三圣散，先吐后下，其法虽峻，然果有惊涎瘀血停留于内，焮痛肿胀发于外者，亦奏捷功。但于出血过多老弱之人，脉虚大者，亦不可轻用。

【注释】

[1] 惊涎：指因惊风而出现的口吐白沫。惊风，涎、口水。

【按语】 本节论述损伤兼症的治疗。损伤常有兼症出现，瘀血停内，可见心急、牙关紧闭等，同时外现焮痛肿胀等。当用三圣散先吐后下，祛痰逐瘀。但年老体弱之人，则应慎用。此论述指导了损伤及其兼症的治疗思路，病因均为瘀血内停，治疗上均当活血论治，并根据兼症缓急和合并病因，对因治疗兼症。

腰痛门（节选）

【原文】

论腰痛宜下

子和云：腰者肾之府，为大关节血气不行，则沉痛不能转侧，世人多服补肾药，鲜有效者，惟用牵牛、甘遂等药大泻其湿，其痛自可。

按此论治，只是谓气郁气挫，经壅血瘀及湿热甚者，宜行此法。至于气血不足，肾虚之类，皆未宜轻举，宜以脉体别之。丹溪有曰：腰痛脉大者，肾虚。脉涩者，瘀血。缓者，寒湿。或滑或伏为痰，不可不辨。

【按语】 本节阐发前人所论腰痛的治疗。张子和提出，腰痛为大关节气血不行所致，治当用牵牛、甘遂大泻其经，此论有所偏颇。本文认为，子和之法仅适用于气郁气挫之实证。对于气血不足、肾虚者，当用补法。最后引用了朱丹溪的辨证法，三论结合，腰痛一症的治疗可谓一目了然。此论述强调同病异治原则，疾病相同，但辨证不同，当结合病因、症状、舌脉象等相关信息进行辨证论治。

第十八节 《普济方》文选

NOTE

【导读】《普济方》由明代医家朱橚编撰，成书于1406年。书凡426卷，是我国历史上收方最多的一本方书。全书共1960论，2175类，778法，61739方，239图，950万言。

《普济方》的编辑仿《圣济总录》，所列的“折伤门”四卷中，载方共710余首，记录了骨折脱位内容及方药。在“接骨手法”一节中，列12项骨折脱位的复位固定方法，较危亦林所记载的骨关节脱位增加约一倍。“金疮门”共两卷，载方480余首。“膏药门”又载治杖伤方30余首，实为15世纪以前治伤方法和方药的总汇。书中记载的一些骨折脱位整复手法和固定技术是当今一些疗法的起源。由此可见，《普济方》所记载的骨伤方面的资料，不仅是研究骨科历史的重要资料，更有临床实用价值。

折伤门（节选）

【原文】

接骨

夫正骨续筋方法，备急非虞[1]，断筋折骨之疼，㖞[2]讹[3]闪朒禆止。相当覆涂之药，绵缠水温净息，永通玄府[4]，开舒汗隙。药归肿散痛消，血脉旋流，布周荣卫，省身爱力，以时中养气，痊平余月而已。

【注释】

[1] 虞：臆度、料想、猜测。

[2] 㖞（wāi）：嘴歪。

[3] 讹：错误。

[4] 玄府：汗孔。

【按语】本节论述了筋骨损伤的治疗大法，强调治疗时应当经常注意二便的通畅，血脉、荣卫的正常运行，诊治法只要得当，1个月左右即可痊愈。

【原文】

接骨手法

下颏骨脱落法

令人低坐，用一手帕裹两手大拇指，插于病患口里。内外捏定大斗根，往左右上下摇动。令病人咽唾一口。往下送之入臼。腮外用膏药贴之。再用一手帕往上兜之。内服没药、乳香散。痛者黄耆散。忌硬物十数日。

【按语】本节论述了颞颌关节脱位的复位手法、固定方法和药物使用，同时提出了复位后的注意事项，不能咬食过硬食物十余日。

【原文】

缺盆骨[1]损折法

令病者正坐，提起患人胳膊，用手揣捏骨平正。用乳香消毒散数贴。以软绢掩如拳大，兜于腋下。上用一薄板子，长寸阔过半软纸包裹按定。止用鹰爪

NOTE

长带子拴缚定。七日换药。内服乌金散定痛，疼肿消后，次伸舒手指，以后骨可如旧。

【注释】

[1] 缺盆骨：即“锁骨”。

【按语】本节介绍了锁骨骨折的复位固定方法。其固定法与现代临床所用的“十字架”固定法相类似。“伸舒手指”是强调复位固定后的练功活动。

【原文】

肩胛骨脱落法

令患人服乌头散麻之，仰卧地上，左肩脱落者，用左脚登定。右肩脱落者，右脚登。用软绢如拳大，抵于腋窝内，用人脚登定。拏病人手腕近肋，用力倒身扯拽。可再用手按其肩上，用力往下推之，如骨入臼。用软绢如拳大，垫于腋下，用消毒散贴。内服降圣丹，痛者黄芪散，三日一换药。定痛肿消，换膏药贴之。常以伸舒演习如旧。

【按语】本节介绍了采用“手牵足蹬法”整复肩关节脱位。此法疗效可靠、方法简便，是当今临床常用之法。

【原文】

臂膊骨伤折法

令患人正坐，用手拏患人胳膊伸舒，揣捏平正。用消毒散数贴，外用薄板片纸裹，绢带子缚定，内服接骨乌金散。痛者乳香黄芪散，二七日定可。换药依前扎缚。痊可为妙。

胳膊骨伤折法

令患人正坐。用手按捏骨正，依前法用药扎缚，凡病人手面于仰看可为妙。

肋肢骨折损法

令患人服乌头散麻之，次用手按捏骨平正。用乳香消毒散数贴服之，导滞散并复元活血汤下之，以利为度。再用接骨乌金散、降圣丹调治，后用膏药贴之，以后骨可如旧。

【按语】本节介绍了不同骨折的类型，重视要进行手法复位，使骨正，再外敷中药并进行固定，才能使骨折康复。

【原文】

膝骨脱落法

令病人服乌头散麻之。仰卧倒比，两腿膝盖高者，蹉在下也。一手拏定脚腕，若蹉在下，往上动摇送之。若蹉在上，往下伸舒扯拽。如骨入臼，再用比

NOTE

双脚根齐。用走马散贴。内服降圣丹、没药乳香散。如痛定肿消，用膏药贴之。后次演习行步。

【按语】“膝骨脱落”即膝关节脱位，可分为前脱位和后脱位两类。本节介绍了这两种脱位的整复方法，对前者，采用将胫骨上段往上摇转，松解后往上送的复位法；对后者，则采用伸直位对抗牵引的方法。强调治疗前后用比双脚根齐、仰卧倒比的诊断法。这些观点都有一定的科学价值。

【原文】

膝曲盖损破骨法

令病人正坐，用一竹篾圈比膝盖大小，上用软纸缠圈。如皮破者，用玉真散敷贴破处，并敷贴药用纸篾圈，绢带子缚定。内服乌金散、黄芪散。如不破者，五七日一换。如破者，待疮口成脓，香油润起，用葱椒汤洗，软绢揾洗，再用敷贴药，定痛肿消。常以演习行步，方得完全。

【按语】本文介绍了髌骨骨折的竹篾圈固定方法，用一竹篾圈比膝盖大小，上用软纸缠圈来固定髌骨，这是现代抱膝圈固定法的雏形。同时强调重视后期的功能锻炼，这样才能恢复完全。

【原文】

破伤骨折法

如破伤折骨，服乌头散麻之。如骨折签出皮者，用铜匙柄挑起皮，皮破如旧，用玉真散敷贴。如骨折低者，往上抬之。如骨折高者，往下按之。揣捏骨平正，用油搽皮肤，或蜜亦可，用敷药干糁，揾洗用生肌散，并太乙膏贴之。初服导滞散下之，后服止痛祛风药方，并接骨药托里散调治。如皮破骨折者，髓血相混成脓，接不正，以后次演习行步，终不得定完成全。

【按语】本文所介绍的是由内向外穿通的开放性骨折。其所用方法实际为后世及现代应用的“撬骨复位法”。同时指出了清创术的治疗原则，是很科学的。

【原文】

脚腕蹉跌出臼法

令病人正坐倒，一手挈病人脚腕，一手拿脚大趾，搜摇动按，捏骨入臼平正，用走马散敷贴。外用长片板子，绢带缚于脚腕并小腿上，恐脚不正，用软衣垫之。内服降圣丹、乳香散。以后演习行步，痊可为妙。

【按语】本节论述了踝关节脱位的整复手法与固定方法，在此特别提出要超关节外固定，与现代临床所用方法大致相同。

【原文】

续筋　附论

被伤绝筋，论曰，凡肢体为物所伤，致筋断绝不相续，须养之。

NOTE

方

补骨腽肭脐散（出《圣惠方》）治筋伤骨损。

腽肭脐（酒炙）、熟干地黄（焙）、芸薹子（研）、桑根白皮（锉）、没药（研）、当归（锉，炒）各一两，肉桂（去粗皮）半两。

右为散。每服二钱，温酒调下，不拘时。

桂附散（出《圣惠方》）治骨折筋断伤损。

桂（去粗皮）、附子（炮裂，去皮脐）、白僵蚕（微炙）、蒲黄、茅根（锉）、古铜（锉末，醋淬）、当归（锉，炒）各一两。

右为散，不拘时候，以温酒调下二钱。

益母草煎（出《圣惠方》）治被伤筋绝。

益母草二升（汁），生地黄半升（汁），白蜜二两（生用）。

上和匀。以绵滤去滓，入银石器中，慢火煎。不住手搅，候如稀锡，以瓷合盛。每服一匙，用温酒化下，不拘时。

【按语】本节介绍了筋断的治疗方药，同时强调需制动调养。

【原文】

伤损止痛生肌　附论

凡肢节为所伤，皮肉破裂，久而疼痛不止，肌肉不生者，以寒冷抟之。荣卫不温，津液不养故也。

方

黄芪散（出《圣惠方》）治伤折气血凝滞，疮口不合，肌肉不生。

黄芪（锉）、赤芍药、熟干地黄（切焙）、当归（切，焙）、桂（去粗皮）各一两，干姜一分（炮），木通（锉）、续断（锉）各半两，附子一枚（去脐，炮裂）。

上为散。每服二钱，温酒调下，不拘时服。

黄芪膏（出《圣济总录》）治一切伤损，止痛生肌。

黄芪（锉）、当归（切，焙）、附子（炮裂，去皮脐）、白芷、川芎、续断、细辛（去苗叶）、薤白（细切）各一两，猪脂一斤（切）。

上除猪脂外捣碎，以酒半升拌一宿，焙干。次日先煎脂沸。下诸药，候色变。去滓，以合盛之。不拘多少，涂所伤处。

寻痛方（出《危氏方》）止痛清心，行气和血如神。

草乌（去皮尖，生用）、乳香（火熨）、没药（火熨）、五灵脂各三两，生麝香少许。

NOTE

上为末。酒糊丸如指头大，朱砂五钱为衣。每服一钱，薄荷、生姜研汁磨化止痛。

【按语】本节论述了疮口不合、肌肉不生的病因病机为寒凝气血，津液不养，治疗以温热之药驱寒行气，补之以滋阴之品。

【原文】

伤折疼痛　附论

凡筋骨伤折疼痛，人之一身，血荣气卫，循环无穷。或筋肉骨节误致伤折，则血气瘀滞疼痛。仓卒之间，失于条理，所伤不得完，所折不得续。轻者肌肤焮肿，重者髀臼挫脱。治法宜先整其骨折之所，然后施贴熁之剂。

方

麒麟竭散（出《圣济总录》）治筋骨损伤疼痛。

麒麟竭、没药（研）、自然铜（煅，醋淬七次，研）、赤芍药、当归（切焙）、白芷、蒲黄、大黄（生用）各半两，桂（去粗皮）、细辛（去苗叶）各一两，骨碎补二两（去毛炒），干荷叶三分。

上为散，每服二钱，温酒调下，不拘时。

附子散（出《圣惠方》）治一切伤折，疼痛不可忍。

附子（炮裂，去皮脐）、当归（锉，微煨）、川芎、桂心、没药、泽兰、乱发灰、槟榔各一两，败龟（涂醋炙微黄）、虎胫骨（涂醋炙微黄）各二两，甘草半两（炙微赤，锉），麝香一分（细研）。

上为细末，入麝香研匀，不拘时候，以温酒调下二钱。

【按语】本节介绍了筋骨损伤导致人体气血运行失常、气滞血瘀导致疼痛症状，骨伤科疾病在治疗痛证时当以活血化瘀、行气止痛为要务。

【原文】

从高坠下　附论

黄帝曰：中风有所堕坠，恶血留内。若有所大怒，气上而不行，下积于胁则伤肝。又中风及有所击仆。若醉入房。汗出当风则伤脾，又头痛不可取于腧者。有所击堕，恶血留滞于内。伤痛未已，可刺则不可远取之也。夫从高坠下，恶血留于内。不分十二经络，圣人俱作风中肝经，留于胁下，以中风疗之。血者皆肝之所主，恶血归于肝。不问何经之伤，必留于胁下，盖肝主血故也。痛甚则必有自汗，但人有汗出皆为风证。诸痛皆属于肝经，况败血凝结。从其所属，入于肝也。从高坠下，逆其上之血气，非肝而何。伤寒无汗，既自汗必是风化也，以破血通经药治之。夫肝胆之经，俱行于胁下，经属于厥阴、少阳。宜以柴胡为引用为君，以当归活血脉。又急者痛也，甘草缓其急，亦能生新血，阳生阴长故也，为臣。穿山甲、栝蒌根、桃仁、红花破血润血为之佐。大黄酒制，以荡涤败血为之使。气味相合，使血气各有所归，痛自去矣。

方

蒲黄散（出《圣惠方》）治从高坠下，落马坠车，辗着，腕损、骨碎、筋伤、内损。恶血攻心闷绝，坐卧不安，宜先须按摩，排正筋骨。先服此药，止痛散血。

蒲黄一两，当归三分，桂心三分，延胡索一两，川芎三分，赤芍药一两，菴兰子三分，没药一两，附子一两（炮制，去皮脐），栗子二两（去壳阴干），川大黄一两（锉碎，微炒），芸薹子一两。

上捣罗为散。每服以温酒调下二钱，不拘时候，频服。

没药散（出《圣济总录》），治坠堕，损伤筋骨皮肉，发热疼痛。

没药（研）、泽泻、当归（切焙）、桂（去粗皮）、槟榔（锉）、甘草（炙锉）、白芷、蜀椒（去目并合口者，炒出汗）、附子（炮制，去皮脐）、川芎各一两。

上为散，每服三钱。温酒调下，不拘时候。

【按语】本节所介绍的是根据《黄帝内经》理论，堕坠伤血、恶血归于肝，因此治疗堕坠当从肝论治、从血论治，方可取得止痛效果。

第十九节　《证治要诀》文选

【导读】《证治要诀》由明代医家戴思恭编撰。成书于1443年，是一部以论治内科杂病和外科疾病为主的专著。全书共十二卷，分诸中、诸伤、诸气、诸血、诸痛、诸嗽、寒热、大小腑、虚损、拾遗、疮毒、妇人等十二门。

本书条理分明，纲举目张，推详丹溪之所未言，调剂丹溪之所偏胜。如在分析病例证中，先论病因，再叙病源，根据病象，分析病证，最后说明治法，充分体现其理、法、方、药配合之严谨。戴氏除擅长内科杂病的深研细审外，尚对外伤的治疗极为重视，如他用“白芍药散”内服并外掺伤口以止血等，具有一定的科学性，对外伤科的临床应用有较高的参考价值。

【原文】

颠扑

仆踣[1]不知曰颠，两下相搏曰扑，其为一损也。因颠扑而迷闷者，酒调苏合香丸，或鸡鸣散，或和气饮。加大黄入醋少许煎，或童便调黑神散。不用童便，用苏木煎，酒调亦得。颠扑伤疼，酒调琥珀散极佳，再有乌药顺气散，用以治之，风腰疼尤宜。有颠扑人服药并熏洗搽药皆不效自若，或教以用白芍药、赤芍药、威灵仙、乳香、没药等份，为细末，和匀酒调服之，随即痛减其半。

刀伤血不止，一味白芍药散，白酒调服，即以散掺伤处，或其血出不透，致恶血壅滞，伤处赤肿，或攻四肢头面，并鸡鸣散，或煎红花调黑神散。其有血出不止，势难遏者，用龙骨、乳香等份。研末置患处，蛇鱼草捣塞尤妙，非特[2]可治刀伤，扑血不止，亦可。

【注释】

[1] 踣（bó）：向前仆倒。

[2] 特：但、只。

【按语】本节论述内伤的治疗，颠扑损伤，往往可导致许多内伤之症，临床上应分别辨证施治。

腰痛（节选）

【原文】

腰者，肾之所附，皆属肾有寒有湿有风有虚，皆能作痛有闪挫劳役而痛者，宜生料五积散，加炒桃仁五枚。

腰痛如锯刀所刺，大便黑，小便赤黄，或黑，由血滞腰间，名沥血腰痛，桃仁酒调黑神散。

若寒腰痛，见热则减，见寒则增，宜五积散，每服加吴茱萸半钱。

若湿腰痛，如坐水中，盖肾属水，久坐水湿处，或为雨露所着，湿流入肾经，以致腰痛，宜渗湿汤，不效，宜肾着汤。

若风伤而腰疼者或左或右，痛无常处，牵引两足，宜五积散。每服加防风半钱，或加全蝎三个尤好。小续命汤、独活寄生汤皆可选用。仍吞三仙丹，杜仲姜汁炒研末，每一钱温酒调，空心服，名杜仲酒治肾虚腰疼兼治风冷为患。

妇人血过多，及素患血虚致腰痛者，当益其血，见妇人门。若肾虚腰痛，转侧不能，嗜卧疲弱者，大建中汤加川椒十粒，吞下腰肾丸及生料鹿茸丸之类，仍以茴香炒研末，破开诸腰子，作薄片，不令断，层层掺药末，水纸裹，煨熟，细嚼酒咽。

若因闪肭[1]，或扑伤损而痛，宜黑神散和复元通气散，酒调下，不效，则恐有恶血停滞。宜先用酒调下苏合香丸，仍以五积散，每服加大黄半钱、苏木半钱、当归倍元数。若因劳役负重而痛，宜用和气饮，或普贤正气散。

【注释】

[1] 闪肭（nà）：肭，肥胖者。此作岔气。

【按语】本节详尽论述了腰痛的病因病机、临床表现和药物治疗，将腰痛的主要病因归为劳损、瘀血、寒、湿、伤风、血虚、闪挫等，提出临床上应论因治疗，并详尽说明了内服外用的方剂及药物应用方法，为中医药治疗腰痛提供了更多思路，有着深远的临床价值和指导意义。

NOTE

第二十节 《保婴撮要》文选

【导读】《保婴撮要》为儿科专著，由明代医家薛铠所撰，经其子薛己注释并补以验案而成。其中卷十六专论小儿伤科病证：跌仆外伤、跌仆内伤等。每证先论病因病机治则，再载入验案及各种治法。卷中承古纳今，内容翔实，条理清晰，验案较多，治法多样，方药准确实用，自成较系统的诊疗体系，在小儿伤科具有较高的参考价值。

跌仆外伤（节选）

【原文】

伤损之症，若色赤肿痛而血出不止者，肝心内热也，用柴胡栀子散。色白不痛而血出不止者，脾肺气虚也，用补中益气汤。漫肿不消者，元气虚弱也，用五味异功散。黯肿不散者，瘀血凝滞也，用加味逍遥散。肌肉作痛，出血多而烦热者，血脱发躁也，用独参汤。因亡血而烦躁不安者，营卫俱伤也，用八珍汤加柴胡、牡丹皮。久痛不止者，欲作脓也，用托里散。以指按肿而复起者，脓已成也，宜刺泄之。脓出而反痛者，气血内虚也，用十全大补汤。若骨骱接而复脱者，肝肾虚弱也，用地黄丸。如兼余症，当参各门治之。

【按语】本文介绍了小儿跌仆外伤所致出血不止、肿、烦躁、成脓、习惯性脱位等伤损之症的病机和辨证治疗。

跌仆内伤（节选）

【原文】

伤损之症，若腹中作痛，按之痛甚者，瘀血在内也，用加味承气汤下之。下后按之仍痛者，瘀血未尽也，用加味四物汤调之。按之不痛者，血气伤也，用四物加参芪白术。下后发热、胸胁作痛者，肝血伤也，用四君加川芎、当归。下后恶寒者，阳气虚也，用四君加炮干姜。下后发热者，阴血伤也，用四物加参、术、牡丹皮。下后寒热间作者，气血俱伤也，用八珍汤加柴胡。欲呕作呕者，胃气伤也，用六君加当归、半夏。有因乘怒跳跃，而胸腹痛闷，喜手摸者，肝火伤脾也，用四君加柴胡、山栀；畏手按摸者，肝血内滞也，用四物加桃仁、红花。胸胁作痛，饮食少思者，肝脾气伤也，用四君加柴胡、丹皮。若胸腹胀满，饮食不思者，脾肝气滞也，用六君子加柴胡、枳壳。切牙发搐者，肝盛脾虚也，用异功散加川芎、山栀、钩藤钩、天麻。若用风药，则阴血益伤，肝火益盛，或饮糖酒，则肾水益虚，肝火愈炽。若用大黄等药，内伤阴络，反致下血，壮实者或成痼疾，虚弱者多致不起。

NOTE

凡伤损之症，有瘀血停滞于内者，虽裸体亦以手护腹胁，盖畏物触之而痛也，世俗概以内伤阴虚，腹痛不辨虚实，专用破血之剂，以速其危，其得不死者，亦幸矣。

【按语】本书详细阐述了小儿伤损后所致瘀血腹痛的治疗及治疗后出现各种反应相应的对策，以及跌仆内伤后胸胁痛之辨证施治，反对"不辨虚实，专用破血之剂"的错误思想及治疗方法。

损伤误治病案[1]（节选）

【原文】

一小儿登楼失足堕梯致伤，其胁肋外略青肿，内不重伤。旬余其父母始觉，恐为瘀血积内，误用桃仁、红花、大黄诸药而下之，去血升余，又于肿处敷贴膏药，以致膏药破皮肤，遂成深眼，月余不愈。余以为去血太多，大伤元气，用八珍四剂而患处所愈，朝用补中益气汤，夕用五味异功散，服及月余而始痊愈。

一小儿伤臁，青肿不消，面色痿黄[2]，仍欲行气破血。余谓此因脾气复伤，血滞而不行也。不信，仍服破血之剂，饮食不进，寒热如疟。余朝用补中益气汤、夕用八珍汤及葱熨法而愈。

一小儿因跌伤胫，漫肿作痛，肉色如故。服破血流气之药反增腹痛，以手按之则痛少止。余谓此脾胃弱误服破血流气之剂而然，非瘀血也。未几患处肿消色黯，饮食不入，腹痛尤甚，手足厥冷。余用人参、附子一钱，数剂，脾胃渐复，饮食渐进，患处肿痛肉色变赤。盖始因元气不足不能运及，故肿消而色黯，服药之后元气渐充，故胫肿而色赤也。次用大补汤，托里散三月余而愈。

一小儿闪臂肿痛，面目夭白，恪[3]服流气饮之类，益加肿痛。余曰：此形病俱虚之症也，前药所当深戒者。彼谓肿痛为气滞血凝，非流气饮不能疏导经络，非破血不能消散壅逆。余言：聱牙[4]而前症益甚，发热烦躁始请治余。余曰：元气虚惫，七恶[5]蜂生，虽卢扁[6]亦不能起矣，遂殁[7]。

一小儿伤指敷凉药，肿至手背，脓出清稀，饮食少思，此血气虚弱故也。朝用异功散，夕用托里散，服脓水所稠，患处红活，又用八珍汤而愈。

一小儿跌伤腹痛作渴，偶食生冷，腹痛益甚，大便不通，血将上逆。用当归承气汤加桃仁，瘀血下而瘥。此元气不足，瘀血得寒而凝聚也。

一小儿伤臂肿痛，内服外敷皆寒凉止痛之药，半载后溃而肿痛。余谓此非托里温中不能生也。不悟，确守前药，以致血气沥尽而亡。

【注释】

[1] 损伤误治病案：标题另加。

NOTE

［2］痿黄：即萎黄。痿通“萎”。

［3］恪（kè）：谨慎、小心。

［4］聱（áo）牙：文辞艰涩，念不顺口。此为不接受别的意见。

［5］七恶：指患疮疡时出现脏腑败逆的变证。《太平圣惠方》：“烦躁时嗽，腹痛渴甚，或泄利无度，或小便如淋，一恶也；脓血大泄，肿焮尤甚，脓血败臭，痛不可近，二恶也；喘粗短气，恍惚嗜卧，三恶也；目视不正，黑睛紧小，白睛青赤，瞳子上视者，四恶也；肩项不便，四肢沉重，五恶也；不能下食，服药而呕，食不知味，六恶也；声嘶色脱，唇鼻青赤，面目四肢浮肿，七恶也。”

［6］卢扁：战国时杰出医家扁鹊。

［7］殁（mò）：死的意思。

【按语】本文介绍了小儿损伤之后，不辨虚实而误服破血、流气之类药，或误服寒冷药，或误食生冷食物，或误敷寒凉之药而致变证后的救治原则及处理方法，可为今临床警示及借鉴。

第二十一节　《外科枢要》文选

【导读】《外科枢要》系明代名医薛己于1571年撰写的综合性医学著作。薛氏幼承家学，以外科为主，初行医时，以外科见长，曾有疡医之称。一生著述颇丰，以外科为多。《外科枢要》是薛氏外科学术理论和观点的集中体现。该书内容丰富，理论与临床相结合，共分四卷，前三卷以医论、病证为主，共载文60条。卷一为疮疡总论，主要阐述疮疡的脉证、治法、用药及针法，共21论；卷二、卷三以病证为纲，论述了40余种外科常见病证，并附治验。卷四记载治疗疮疡各证所用方剂150余首。书中全面总结了包括附骨疽等在内的疮疡痈瘤病证。论病条理分明，辨证精当，方药合宜，且能发挥前人之所未发。所附各症验案，据辨证而清消补诸法皆用。其中所载成为研究明清时期骨伤病的代表性论作。

论附骨疽（节选）

【原文】

附骨疽[1]，有因露卧，风寒深袭于骨者；有因形气损伤，不能起发者；有因克伐之剂，亏损元气，不能发出者；有因外敷寒药，血凝结于内者。凡此皆宜灸、熨患处，解散毒气，补接阳气，温补脾胃为主。若饮食如常，先用仙方活命饮解毒散郁，随用六君子汤补托荣气。若体倦食少，但用前汤，培养诸脏，使邪不得胜正。若脓已成，即针之，使毒不得内侵。带生[2]用针亦无妨，如用火针[3]，亦不痛，且使易敛。其隔蒜灸[4]，能解毒行气，葱熨法[5]能助阳气行壅滞，此虽不见于方书，余常用之，大效。其功不能尽述，惟气血虚脱者，不应。

【注释】

［1］附骨疽：中医骨病名。《备急千金要方》曰：“以其无破，附骨成脓，故名附骨疽。”

是一种病邪深袭，附着于骨的化脓性疾病，包括急慢性骨髓炎、骨结核。

[2] 带生：脓未成熟。

[3] 火针：是用火烧红的针尖迅速刺入病变部位，以治疗疾病的一种方法。

[4] 隔蒜灸：属艾炷灸之间接灸的一种，具有拔毒、消肿、定痛的作用。

[5] 葱熨法：将葱白杵烂，炒热，敷于患处或穴位的方法。

【按语】本段论述了附骨疽的病因、病机及内外治法。

薛氏对本病发病原因的认识与前人观点一致，有内因、外因及误治等因素，“有因露卧，风寒深袭于骨者；有因形气损伤，不能起发者；有因克伐之剂，亏损元气，不能发出者；有因外敷寒药，血凝结于内者”，对病因的准确认识为治疗提供了依据。

本病的内治法，薛氏主张温补脾胃为主，提倡“人以脾胃为本”“胃为五脏本源，人身之根蒂”。脾胃属土，土为万物之母，在人体脾胃为中土，为气血生化之源，是气机升降之枢纽。胃气为治病之本，对该病的治疗需重视脾胃，将顾护“胃气”作为疾病治疗的首要任务。六君子汤补托荣气，培养诸脏，使邪不得胜正，体现了薛氏临证治病求本的观点。

本病的外治疗法主张脓成，当及时针刺排脓，使毒不得内侵；倡用灸法，认为灸法具有解毒行气、通行气血、宣泄邪气等作用，隔蒜灸、葱熨法等极具特色，结合内外治多种方法治疗此病，以收全功。

论多骨疽（节选）

【原文】

多骨疽[1]者，由疮疡久溃，气血不能营于患处，邪气侵袭，久则烂筋腐骨而脱出，属足三阴亏损之症也，用补中益气汤以固根本。若阴火发热者，佐以六味丸，壮水之主，以镇阳光[2]。阳气虚寒者，佐以八味丸，益火之源，以消阴翳[3]。外以附子饼、葱熨法，祛散寒邪，补接荣气，则骨自脱，疮自敛也。夫肾主骨，若肾气亏损，其骨渐肿，荏苒岁月，溃而出骨，亦用前法。若投以克伐之剂，复伤真气，鲜有不误者。

【注释】

[1] 多骨疽：中医骨病名，属化脓性慢性骨髓炎。

[2] 壮水之主，以镇阳光：出自唐·王冰注《素问·至真要大论》。镇，注文为“制”。意为滋补肾阴，以抑制阴虚发热。

[3] 益火之源，以消阴翳：出自唐·王冰注《素问·至真要大论》。意为温补肾阳，以退阴寒之气。

【按语】本段论述了多骨疽的病因病机及辨证论治。本病的重要病因“由疮疡久溃，气血不能营于患处，邪气侵袭”，认识到由疮疡所致的变证，对于预防治疗该病具有积极意义。

此病属“足三阴亏损之症也”，核心是阴阳气血不足，病变以虚损为多，治疗以补益脾肾为关键。脾与肾在生理上互济资生，《素问·上古天真论》篇云：“肾者主水，受五脏六腑之精而藏之，故五脏盛乃能泻。”《素问·五脏生成》篇云：“肾之合骨也……其主脾也。”人体脾胃为

NOTE

中土，为气血生化之源。肾主骨，藏精，生髓，肾寓真阴真阳，为元气之根。脾主运化水谷精微，须肾中阳气的温煦，方能生化无穷；而肾精亦有赖于水谷精微的不断补充与化生。脾与肾，相互资生，互相促进，息息相关。在发病上亦相互影响，共同致病。薛氏根据二者关系，常常脾肾并治，以补中益气汤、六味丸、八味丸等综合调理。其体现了薛氏先后二天并重的思想，对后世李中梓的先后天论有很大影响。

治验（节选）

【原文】

南司马[1]王荆山腿肿作痛，寒热作渴，饮食如常，脉洪大数而有力。此足三阳湿热壅滞，用槟苏败毒散，一剂而寒热止，再剂而肿痛消，更用逍遥散而元气复。两月后因怒，肿如锥[2]，赤晕散漫，用活命饮二剂而痛缓；又用八珍汤，加柴胡、山栀、丹皮而痛止。复因劳役，倦怠懒食，腿重头晕，此脾胃气虚不能升举也。用补中益气，加蔓荆子而愈。

一儒者左腿微肿，肉色如故，饮食少思，此真气虚而湿邪内袭也。盖诸气皆禀于胃，法当补胃壮气，遂用六君加藿香、木香、当归。数剂饮食渐进，更以十全大补，元气渐复而愈。

一儒者两腿肿痛，肉色不变，恶寒发热，饮食少思，肢体倦怠，脾气不足，湿痰下注也。以补中益气汤加茯苓、半夏、芍药，二剂，寒热退而肿痛消；又十余剂，脾胃壮而形体健。

一男子患此入房[3]，两臂硬肿，二便不通。余谓：肾开窍于二阴，乃肝肾亏损也。用六味丸料加车前、牛膝而二便利；用补中益气，而肿痛消，喜其年少得生。

一上舍[4]内痛如锥，肉色如故，面黄懒食，痛甚作呕，此痛伤胃也。用六君子以壮其脾胃，用十全大补以助其脓，而针之。更用前汤倍加参、芪、芎、归、麦门、五味、远志、贝母而敛疮。

一男子因负重，饮食失节，胸间作痛，误认为疮毒。服大黄等药，右腿股肿，肉色如故，头痛恶寒，喘渴发热，脉洪大而无力。此劳伤元气，药伤胃气而然耳。用补中益气汤四剂，又用十全大补汤数剂，喜其年少而得愈。

举人[5]于廷器，腿患流注年余，出腐骨少许。午前畏寒，午后发热，口干唾痰，小便频数。余以为足三阴亏损，朝用补中益气汤，夕用六味丸料加黄芪、当归、五味子，各三十剂，外用豆豉饼，诸症渐愈。又以十全大补汤数剂，喜其年少而得愈。

一儒者患附骨疽，失于调补，疮口不敛，日出清脓少许，已而常出三腐骨。其脉但数而无邪，此气血虚，疮结脓管，而不能愈。以乌金膏[6]，口服十全大

NOTE

补汤而愈。

上舍王廷璋，患前症，三年未愈。肢体消瘦，饮食难化，手足并冷，大便不通，手足阴冷。余谓此：阳气虚寒，用补中益气汤、八味丸，乃灸其患处而愈。

男子上腭肿硬，年余方溃，内热作渴，肢体消瘦，六脉洪大，左手尤甚。用补中益气汤、六味丸，出腐骨一块，诸症悉去，疮口亦敛。

男子十六岁，间[7]足肿黯，溃而露骨，体瘦盗汗，发热口干。用十全大补汤、六味地黄丸各五十剂而愈。不然，叹曰：立斋岂能留我！果卒于此，亦异数[8]也。

妇人年三十余，素弱，左手背渐肿，一年后溃，出清脓，肿黯连臂，内热晡热，自汗盗汗，经水两月一至，此肝脾气血亏损。朝用归脾汤，夕用逍遥散，肿处频用葱熨法，两月愈，诸症渐愈，疮出腐骨。仍服前药，前后共三百余剂得愈。

【注释】

[1] 司马：古代职官名称。明代称府的“同知”为“司马”。

[2] 锥：指如锥刺的感觉。

[3] 入房：即“房事”。

[4] 上舍：明清为“监生”的别称。

[5] 举人：明清两代乡试考取者的专称。

[6] 乌金膏：《外科枢要·卷四》有“其方用巴豆一味，去壳炒黑研如膏，点于患处，临用合之”。功效在于腐化瘀肉，推陈致新。

[7] 间：近来。

[8] 数：命运。

【按语】本文是附骨疽和多骨疽的验案记载，共 12 则。所载病案，辨证准确，方药允当；外治内服，运用精熟。其认识和治疗颇具特色，对后世有很大影响，至今仍具有重要的参考价值。西医学的骨髓炎属“附骨疽”“多骨疽”范畴。

薛氏为脊髓炎的治疗留下了宝贵经验。根据病证的虚实、缓急分为急性期、慢性期和溃疡期三种情况。急性期以邪实为主，治以祛邪，选用槟苏败毒散、仙方活命饮清热解毒，行气活血；慢性期邪实正虚，辨证属“脾胃气虚”“肝肾亏损”“气血虚”等，皆以补益为治疗大法，重在脾胃，用补中益气汤、十全大补汤等加减化裁以温补脾胃，均体现了诸气皆禀于胃，始终将“胃气”放在首位。薛氏“以胃气为本”的学术思想及其独到的学术观点，是在继承前人学术思想的基础上，并加以发挥，“《黄帝内经》千言万语，只在人有胃气则生，又曰四时皆以胃气为本”。强调脾胃内伤，百病由生，足见他对李杲的脾胃学说甚为推崇又有发挥。溃疡期以正虚为主，病程久，脓出，出腐骨，治疗补益脾肾，充分体现应求本于其母，非单纯补益脾胃能奏效，采取虚则补其母的方法，把治疗范围扩展到肾与命门，因而，薛氏把六味丸、八味丸也作为常用方剂。临证擅用六味丸、八味丸，若阴火发热者，佐以六味丸，壮水之主，以镇阳光；

NOTE

对命门火衰，不能生土之症，以八味丸益火之源，以消阴翳而愈。通观本文，薛氏对“附骨疽”“多骨疽”的理论认识与临床治疗对于当今正确防治脊髓炎具有重要意义。

第二十二节 《证治准绳》文选

【导读】《证治准绳》又名《六科证治准绳》，由明代著名医家王肯堂（字宇泰、号损庵）编撰。全书一百二十卷，共分为“杂病”“类方”“伤寒”“疡医”“幼科”“女科”等六部分，故此书又称为《六科准绳》。撰辑此书，目的明确，为临床医生提供“准绳”，反映了明代的医学水平。全书编刊于不同的历史年代，其中最早成书和刊行的一部是《杂病证治准绳》，简称《杂病准绳》，刊于万历三十年（1602 年）。《疡医证治准绳》简称《疡医准绳》，刊于万历三十六年（1608 年）。此书为外科专辑，分为六卷。卷一、卷二论述多种痈疽、肿疡及其治法。卷三、卷四简述人体各部痈疽的证治。卷五论析“诸肿”病证，亦详其证治。卷六为损伤门，重点介绍骨伤科病证，引述跌打损伤、金疮、破伤风、诸虫兽螫伤等。其将多种骨伤病证归列到《疡科准绳》，反映出在疾病分类方面与前贤名著的变异和区别；阐明损伤一症专从血论，为清代《医宗金鉴·正骨心法要旨》总论录用；正骨明辨骨骼，推动了正骨学的进步；整复骨折新方法、麻醉技术、缝合技术等达到相当先进水平。王氏为骨伤科的发展和兴盛起着承前启后的作用，做出了不可磨灭的贡献。

跌仆伤损论（节选）

【原文】

《伤损论》曰：夫伤损必须求其源，看其病之轻重，审其损之浅深。凡人一身之间，自顶至足，有斫[1]伤、打伤、跌伤及诸创伤者，皆有之。凡此数证，各有其说，有当先表里[2]，而后服损药者，为医者当循其理治之。然医者，意也，不知意者，非良医也。或者禀性愚昧，不能观其证之轻重，明其损之浅深，未经表里通利，先服损药，误人多矣。有因此痰涎上攻，有因此大小脏腑闭结，差之毫厘，谬以千里，所谓医不三世，不服其药[3]。信哉！此论治损伤之大纲也，然用药固不可差，而整顿手法，尤不可孟浪[4]。

【注释】

[1] 斫（zhuó）：用刀、斧等砍。

[2] 表里：表里通利的药物。

[3] 医不三世，不服其药：《礼记》云：“医不三世，不服其药。”“三世”指三世之医籍，包括《黄帝内经》《神农本草经》《太素》。

[4] 孟浪：鲁莽、轻率。

【按语】本段重点强调跌仆伤损的治疗大纲，明确指出斫伤、打伤、跌伤及诸创伤者均在跌仆伤之列，治疗必须求其本源，循理治之。内服药当先表里，而后服损药，整顿手法，不可孟浪，主张运用技巧，不用暴力。

NOTE

筋骨伤（节选）

【原文】

凡骨碎断，或未碎断但皮破损肉者，先用补肌散填满疮口，次用散血膏敷贴。如骨折，要接骨膏敷贴、夹缚；或皮破骨断者，用补肉膏敷贴。

凡骨断皮破者，不用酒煎药，或损在内破皮肉者，可加童便在破血药内和服。若骨断皮不破，可全用酒煎损药服之。若只损伤，骨未折，肉未破者，用消肿膏，或定痛膏。

凡皮破、骨出差臼，拔伸不入，撙捺皮相近三分，用快刀割开些，捺入骨，不须割肉，肉自破了可以入骨，骨入后，用补肉膏敷贴。疮四傍肿处留疮口，用补肌散填之，皮肉不破，用接骨膏、定痛膏敷贴。若破者，必有血出，用力整时，最要快便。

凡皮里有碎骨，只用定痛膏、接骨膏敷贴，夹缚，十分伤害，自然烂开肉，其骨碎必自出，然后掺补肌散，外以补肉膏敷贴。

……

凡平处骨断、骨碎、皮不破者，只用接骨膏、定痛膏敷贴夹缚。若手足曲直等处及转动处，只宜绢包缚，令时数转动，不可夹缚。如指骨碎断，止用苎麻夹缚；腿上用苎麻绳夹缚，冬月热缚，夏月冷缚，余月温缚。

……

凡筋断，用枫香，以金沸草砍取汁，调涂敷，次用理伤膏敷贴。

【按语】本文总结了多种骨折脱位的整复手法，使正骨手法不断丰富；主张运用技巧，因时创新。对于开放性骨折，认为复位动作要快，抓住时机，“若破者，必有血出，用力整时，最要快便”；也意识到手术的重要性，“凡皮破、骨出差臼，拔伸不入，撙捺皮相近三分，用快刀割开些，捺入骨，不须割肉，肉自破了可以入骨，骨入后，用补肉膏敷贴”。王肯堂在总结和继承明以前伤科学成就的基础上，又记载了不少整骨新方法，对骨伤疾病的发展起到了推动作用。

束缚敷贴用药（节选）

【原文】

凡敷贴接骨等药，疼痛不止者，可加乳香、没药、枫香、白芷、肉桂、南星、独活等味，各量加些于药中敷贴，其肉温暖，疼痛即住。刀斧伤者，去肉桂、南星、独活。

凡换药不可生换，用手巾打湿搭润，逐片取脱，随手荡洗换药，不可经停一时，恐生肉疤。仍先摊药，随即应手换之，此大节病累遭害，切记之。

NOTE

……

凡被杖打痛肿而未破者，先用棱针出血；若破者不须出血，只用撒地金钱、山薄荷、生地黄、地薄荷、猪贮叶、泽兰叶、血见愁捣敷贴。若成杖疮，用黑膏药、白膏药、红膏药、太乙膏、牛脂膏贴之。

……

凡刀斧伤者，看轻重用药，如轻者，只用补肌散，重者宜用封口药，紧缚住。如伤重者，外用散血膏敷贴。

【按语】本文主要介绍了膏药敷贴具体的操作方法与注意事项。王氏治疗骨伤疾病主张内外相辅，推崇外治疗法，在本书中将骨伤科方药归纳整理为“外治方药”和“内服方药”两大类，并且将外治方药置于内服方药章前。外治以敷贴为主，涉及药物较多，如“乳香、没药、枫香、白芷、肉桂、南星、独活”等，多为化瘀止血、行气止痛等，形成了骨伤疾病内外治的方药特色。

第二十三节 《寿世保元》文选

【导读】《寿世保元》是明代太医院吏目、著名医学家龚廷贤所撰，成书于万历四十三年(1615年)，为龚氏晚年力作。该书共十卷。卷一为脏腑、经络、诊断、治则等中医基础理论，卷二至卷六为内科杂证，卷七为妇科，卷八为儿科，卷九为外科，卷十为民间单方、杂治、急救、灸疗等方。对临证各科论治阐述较为详尽，每证均先采前贤要说，合以已验，总述病证和治法，然后附方并加减。在骨伤方面有自己的特色，又兼收并蓄，取各家所长，如发扬折伤专主血论、朱丹溪的治痰之法。该书取材广泛，临床切用，汇集了上千历经验证的正方、奇方、秘方、验方，为历代医家所推崇，对后世影响颇大。

腰痛（节选）

【原文】

丹溪曰：脉必沉而弦，沉为滞，弦为虚，涩者是瘀血，缓者是湿，滑者、伏者是痰，大者是肾虚也[1]。

夫腰乃肾之府，动摇不能，肾将惫矣[2]。因嗜欲无节，劳伤肾经，多有为喜怒忧思，风寒湿毒伤之，遂致腰痛。牵引于脊背，旁及二胁下，不可俯仰，此由肾气虚弱所致。宜滋肾调气，病可除矣。

论常常腰痛者，肾虚也，此方主之。补肾汤（略）。

论腰胯湿热作痛者，清热渗湿汤（略）。

论气滞腰痛，并闪挫腰痛、肾虚腰痛，立安散（略）。

论肾经虚损，腰腿遍身疼痛，壮肾散（略）。

NOTE

论此方专滋肾水，壮元阳，益筋骨，又能乌鬓。治肾虚腰痛，足膝痛神效，青娥丸（略）。

论肾气虚弱，肝脾之气袭之，令人腰膝作痛，伸屈不便，冷痹无力。夫肾，水脏也，虚则肝脾之气凑之，故令腰膝实而作痛，屈伸不便者，筋骨俱病也。经曰：能屈而不能伸者，病在筋；能伸而不能屈者，病在骨。故知屈伸不便，为筋骨之病也。冷痹者，阴邪实也。无力者，气血虚也，独活寄生汤。

论元气虚弱，腰痛白浊，以补中益气汤。依本方加黄柏、知母、白芍，俱酒炒；牛膝去芦酒洗；杜仲姜酒炒。

论腰痛，人皆作肾虚，诸药不效者，此淤血痛也。以大黄半两，更入生姜半两，同切如小豆大，于锅内炒黄色，投水二碗煎，五更初顿服。天明取下腰间淤血物，用盆器盛，如鸡肝样，痛即止。

【注释】

[1] 脉必沉而弦，沉为滞……大者是肾虚也：出自《丹溪心法治要·腰痛》。

[2] 夫腰乃肾之府……肾将惫矣：出自《素问·脉要精微论》篇。

【按语】本文阐述了腰痛的病因病机及辨证论治。

腰痛的病因较多，龚氏首引金元医家朱丹溪的论述，由肾虚、血瘀、痰、湿所致，“脉必沉而弦，沉为滞，弦为虚，涩者是瘀血，缓者是湿，滑者、伏者是痰，大者是肾虚也”。病因不同，临证则见不同脉象，反映出龚氏重视脉象，强调脉诊。继而引《黄帝内经》说明肾虚腰痛的特点、产生原因、病机及治疗。“夫腰乃肾之府，动摇不能，肾将惫矣。因嗜欲无节，劳伤肾经，多有为喜怒忧思，风寒湿毒伤之，遂致腰痛。牵引于脊背，旁及二胁下，不可俯仰，此由肾气虚弱所致。宜滋肾调气，病可除矣”。因腰为肾之府，肾主骨，肾虚则出现腰痛，屈伸不便。水不涵木，肝不能主筋，则腰膝作痛，屈伸不便。根本在于肾虚，滋肾调气，药如补肾汤、壮肾散。临证推崇补肾，但更重辨证施治。文内还详细介绍了肾虚、湿热、气滞、血瘀、气血虚、元气虚等不同证型的治疗方药。本文先采前贤要说，合以己验，最后附方，一目了然，利于后学借鉴。

臂痛（节选）

【原文】

臂为风寒湿所搏[1]，或睡后手在被外，为寒邪所袭，遂令臂痛。及乳妇以臂枕儿，伤于风寒而致臂痛，悉依后方对症用之。

论有因湿痰横行经络而作臂痛者，二术汤（略）。

论臂痛因于寒者，五积散（略）。

论臂痛因于气者，乌药顺气散（略）。

论臂痛因于湿者，蠲痹汤（略）。

论凡臂软无力不任重者，乃肝经气虚。风邪客于荣卫之间，使血气不能周

NOTE

养四肢，故有此症。肝主项背与臂膊，肾主腰胯与脚膝，其二脏若偏虚，则随其所主而痛焉。今此症乃肝气偏虚，宜补肝肾，六味丸主之。

一男子年六十余，素善饮，两臂作痛。恪[2]服祛风治痹之药，更加麻木，发热体软，痰涌，腰膝拘痛，口斜语涩，头目晕重，口角流涎，身如虫行，搔起白屑，始信谓余曰：何也？余曰：臂麻体软，脾无用也。痰涎自出，脾不能摄也；口斜语涩，脾气伤也；头目晕重，脾气不能升也；痒起白屑，脾气不能营也。遂用补中益气加神曲、半夏、茯苓。三十余剂，诸症悉退。又用参、术煎膏，治之而愈。

【注释】

[1] 搏：侵袭。

[2] 恪（kè）：谨慎。

【按语】本文阐述了臂痛的病因病机、辨证论治，并附验案一则。本病病因主要在于风、寒、湿侵袭臂部，经络闭阻不通，不通则痛；也有肝肾亏虚者，不荣则痛。病机不同，治疗各异。本则病案中，患者为老年男性，饮食不节，伤及脾胃，误服祛风治痹之药，更加麻木，发热体软，诸症蜂起。其病机本为脾虚湿盛，用补中益气汤加减以补脾祛湿，诸症悉退。

痿躄（节选）

【原文】

痿[1]者，手足不能举动是也，又名软风[2]，下体痿弱，不能趋步，及手战摇，不能握物，此症属血虚。血虚属阴虚，阴虚生内热，热则筋弛。步履艰难，而手足软弱，此乃血气两虚。风湿之症，古方通用风药治之，非也。独东垣、丹溪二先生治法，始合《经》意，而以清燥汤主之。

丹溪又分血热[3]、湿痰、气虚、血虚、瘀血等法。湿热，用东垣健步丸。燥湿降阴火，加苍术、黄柏、黄芩、牛膝之类。湿痰，二陈汤加苍术、白术、黄芩、黄柏、竹沥、姜汁。气虚，四君子汤加苍术、黄芩之类[4]。血虚，四物汤加黄柏、苍术，兼送补阴丸。亦有食积死血妨碍不得下降者，宜以食积死血治之。他如潜行散、二妙散、虎潜丸，皆治痿妙药也。

【注释】

[1] 痿：即痿躄（bì）。中医病名。指肢体痿弱废用的一类病证。

[2] 软风：即痿证。

[3] 血热：疑为《丹溪心法·痿论》的“湿热”之讹。

[4] 黄芩之类：《丹溪心法》为黄芩、黄柏之类。

【按语】本文阐述了痿躄的病因病机、临床表现和辨证论治。首先明确痿躄的定义，以气血理论阐述痿躄的病因有血虚、阴虚、血气两虚，气血长养经络百骸，气血不足则百病由生。痿躄也可由湿热所致，湿令大行，湿热相合，肺金受湿热之邪，绝寒水生化之源，肾阴亏损，骨

NOTE

无所主，则痿躄发作，“腰下痿软，瘫痪不能动履”。

痿躄的治疗，龚氏博采众长，对丹溪的治法甚为推崇，“分湿热、湿痰、气虚、血虚等”，遵古不泥古，不局限于“治痿独取阳明”。

折伤（节选）

【原文】

夫折仆坠堕，皮不破而内损者，必有瘀血。若金石伤，皮破肉出，或致亡血过多。二者不可同法而治。有瘀者，宜攻利之；若亡血者，兼[1]补行之。或察其所伤，有轻、重、上、下、浅、深之异，经络气血多少之殊。惟宜先逐瘀血，通经络，和血止痛，后调气养血，补益胃气，无不效也。

大凡伤损不问壮弱，及无瘀血停积，俱宜服热童便，以酒佐之，推陈致新，其功甚大。

论跌伤骨折，用药一厘[2]，黄酒调下，如重车行十里之候，其骨接之有声，初跌之时，整理如旧对住，绵衣盖之，勿令见风，方服药，休移动。端午日制，忌妇人鸡犬等物。

【注释】

[1] 兼：在《医宗金鉴·正骨心法要旨·内治方法总论》与《伤科补要·治法论》皆为“血”。

[2] 一厘：指用“一厘金一厘”。一厘金，大梁孙都督秘传神效方。

【按语】本文阐述折伤的内服治法并附方药。其继承和发扬前贤的“折伤专主血论”，认为“皮不破而内损者，必有瘀血”。治疗方法当“有瘀者，宜攻利之；若亡血者，兼补行之。或察其所伤，有轻重上下浅深之异，经络气血多少之殊”。对折伤的病机分析及治疗，总结调治气血的规律，宜先逐瘀血，通经络，和血止痛，后调气养血，补益胃气。

麻木（节选）

【原文】

脉浮而濡属气虚，关前得之，麻在上体。关后得之，麻在下体也。脉浮而缓属湿，为麻痹；脉紧而浮属寒，为痛痹；脉涩而芤属死血，为木，不知痛痒。《黄帝内经》曰：“风寒湿三气合而为痹。故寒气胜者为痛痹，湿气胜者为着痹。”河间曰：留着不去，四肢麻木拘挛也。《经》又曰：痛者寒气多也，有寒故痛。其不痛不仁者，病久入深，荣卫之行涩，经络时疏，故不痛。皮肤不荣，故为不仁。夫所谓不仁者，或周身，或四肢，唧唧然麻木不知痛痒，如绳扎缚初解之状，古方名为麻痹者是也。丹溪曰：麻是气虚，木是湿痰、死血。然则曰麻曰木者，以不仁中而分为二也。虽然亦有气血俱虚，但麻而不木者，亦有

NOTE

虚而感湿。麻木兼作者，又有因虚而风寒湿三气乘之，故周身掣痛，兼麻木并作者，古方谓之周痹。治法宜先汗而后补。医者亦各类推而治，不可执一见也。

论麻木，遍身手足俱麻者，此属气血两虚，宜加味八仙汤。

论麻是浑身气虚也，加减益气汤。

论十指尽麻，并面目皆麻，此亦气虚也，补中益气汤。

论木是湿痰、死血也，双合汤。

论手足麻痹，因湿所致也，香苏散。以本方加苍术、麻黄、桂枝、白芷、羌活、木瓜。

论感风湿，手膊或痛或木，或遍身麻木，五积散。

论妇人七情六郁，气滞经络，手足麻痹，宜开结舒经汤。

论口舌麻木，延及嘴角头面亦麻，或呕吐痰涎，或头晕眼花，恶心，遍身麻木，宜止麻消痰饮。

论十指酸痛，麻木不仁，大附子、木香各等份，每服三钱，姜三片，水一碗，煎七分服。

论妇人遍身麻痹，谓之不仁，皆因血分受风湿所致，用祛风散，送下五补丸。

论风热血燥，皮肤瘙痒，头面手足麻木，清凉润燥汤。

论面上木处，可用桂枝为末，用牛皮胶和少水化开，调敷之，厚一二分。若脚底硬木处，可将牛皮胶熔化，入姜汁调和，仍入南星末五钱和匀，用温火烘之，此外治也。

治两手指麻木，四肢困倦，怠惰嗜卧，乃热伤元气也。黄芪八钱，人参五钱，白芍三钱，柴胡二钱五分，升麻二钱，五味子百四十粒，生甘草五钱，炙甘草二钱。右锉，水煎，稍热，空心服。

治两腿麻木，沉重无力，多汗，喜笑，口中涎下，身重如山，语声不出，右寸脉洪大。黄芪三钱，当归二钱，苍术四钱，陈皮五钱，藁本三钱，黄柏一钱（酒炒），柴胡三钱，升麻一钱，知母一钱（酒炒），五味子一钱，生甘草二钱五分。

治皮肤间有麻木，乃肝气不行故也。黄芪一两，白芍一两半，橘皮一两半（不去白），泽泻五钱，炙甘草一两。右锉，水煎，温服。

【按语】本文阐述麻木的病因病机及辨证治疗。龚氏尊崇经典，博众家之长，引《黄帝内经》、刘河间、朱丹溪对麻木的认识，阐述麻、木、不仁和周痹的病因病机。麻是气虚；木是湿痰、瘀血；不仁属“气血俱虚”；周痹则“气血虚感风寒湿”。本文先集前贤要说，再合以已验，然后附方并加减，以供后学类推而治。

NOTE

第二十四节　《外科正宗》文选

【导读】《外科正宗》由明代著名外科医家陈实功编著，成书于1617年，全书共四卷。陈实功为外科正宗派的代表人物，此书比较全面地反映了他在外科学上的主张与贡献。卷一总论痈疽病因、阴阳顺逆、五善七恶、治则治法、宜忌调理等；卷二至卷四分论外科各种常见疾病120余种，首论病因病理，次叙临床表现，继之详论治法，并附以典型病例。书中对许多外科病证的认识颇具临床价值。陈氏治疗主张内外治法并重，内治上尤重视脾胃，常宗消、托、补三法，同时他又非常重视应用刀针等手术疗法，也反对滥施刀针，创造和记载了当时多种外科手术方法，如截肢、鼻息肉摘除、气管缝合、咽喉部异物剔除术，以及用枯痔散、枯痔钉、挂线法治疗痔漏等。《外科正宗》是一部明代最具代表性的外科学著作，后世对该书评价甚高，赞其"列症最详，论治最精"。

附骨疽（附鹤膝风，节选）

【原文】

夫附骨疽者，乃阴寒之骨之病也。但人之气血生平壮实，虽遇寒冷则邪不入骨。凡入者，皆由体虚之人，夏秋露卧，寒湿内袭；或房欲之后，盖覆单薄，寒气乘寒入里，遂成斯疾也。初起则寒热交作，稍似风邪；随后臀腿筋骨作疼，不热不红，痛至彻骨。甚者曲不能转侧，日久阴变为阳，寒化为热，热甚而腐肉为脓，此疽已成也。凡治此症，初起寒热作痛时，便用五积散加牛膝、红花发汗散寒、通行经络，或万灵丹发汗亦可；次以大防风汤行经活血、渗湿补虚……

以上之症，皆由元气不足中来，不可误用损脾、泄气、败毒等药，外禁寒凉等法。如误用之，必致气血冰凝，内肉瘀腐，日久化为污水败脓，流而不禁者终死。又有鹤膝风，乃足三阴亏损之症。初起寒热交作时，亦宜五积散加牛膝、红花，或万灵丹发汗俱可；如汗后肿痛仍不消减，此阴寒深伏，以大防风汤温暖经络，重者兼灸膝眼二穴，敷以琥珀膏，亦可渐渐取效。又如以上之法俱不效者，终成痼疾，不必强药消之，只宜先天大造丸、史国公酒药每常服之，终年亦可转重就轻，移步行履，尚可图也。

【按语】本文阐述了附骨疽的病因病机、临床表现及辨证治疗。

附骨疽的病因有阴寒入骨；或体虚，寒湿内袭；或房欲之后，肾气大伤，寒气乘虚入里。临床表现初起寒热交作，随后臀腿筋骨作疼，不热不红，疼至彻骨。甚者屈伸不能转侧，日久阴变为阳，寒化为热，热甚而腐肉为脓，此疽已成也。治疗应辨证施治，灵活用药，如用五积散加牛膝、红花发汗散寒，通行经络，或万灵丹发汗；再以大防风汤行经活血，除湿补虚。元气不足，内不用损脾、泄气、败毒等药，外禁寒凉等法，若误用，致气血凝滞，热盛肉腐，日

NOTE

久化脓，危及生命。

鹤膝风也是阴寒入骨、足三阴亏损之症。初起寒热交作，宜五积散加牛膝、红花，或万灵丹发汗而解。若汗后肿痛仍不消减，为阴寒深伏，以大防风汤温暖经络，重者兼灸膝眼二穴，敷以琥珀膏可渐渐取效。如不能取效者，转成慢性化脓性骨髓炎，不宜强行发散，宜先天大造丸、史国公酒药常服，温补阳气，通经活络，使症状转轻，恢复关节部分功能。

【原文】

附骨疽看法

初起身微寒热，饮食如常，结肿[1]微红，疼不附骨者顺。已成举动自便[2]，结肿成囊，疼痛有时，脓易成者为吉。已溃脓稠，肿消痛减，身体轻便，醒苏睡稳、不热者吉。溃后元气易复，饮食易进，内肉易实，脓水易干者吉。

初起身发寒热，漫肿色白，肢体牵强，疼痛附骨者险。已成举动不便，通腿漫肿，不热不红，不作脓者为险。

【注释】

[1] 结肿：肿起局限而硬。结，聚、硬。

[2] 举动自便：活动自由。

【按语】本文主要概括了附骨疽的吉凶、顺逆、预后的判断方法，从初起的寒热、饮食、局部的肿痛、脓成的难易、身体轻便与否等方面加以推测。

【原文】

附骨疽治法

初起发热恶寒，身体拘急，腿脚肿疼，脉浮紧者散[1]之。已成腿脚肿痛，皮色不变，上下通肿者，散寒，温经络。寒热作肿，色白光亮，按之如泥[2]不起者，宜健脾渗湿。身体无热恶寒，脉迟而涩，腿肿不热者，养血，温经络。暑中三阴，脉洪而数，腿脚焮肿，口干便燥者，宜下之。已溃脓水清稀，饮食减少，形体消瘦者，补中健脾胃。溃后肿痛不减，脓水不止，虚热不退者，温中养气血。愈后筋骨牵强，屈伸不便者，宜滋养气血，通利关节。

【注释】

[1] 散：指发散，治法的一种。

[2] 按之如泥：按后不能恢复原位，肿胀较甚。

【按语】本文强调了附骨疽的辨证施治。初起应散寒温经，兼肿胀，宜健脾渗湿。已溃脓水清稀，饮食减少，形体消瘦者，宜补中健脾胃。溃后宜温中养气血。愈后屈伸不便者，宜滋养气血，通利关节。当然临床治疗不可拘泥，应准确辨证。

第二十五节 《景岳全书》文选

NOTE

【导读】《景岳全书》成书于1624年，由明代医家张介宾编撰。张氏在总结前人医疗成就的基础上，结合个人临床经验汇编而成此书。全书共64卷，包括医论、诊断、本草、方剂、临床各科等，对内、外、妇、儿及中医理论等进行了较全面的论述。《景岳全书·外科钤》阐述了恶性肿瘤切割不彻底致死的机理，提出“瘤赘既大，最畏其破，非成脓者，必不可开，开则牵连诸经，漏竭血气，最难收拾，无一可治”。对命门学说进行发挥，针对朱丹溪“阳常有余”“相火为元气之贼”的主张，提出“阳非有余”的观点，认为人之生气以阳为主，阳难得而易失，既失而难复，主张自始至终贯彻以温补命门为主的指导思想，为补肾法治虚劳腰背、腰腿痛提供了理论依据。其立论和治法自成一家，以至成为温补派的中坚人物。

跌打损伤（节选）

【原文】

凡跌打损伤，或从高坠下，恶血[1]流于内，不分何经之伤，皆肝之所主。盖肝主血也，故败血凝滞，从其所属而必归于肝，多在胁肋小腹者，皆肝经之道也。若其壅肿痛甚，或发热自汗，皆当酌其虚实，而以调血行经之药治之。

治法：凡胸满胁胀者，宜行血。老弱者，宜行血活血。腹痛者，宜下血。瘀血不溃，或溃而不敛，宜大补气血。若打扑坠堕稍轻，别无瘀血等证，而疼痛不止者，惟和气血，调经脉，其痛自止。更以养气血，健脾胃，则无有不效。亦有痛伤胃气作呕，或不饮食者，以四君子汤加当归、砂仁之类调之。若有瘀血不先消散，而加补剂，则成实实[2]之祸。设无瘀血而妄行攻利，则致虚虚[3]之祸。故凡此证，须察所患轻重，有无瘀血，及元气虚实，不可概行攻下，致成败证。盖打扑坠堕，皮肉不破，肚腹作痛者，必有瘀血在内，宜以复元活血汤攻之。老弱者，四物汤加红花、桃仁、穿山甲，补而行之。若血去多而烦躁，此血虚也，名曰亡血，宜补其血。如不应，当以独参汤补之。

凡损伤不问老弱，及有无瘀血停积，俱宜服童便。以酒佐之，推陈致新，其功甚大。若胁胀，或作痛，或发热烦躁，口干喜冷，惟饮热童便[4]一瓯[5]，胜服他药。他药虽亦可取效，但有无瘀血恐不能尽识，反致误人，惟童便不动脏腑，不伤气血，万无一失。尝询之诸营操军，常有坠马伤者，何以愈之。俱对曰：惟服热童便即愈。此其屡试之验亦明矣。然惟胃虚作呕，及中寒泄泻者，不可服。大凡肿痛，或伤损者，以葱捣烂炒热罨[6]之，或用生姜葱白同捣烂，和面炒热罨之尤妙。或用生姜陈酒糟同捣烂，炒热罨之亦可。外治损伤诸方，如秘传正骨丹[7]、没药降圣丹[8]、当归导滞散[9]、黑丸子[10]、本事接骨方[11]、十味没药丸[12]、洗损伤[13]等十余方，俱有妙用，所当详察。

立斋曰：予于壬申年，被重车碾伤，闷瞀[14]良久复苏，胸满如筑[15]，气息不通，随饮热童便一碗，胸宽气利，惟小腹作痛，吾乡银台徐东濠先生，与复元活血汤一剂，便血数升，肿痛悉退，更服养血气药而痊。戊辰年，公事居庯，见覆车被伤者七八人，仆地呻吟，一人未苏，予俱令以热童便灌之，皆得无事。

【注释】

［1］恶血：即瘀血，有害于人体，故称为恶，与下文“败血”意同。

［2］实实：实证反用补法，助邪挡病。

［3］虚虚：虚证反用泻法，使虚者更虚，正气益伤。

［4］童便：幼童之尿。《景岳全书》谓：“味咸气寒沉，善清诸血妄行……扑损瘀血。”

［5］瓯（ōu）：小盆，古代盛水器具。

［6］罨（yǎn）：覆盖、掩盖之意。

［7］秘传正骨丹：由降真香、乳香、没药、苏木、松节、自然铜、川乌、血竭、地龙、生龙骨、土狗等药组成。

［8］没药降圣丹：由当归、白芍、川芎、生地黄、苏木、川乌、骨碎补、乳香、没药、自然铜等药组成。

［9］当归导滞散：大黄、当归等份为末。

［10］黑丸子：一名和血定痛散，由百草霜、白芍、川乌、南星、赤小豆、白蔹、白及、骨碎补、当归、牛膝等药组成。

［11］本事接骨方：由接骨木、乳香、当归、赤芍、川芎、自然铜等药组成。

［12］十味没药丸：由没药、乳香、川芎、川椒、当归、芍药、红花、桃仁、血竭、自然铜等药组成。

［13］洗损伤：以荆芥、土当归、生葱煎汤，一方用生姜。

［14］闷瞀：指心胸满闷烦乱、眼目昏花之症。闷，心胸满闷。瞀，目视不明。

［15］筑：持，持土使之坚实。此处意为胸中似物填充。

【按语】本章论述对跌打损伤应详察瘀血之有无和元气之虚实。跌打损伤必有瘀血，从其所属必归于肝，出现胁肋、小腹胀痛，治疗应以行血、活血、下血为主。瘀血不溃、溃而不敛或疼痛不止者，为元气虚弱，应养气血，健脾胃。若有瘀血不先消散而温补，则成实实之祸；无瘀血而妄行攻利，则致虚虚之灾。

腰痛辨证施治（节选）

【原文】

腰痛证旧有五辨：一曰阳虚不足，少阴肾衰；二曰风痹、风寒、湿著腰痛；三曰劳役伤肾；四曰坠堕损伤；五曰寝卧湿地。虽其大约如此，然而犹未悉[1]也。盖此证有表里虚实寒热之异，知斯[2]六者庶[3]乎尽矣，而治之亦无难也。

腰痛证，凡悠悠戚戚[4]，屡发不已者，肾之虚也。遇阴雨或久坐，痛而重者，湿也。遇诸寒而痛，或喜暖而恶寒者，寒也。遇诸热而痛，及喜寒而恶热者，热也。郁怒而痛者，气之滞也。忧愁思虑而痛者，气之虚也。劳动即痛者，肝肾之衰也。当辨其所因[5]而治之。

NOTE

腰为肾之府，肾与膀胱为表里，故在经则属太阳，在脏则属肾气，而又为冲任督带之要会。所以凡病腰痛者，多由真阴之不足，最宜以培补肾气为主。其有实邪而为腰痛者，亦不过十中之二三耳。

腰痛之虚证十居八九，但察其既无表邪，又无湿热，而或以年衰，或以劳苦，或以酒色斫丧[6]，或七情忧郁所致者，则悉属真阴虚证。凡虚证之候，形色必清白而或见黧黑，脉息必和缓而或见细微，或以行立不支而卧息少可，或以疲倦无力而劳动益甚。凡积而渐至者皆不足；暴而痛甚者多有余；内伤禀赋者皆不足；外感邪实者多有余，故治者当辨其所因。凡肾水真阴亏损，精血衰少而痛者，宜当归地黄饮，及左归丸、右归丸为最。若病稍轻，或痛不甚，虚不甚者，如青蛾丸、煨肾散、补髓丹、二至丸、通气散之类，俱可择用。

腰痛之表证，凡风寒湿滞之邪，伤于太阳、少阴之经者皆是也。若风寒在经，其证必有寒热，其脉必见紧数，其来必骤，其痛必拘急兼酸，而多连脊背。此当辨其阴阳，治从解散。凡阳证多热者，宜一柴胡饮，或正柴胡饮之类主之；若阴证多寒者，宜二柴胡饮、五积散之类主之。其有未尽，当于伤寒门辨治。

湿滞在经而腰痛者，或以雨水，或以湿衣，或以坐卧湿地。凡湿气自外而入者，总皆表证之属，宜不换金正气散、平胃散之类主之。若湿而兼虚者，宜独活寄生汤主之。若湿滞腰痛而小水不利者，宜胃苓汤，或五苓散加苍术主之。若风湿相兼，一身尽痛者，宜羌活胜湿汤主之。若湿而兼热者，宜当归拈痛汤、苍术汤之类主之。若湿而兼寒者，宜《济生》术附汤、五积散之类主之。

腰痛有寒热证，寒证有二，热证亦有二。凡外感之寒，治宜温散如前，或用热物熨之亦可。若内伤阳虚之寒，治宜温补如前。热有二证，若肝肾阴虚，水亏火盛者，治当滋阴降火，宜滋阴八味煎，或用四物汤加黄柏、知母、黄芩、栀子之属主之。若邪火蓄结腰肾，而本无虚损者，必痛极，必烦热，或大渴引饮，或二便热涩不通，当直攻其火，宜大厘清饮加减主之。

跌仆伤而腰痛者，此伤在筋骨，而血脉凝滞也，宜四物汤加桃仁、红花、牛膝、肉桂、玄胡、乳香、没药之类主之。若血逆之甚而大便闭结不通者，宜《元戎》四物汤主之，或外以酒糟、葱、姜捣烂罨之，其效尤速。

丹溪云：诸腰痛不可用参补气，补气则痛愈甚；亦不可峻用寒凉，得寒则闭遏而痛甚。此言皆未当也。盖凡劳伤虚损而阳不足者，多有气虚之证，何为参不可用？又如火聚下焦，痛极而不可忍者，速宜清火，何为寒凉不可用？但虚中夹实不宜用参者有之，虽有火而热不甚，不宜过用寒凉者亦有之，若谓概不可用，岂其然乎[7]？余尝治一董翁者，年逾六旬，资禀[8]素壮，因好饮火酒，以致湿热聚于太阳，忽病腰痛不可忍，至求自尽，其甚可知。余为诊之，则六脉洪滑之甚，且小水不通而膀胱胀急，遂以大厘清饮倍加黄柏、龙胆草，一剂而小水顿通，小水通而腰痛如失。若用丹溪之言，鲜不误矣！是以不可执[9]也。

妇人以胎气、经水损阴为甚，故尤多腰痛脚酸之病，宜当归地黄饮主之。

【注释】

[1] 悉：尽全的意思。

[2] 斯：这、此。

[3] 庶：差不多。

[4] 悠悠戚戚：形容病势缠绵，令入苦恼不休。悠悠，长。戚戚，忧惧。

[5] 所因：所产生的原因。

[6] 斫（zhuó）丧：摧残、伤害之意，特指沉溺酒色以致伤害身体。斫，削、砍。

[7] 岂其然乎：反诘句，意为难道是这样吗？

[8] 资禀：先天禀赋。

[9] 执：固执、坚持。

【按语】本节论述腰痛分类有五种：一为肾虚阳衰腰痛；二为风寒湿腰痛；三为劳损腰痛；四为坠堕跌打损伤腰痛；五为寝卧湿地腰痛。但要分清表里、虚实、寒热方能辨证确当。各种腰痛临床症状不同，要仔细分清。凡腰痛绵绵，屡发不已为肾虚；遇阴雨加重为湿重；遇寒而痛重，喜暖恶寒者为寒重；遇热而痛重，喜寒恶热者为热重。临床以寒湿腰痛为多见。腰为肾之府，与膀胱为表里，但与冲、任、督、带有经络相连。凡腰痛，以虚证多见，实证少见。虚证多为年老体衰，或酒色伤肾，其症行走、站立则绵绵作痛，卧床缓解，或疲乏无力，稍劳则痛重。

风寒湿腰痛，若邪袭太阳少阴之经，为表证腰痛，应分清邪之偏重。风寒腰痛者见寒热，脊背拘急酸痛，其脉浮紧；湿滞腰痛者，腰背沉重，不能久坐，或小便不利。

本章对腰痛治疗提出“辨其所因而治之，所用方剂偏重温补”为其学术特点，对临床上腰痛辨治有较大的指导意义。

第二十六节　《医宗必读》节选

【导读】《医宗必读》共十卷，明·李中梓撰于1637年。李中梓（1588—1655年），字士材，号念莪，又号尽凡居士。江苏云间南汇人，为明末清初著名医学家。卷一为医论及图说，卷二为新著四言脉诀、脉法心参及色诊，卷三、卷四为本草徵要，卷五至卷十论述以内科杂病为主的33种病证的因证及治疗，并附医案。书中提出“肾为先天之本”“脾为后天之本”“气血俱要，补气在补血之先；阴阳并需，而养阳在滋阴之上”“乙癸同源，肝肾同治”等论断，同时主张采用“治风先治血，血行风自灭”之法治疗痹证，提出“积聚”分初、中、末三期辨证，“肿胀”分寒热虚实之辨证等观点。现存3种明刻本，40余种清刻本，多种石印本。1949年后有排印本。

NOTE

腰痛（节选）

【原文】

《黄帝内经》云：太阳所至为腰痛（足太阳膀胱之脉所过，还出别下项，循肩髆内，夹脊抵腰中，故为病，项如拔[1]，夹脊痛，腰不可以曲。是经虚则邪客之，痛病生矣。夫邪者，是有风热湿燥寒，皆能为病，大抵寒湿多而风热少也）。又云：腰者肾之府。转摇不能，肾将惫矣（房室劳伤，肾虚腰痛，阳气虚弱，故不能运动惫败也）。

愚按《黄帝内经》言太阳腰痛者，外感六气也。言肾经腰痛者，内伤房欲也。假令作强伎巧之官[2]，谨其闭蛰封藏之本，则州都之地[3]，真气布敷，虽六气苛毒，弗之能害[4]。惟以欲竭其精，以耗散其真[5]，则肾藏虚伤，膀胱之府，安能独足。于是六气乘虚侵犯太阳，故分别施治。有寒湿，有风热，有闪挫，有瘀血，有滞气，有痰积，皆标也。肾虚其本也。标急则以标，本重则从本。标本不失，病无遁状矣。

寒：感寒而痛，其脉必紧；腰间如冰，得热则减，得寒则增（五积散去桔梗，加吴茱萸，或姜附汤加肉桂、杜仲，外用摩腰膏），兼寒湿者（五积散加苍术、麻黄）。

湿：伤湿如坐水，肾属水，久坐水湿，或伤雨露，雨水相得，以致腰痛身重，脉缓。天阴必发（湿伤，肾着汤），兼风湿者（独活寄生汤）。

风：有风脉浮，痛无常处。牵引两足（五积散加防风、全蝎，或小续命汤），杜仲、姜汁炒为末，每服一钱，酒送。治肾气腰痛，兼治风冷，或牛膝酒。

热：脉洪数发渴，便闭（甘豆汤加续断、天麻）。

闪挫：或跌仆损伤（乳香逐痛散及黑神散，合复元通气散酒下），不效，必有恶血（四物汤加桃仁、穿山甲、大黄），劳后负重而痛（十补汤下青莪术）。

瘀血：脉涩，转动苦锥刀之刺，大便黑，小便或黄或黑，日轻夜重（调荣活络饮，或桃仁酒调黑神散）。

气滞：脉沉（人参顺气散或乌梅顺气散，加五加皮、木香），或用降香、檀香、沉香各三钱三分，煎汤空心服。

痰积：脉滑（二陈汤加南星、香附、乌药、枳壳），脉有力（二陈汤加大黄）。

肾虚：腰肢痿弱，脚膝酸软，脉或大或细，按之无力。痛亦攸攸隐隐而不

NOTE

甚。分寒热二候，脉细而软，力怯短气，小便清利（肾气丸、茴香丸、鹿茸羊肾之类）。脉大而软，小便黄，虚火炎（六味丸、封髓丸）。丹溪云：久腰痛，必用官桂开之，方止。

【注释】

[1] 如拔：形容僵硬疼痛，不能转动，有如被人牵拉之状。

[2] 作强伎巧之官：指肾，出自《素问·灵兰秘典论》："肾者，作强之官，伎巧出焉。"

[3] 州都之地：膀胱为州都之官，出自《素问·灵兰秘典论》："膀胱者，州都之官，津液藏焉，气化则能出矣。"足太阳经脉所过之地为州都之地，此处指腰部。

[4] 弗之能害：即"弗能害之"，医古文中宾语前置句型。不能损害它（肾）。

[5] 以欲竭其精，以耗散其真：出自《素问·上古天真论》："今时之人不然也，以酒为浆，以妄为常，醉以入房，以欲竭其精，以耗散其真，不知持满，不时御神，务快其心，逆于生乐，起居无节，故半百而衰也。"指不按养生法则生活就很难获得健康长寿。

【按语】本章主要论述腰痛的病因、诊断和分型论治。足太阳膀胱经所过，还出别下项，循肩膊内，夹脊抵腰中，故见腰痛。再加上房室劳伤，肾脏虚伤，六气乘虚侵犯太阳，"经虚邪客"，故而出现"项如拔，夹脊痛，腰不可以曲"的症状。然而本病肾虚为本，外感邪气为标。治疗时应分清标本缓急，急则治其标，缓则治其本。邪有风热燥湿寒，"寒湿多而风热少"是符合临床实际的。本章指出，凡腰痛多为虚中夹实，实邪有寒湿、风热、瘀血、气滞、痰积等，宜分别采用不同方法治疗。然肾虚腰痛则分虚寒、虚热两种进行治疗，并且给出了与病因病机相对应的方剂，在总结前朝腰痛病的因机证治同时也为后来者提供了临证参考。

该书为初学医者登堂人室之捷径，正如李中梓在序言中所说，希望"明通者读之，而无遗珠之恨；初学者读之，而无望洋之叹"。

第二十七节　《疡医大全》节选

【导读】《疡医大全》清·顾世澄著于1773年。顾世澄（生卒年不详），一名澄，字练江，号静斋，安徽芜湖人。他宗《黄帝内经》之旨，阐明脉法，详尽分辨经络穴道，汇集内景证形，"上自颠顶，下至涌泉，凡涉及外证者，都绘图立说，按证立方"；"如汤火刀伤、弄杖跌仆、兽伤虫咬、误吞药石毒物、五绝救解，皆立治疗之法"，目的是使后来医者"咸知疡必有名，医必有法，按图施治，经络分明"。

本书共40卷，虽名曰"疡医"大全，实际上已远远超出了目前临床所说的"疮疡肿毒"外科范畴。除外科外，内、妇、皮、儿、性病、男科、传染科等，凡有外证可见者，无不涉及。现存多种清刻本、石印本。

跌打损伤门主论（节选）

【原文】

NOTE

陈远公[1]曰：有跌伤骨折，必用杉木或杉板将骨折凑合端正[2]，以绳缚定，勿偏斜曲[3]，再以布扎[4]。切不可因疼痛，心软少致轻松[5]，反为害事。后用内服药。如皮破血出，须用外用药。但骨折而外边之皮不伤，即不必用外治药，然内外夹攻[6]，未尝不更佳耳。内治法宜活血祛瘀为先，血不活则瘀不去，瘀不去则骨不能接也。

【注释】

[1] 陈远公：即陈士铎，清代著名医家。著有《洞天奥旨》《辨证录》等。

[2] 凑合端正：指整复骨折损伤。

[3] 勿偏斜曲：指夹板位置不要偏歪不正。

[4] 布扎：用布制绷带捆扎夹板。

[5] 少致轻松：指捆扎夹板不紧。

[6] 内外夹攻：指内治外治并用。

【按语】本文记述了骨折的整复、固定、药物等治疗方法及注意事项。文中治疗方法切实可用，而且告诫医者，在治疗过程中不可因为同情患者痛苦而心软，导致捆扎夹板力量不足。虽为同情之心，实则为害患者，此乃宝贵的临床经验。并且指出，整复固定后配合内治药物或者内治外治并用效果更佳。文中所述："但骨折而外边之皮不伤，即不必用外治药"，以现在临床经验来看，骨折后患处多肿胀疼痛，即使未形成开放性损伤，外用消肿止痛药物贴敷也能很好地促进肿胀瘀血消散，故作者亦认为"然内外夹攻，未尝不更佳"。作者以名医指导为开端，结合自己多年的临床经验，为后世医者提供了临床指导。内治法依据"血不活则瘀不去，瘀不去则骨不能接也"，提出早期用活血化瘀法治疗，奠定了骨折愈合"瘀去、新生、骨合"的理论基础。

【原文】

冯鲁瞻[1]曰：胎前如有跌仆所伤，须逐污[2]生新为主，佛手散最妙。腹痛加益母草服，如痛止则母子俱安。如胎已损，则污物并下，再加童便制香附、益母草、陈皮煎浓汁饮之。如从高坠下，腹痛、下血、烦闷，加生地、黄芪补以安之。如因跌仆腹痛下血，加参、术、陈皮、白茯苓、炙甘草、砂仁末以保之。如胎下而去[3]血过多，昏闷欲绝[4]，脉大无力，用浓浓独参汤冲童便服之，小产本由气血大虚，今当产后，益虚其虚[5]矣，故校[6]正产，尤宜调补。

【注释】

[1] 冯鲁瞻：清代名医，著有《冯氏锦囊秘录》。

[2] 逐污：活血化瘀法。

[3] 去：此作"失"字解。

[4] 欲绝：濒死之义。

[5] 虚其虚：前一个"虚"作动词用，使原来的虚更加虚。

[6] 校：比较之义。

【按语】本节论述妊娠时发生跌仆损伤的治疗方法。跌仆损伤后的主要病理改变是瘀血，所以用佛手散祛瘀生新最佳。如有腹痛就要小心胎气受伤，治宜保胎；如无腹痛则说明胎气未伤，母子俱安。如果胎气受损，已经流产，治宜去瘀血。如果小产后流血过多，恐致身体更加虚弱，可用独参汤急救补养之。从高处坠下与跌仆损伤一样，胎气未伤者宜保之，胎已下者宜祛瘀生新并予补养。必要时，应请妇科同时会诊处理。作者以自己的临床经验为指导，对妇女妊娠损伤给出了规范化处理意见，不仅对当时的医者有益，而且对于现在的临床实践也有一定的指导意义。

救从高坠下门主论（节选）

【原文】

陈远公曰：人从高坠下，昏死不苏，人以为恶血奔心，谁知乃气为血壅乎。夫跌仆之伤，多是瘀血之攻心，然跌仆出其不意，未必心动也。惟从高下坠，失足时心必惊悸，自知必死，是先夹一必死之心，不比一蹶[1]而伤者，心不及动[2]也。故气血错乱，每每昏绝不救。治法逐其瘀血，佐以醒脾之品，则血易散而气易开。倘徒攻瘀血，则气闭不宣，究何益乎？苏气汤：乳香末、没药末、大黄末各一钱，山羊血末五分，苏叶、荆芥、丹皮各三钱，当归、白芍、羊踯躅[3]各五钱，桃仁十四粒，水煎调服，一剂气苏，三剂血活全愈。

【注释】

[1] 蹶：猝倒。

[2] 心不及动：指未受惊吓而扰乱心神。

[3] 羊踯躅（zhízhú）：中药名，见于《本草纲目》。又名黄踯躅、羊不食草、闹羊花等。

【按语】 本节论述了从高处坠下致伤的病因病机和治疗方法。坠伤后昏迷不醒是气滞血壅所致，当用行气活血法治疗，方以苏气汤。不可单用逐瘀血的方法，不行气则气闭不宣，治疗难以取得效果。作者究其病因病机，制定出针对性的治疗法则，告知医者如果稍有偏差，不会有良好疗效。提醒后人辨证需全面考虑，不可一叶障目。

第二十八节　《杂病源流犀烛》文选

【导读】 全书三十卷，刊于1773年。本书为《沈氏尊生书》的重要组成部分。沈金鳌，清代医家（1717—1776年）。字芊绿，号汲门、再平，晚年自号尊生老人，江苏无锡人。他撰成《脉象统类》《诸脉主病诗》《杂病源流犀烛》《伤寒论纲目》《妇科玉尺》《幼科释谜》《要药分剂》，总其名曰《沈氏尊生书》。

书中列脏腑门、奇经八脉门、六淫门、内伤外感门、面部门、身形门六门，每门都论述病种若干，每病各源流一篇，辨证求因，审因论治，依法立方，按方遣药，强调“跌仆闪挫猝然身受，由外及内……其治之法，亦必于经络脏腑中间求之，而为之行气，为之行血”，为“折伤专主血论”提供了理论依据。现存有多种合刻或单刻印本，乾隆、同治刻本。1949年后有排印本。

NOTE

跌仆闪挫源流（节选）

【原文】

跌仆闪挫，卒然身受，由外及内，气血俱伤病也。何言之？凡人忽跌忽闪挫，皆属无心，故其时本不知有跌与闪挫之将至也，而忽然跌，忽然闪挫，必气为之震[1]。震则激[2]，激则壅[3]，壅则气之周流一身者，忽因所壅而凝聚一处。是气失其所以为气矣[4]。气运乎血，血本随气以周流，气凝则血亦凝矣，气凝在何处则血亦凝在何处矣。夫至[5]气滞血瘀，则作肿作痛，诸变百出。虽受跌受闪挫者，为一身之皮肉筋骨，而气既滞，血既壅，其损伤之患，必由外侵内，而经络脏腑并与俱伤。

【注释】

[1] 气为之震：气受到震动。

[2] 激：激荡，由震动而致激荡，逆乱之意。

[3] 壅：由震激而致气的郁滞。

[4] 气失其所以为气矣：即非正常之气，气壅之后即变成非正常之气。

[5] 至：此作“到”解。

【按语】本节论述了跌仆闪挫的发生及其病理机制。跌仆闪挫是一种突然事件，所以身体会受到意外的突然震动和冲击，从而出现气滞。气滞又导致血瘀，气血瘀滞后，患处必然肿胀疼痛，由此变生诸病。故跌仆闪挫之症，虽是皮肉筋骨受损，然而病变常常累及经络脏腑。因此，对于跌仆闪挫必须辨证治疗，全面考虑。沈氏对于跌仆闪挫所致外伤的辨证不拘于局部伤损，而是认为“由外及内，气血俱伤病也”，这对现代临床也有一定的指导意义，实际上是中医整体观在骨伤临床上的具体应用。

【原文】

方书谓之伤科，俗谓之内伤，其言内而不言外者，明乎伤在外而病必及内。其治之之法，亦必于经络脏腑间求之，而为之行气，为之行血，不得徒从外涂抹[1]之已也。

【注释】

[1] 涂抹：指外用敷贴药之外治法。

【按语】本节强调了外伤及内和内治法的重要性。伤科虽都是从外伤之，但从中医的整体观来看，外伤与脏腑经络有着密切关系，故伤及外必病及内。这里的“内伤”应与“外感、内伤”之“内伤”相区别。治疗外伤时，必须注意内外兼治，单治外而不治内者，不是一个完整的治疗方法，治内则以行气活血之法为主。这番论述符合临证实践，也为后世的中西医结合骨伤科治疗原则“动静结合、筋骨并重、内外兼治、医患合作”十六字方针奠定了理论基础。

NOTE

【原文】

大凡损伤，寒凉药一毫俱不可用。盖血见寒则凝也，若饮冷，致血入心[1]即死。

【注释】

[1] 血入心：指瘀血入心，血凝于心。

【按语】本节论述了外伤治疗之禁忌。外伤当从血论治，血见寒则凝，故不宜用寒凉药，也不可饮冷，否则血凝于心，将致危殆。告知医者在治疗外伤疾病的同时，还要注意患者的生活饮食，以免出现贪凉饮冷，导致病情转变，提醒后者治疗时要注意全面性。

【原文】

四折骨[1]用正副[2]夹缚。六出臼[3]只以布包，不可夹，手臂出臼，与足骨同。

【注释】

[1] 四折骨：指肱骨、前臂骨、股骨、小腿骨四大长骨干。

[2] 正副：指正副夹板。

[3] 六出臼：指肩、肘、腕、髋、膝、踝六大关节脱位。

【按语】本节论述了四肢骨折、关节脱位的固定原则。四肢长骨骨折要用正副夹板固定和绑缚，关节脱位则无须夹板固定，只需整复后用布包扎，手臂和足的脱位亦如此。鉴于古人的解剖认知，对于四折骨的解剖认识不够全面，但已认识到骨折与脱位的处理原则不一样，然上肢脱位和下肢脱位的处理方法则相同，遵循整复后用软固定的办法。此乃清以前中医学关于骨折脱位的处理原则。

【原文】

其束缚[1]之法，用杉木浸软去粗皮，皮上[2]用蕉叶[3]或薄纸摊药，移至伤处，杉木为夹，再用竹片去黄[4]，用青为副夹[5]，疏排[6]周匝[7]，以小绳三度缚[8]，缚时相度[9]高下远近，使损处气血相续[10]，有紧有宽[11]。

【注释】

[1] 束缚：固定。

[2] 皮上：这里指杉木之内皮，浸软去掉粗皮后所剩之内部嫩皮。

[3] 蕉叶：芭蕉叶。

[4] 竹片去黄：竹片去掉其黄色的髓质部分，留其青色的皮质部分，因为这一部分具韧性、弹性和可塑性。

[5] 副夹：与主夹相对而称之，用来固定骨折主要受力方向的称为主夹，起辅助固定作用的称为副夹。主副夹可相间排列成帘状。

[6] 疏排：各夹板之间要留有间隙，不能紧紧相靠称之为疏排。

[7] 周匝：周绕。

NOTE

[8] 三度缚：即绑缚三道，远近端两头及中间各绑一道。

[9] 相度：酌量。

[10] 相续：互相接续，即气血相互流通。

[11] 有紧有宽：指紧密松缓相间而言。

【按语】本节详细论述了骨折固定的材料和方法。其所用材料有杉木和竹片两种。杉木必须以水浸泡，使其变软后去掉外面粗皮，只用内侧的嫩皮。竹片须去掉内侧黄色髓质部分，只用外面的皮质部分，因其坚固而有弹性。骨折整复后，先用薄纸或芭蕉叶摊外用药敷于患处，然后将已经制备好的杉木或竹片分别作为主夹和副夹，相互稀疏排列，围绕肢体固定。之后再用扎带，根据患处情况和夹板位置在适当的位置绑缚三道（一般在远近端两头及中间各绑一道）。绑缚的松紧程度以既能固定骨折又使患处气血相通为宜。此段叙述颇为详细，也较为实用。竹片和杉木质韧、体轻且有弹性，并能塑形，作为外固定器材，为历代医家所沿用。作者将夹板的材料和使用方法进行了详尽说明，还特别交代了注意事项。这些与现代临床应用一致，并且规定了测试扎带绑缚松紧的方法，即提起扎带能上下活动1公分为宜。

第二十九节 《医林改错》节选

【导读】《医林改错》成书于1830年，由清代医家王清任编撰。王氏在医学上具有求实精神，强调医生治病必须了解人体脏腑。他敢于冲破传统势力，对古典医籍关于人体脏腑记述提出质疑，亲临义塚刑场观察尸体结构，并与动物解剖相比较，绘图以示，结合个人论述而撰成本书。该书分为上下两卷。上卷以论脏腑为主，所绘的脏腑图纠正了前人所载脏腑误谬。下卷以论述半身不遂证治为主，对血瘀证治疗有独到之处。认为“治病之要诀，在明白气血”。所以王氏对诸种病证，多从气滞血瘀和气虚血瘀两个方面论其病机，所载方剂多具补气、理气、活血、化瘀作用。王氏有关血瘀致病的论述，较之前人更为丰富，对后学甚有启发，为治疗某些疑难杂证提供了新的途径。由于历史条件的限制，王氏对脏腑的观察虽然是认真的，但未能避免做出某些错误的结论。但这并不能抵消王氏的伟大成就，也不能以此否定其敢于质疑、辨惑、求实和锐意进取的宝贵精神。

瘫痿论（全篇）

【原文】

或曰：元气归并左右，病半身不遂，有归并上下之症乎？余曰：元气亏五成，下剩五成[1]，周流一身，必见气亏诸态。若忽然归并于上半身，不能行于下，则病两腿瘫痿。奈古人论痿症之源，因足阳明胃经湿热，上蒸于肺，肺热叶焦，皮毛焦悴，发为痿症，概用清凉攻下之方。余论以清凉攻下之药，治湿热腿疼痹症则可，治痿症则不相宜。岂知痹症疼痛，日久能令腿瘫。瘫后仍然腿疼；痿证是忽然两腿不动，始终无疼痛之苦。倘标本不清，虚实混淆，岂不遗祸后人！

【注释】

[1] 五成：王清任认为，人体阳气有十成，“分布周身，左右各得其半”。若亏五成剩五成，十去其五则气亏，归并一侧半身不遂，故创用补气活血化瘀之剂，使气足血行，瘀去络通而“还五”，行气周身则“十全”矣。

【按语】 本节主要论述瘫痿的病因病机和鉴别要点。半身不遂乃元气亏虚，元气不能行于下，故两腿瘫痿，病因为阳明胃经湿热，上蒸于肺，肺热叶焦，皮毛焦悴。痿证与痹证的鉴别要点在于痿证为虚，痹证为实，两者需分辨清楚。

【原文】

补阳还五汤

此方治半身不遂，口眼㖞斜，语言謇涩，口角流涎，大便干燥，小便频数，遗尿不禁。黄芪四两（生），归尾二钱，赤芍一钱半，地龙一钱（去土），川芎一钱，桃仁一钱，红花一钱，水煎服。

初得半身不遂，依本方加防风一钱，服四五剂后去之。如患者先有入耳之言，畏惧黄芪，只得迁就人情，用一二两，以后渐加至四两，至微效时，日服两剂，岂不是八两？两剂服五六日，每日仍服一剂。如已病三两个月，前医遵古方用寒凉药过多，加附子四五钱。如用散风药过多，加党参四五钱，若未服，则不必加。此法虽良善之方，然病久气太亏，肩膀脱落二三指缝，胳膊曲而搬不直，脚孤拐骨向外倒，哑不能言一字，皆不能愈之症。虽不能愈，常服可保病不加重。若服此方愈后，药不可断，或隔三五日吃一副，或七八日吃一副，不吃恐将来得气厥之症。方内黄芪，不论何处所产，药力总是一样，皆可用。

方歌

补阳还五赤芍芎，归尾通经佐地龙。

四两黄芪为主药，血中瘀滞用桃红。

【按语】 本节论述了补阳还五汤主治适应证、方剂组成以及临证辨证论治药味加减。现在临床已用于脑血管意外后遗症、小儿麻痹后遗症及其他原因引起的偏瘫、截瘫，或上肢、下肢痿软属气虚血瘀的治疗。

补阳还五汤是根据“气虚血瘀”理论，将补气与化瘀结合运用的代表方剂，开创了补气活血治疗中风的先河。西医学发现休克中微循环障碍及代谢产物的郁滞（血瘀的产生），就是从“气虚”到“血瘀”的证明。反之，由于休克形成微循环代谢产物郁滞（血瘀），又加重了休克的程度（气虚→气脱）。这就更证明了王清任补气化瘀治则的正确。

中风一般分为缺血性和出血性两类。缺血性中风似中医学的“气虚血瘀”。本方适用于缺血性中风属气虚血瘀（中经络）者。出血性中风往往似中医学所说的中脏腑（包括闭证、脱证），对出血性中风恢复期或有后遗症属气虚血瘀者，当用补阳还五汤治疗。本方强调黄芪之用量，又说明黄芪无论何处所产，药力相同，皆可用。补阳还五汤是王清任《医林改错》代表方之一。

痹症有瘀血说（节选）

【原文】

凡肩痛、臂痛、腰疼、腿疼或周身疼痛，总名曰痹症。明知受风寒，用温热发散药不愈；明知有湿热，用利湿降火药无功。久而肌肉消瘦，议论阴亏，遂用滋阴药，又不效。至此便云病在皮脉，易于为功；病在筋骨，实难见效。因不思风寒湿热入皮肤，何处作痛。入于气管[1]，痛必流走；入于血管，痛不移处。如论虚弱，是因病而致虚，非因虚而致病。总滋阴，外受之邪，归于何处？总逐风寒、去湿热，已凝之血，更不能活。如水遇风寒，凝结成冰，冰成风寒已散[2]。明此义，治痹症何难？古方颇多，如古方治之不效，用身痛逐瘀汤。

身痛逐瘀汤

秦艽一钱，川芎二钱，桃仁三钱，红花三钱，甘草二钱，羌活一钱，没药二钱，当归二钱，灵脂二钱（炒），香附一钱，牛膝三钱，地龙二钱（去土）。若微热，加苍术、黄柏；若虚弱，量加黄芪一二两。

方歌

身痛逐瘀膝地龙，羌秦香附草归芎。

黄芪苍柏量加减，要紧五灵桃没红。

【注释】

[1] 气管：此处不能作人体解剖上呼吸通道含义去理解，此乃无形之风邪之气侵入人体致病。

[2] 冰成风寒已散：这是辨证的说法。冬天天气寒冷，水结成冰，冰再受风寒，经过一段时间“风化”，所以冰的体积也缩小了。因此，治疗痛病时必选择逐瘀的方法。痹证治疗的方法很多，其他“方剂”无效时，可用身痛逐瘀汤。

【按语】本节主要阐述了身痛逐瘀汤的主治范围和痹证的概念。痹证瘀血说是王清任从治疗痹证的临床实践所得出的。如明知感受风寒，用温热发散药不愈；明知内有湿热，用利湿降火药无功；久而肌肉消瘦，以为阴亏，使用滋阴药又不效。古方颇多，如古方治之不效，可试用身痛逐瘀汤。这是临床实践经验的总结。

第三十节 《类证治裁》节选

【导读】《类证治裁》由清代医家林珮琴编撰。成书于1839年。该书共八卷，分门别类地论述了内、妇、外等科的各种病证。他认为，辨别证候是临床处方用药的关键环节，提出治病之难在于识病，而识病之难在于辨证。故他在每一类中先是“论证”，其次是“脉候”，再次是“附方”，最后附列自己的临床验案以互相参照。该书的体例与《沈氏尊生书》相近，但在详略轻重之际更妙于剪裁。他对痹证的论治颇有见解，在总结前人经验的基础上，着重强调风、寒、湿痹的病因、病机、临床表现和治疗，尤其重视鉴别诊断。该书有“宗经立论，酌古用方”之说，是一部较好的临床参考书。

痹症论治（节选）

【原文】

诸痹，风寒湿三气杂合，而犯其经络之阴[1]也。风多则引注[2]，寒多则掣痛，湿多则重着，良由[3]营卫先虚，腠理不密，风寒湿乘虚内袭，正气为邪所阻，不能宣行，因而留滞，气血凝涩，久而成痹。或肌肉麻顽，或肢节挛急，或半体偏枯，或偏身走注疼痛。其不痛者，病久入深也。故在骨则重而不举，在血则凝而不流，在筋则屈而不伸，在肉则麻木不仁，在皮则皴揭[4]不荣，皆痹而不痛。

【注释】

[1] 经络之阴：指经络的阴经。

[2] 引注：游走疼痛。

[3] 良由：总由、都由之意。

[4] 皴揭：皮肤角化干燥。《黄帝内经》：“诸涩枯涸，干劲皴揭，皆属燥。”

【按语】 本节论述了痹证的病因、病机和病证。其病因为风、寒、湿三气合犯于人体经络之阴经。因风、寒、湿三者多少之不同，分别致成风、寒、湿三种不同的痹证，并各具不同的症状。本病虽由风、寒、湿三气引起，但必为营卫先虚，腠理不密，然后招致外邪侵入。因而其病机是正气为邪所阻，不能宣行，气血凝涩，久而成痹。如本病进一步加重，可深入而成为皮、血、肉、筋、骨之五痹，并各具其特有症状。痹证本属内科疾病，但因其病主在肢体，也易于与外伤病混淆，故在此提出鉴别。

【原文】

此五脏之痹，各以其时[1]，重感于风寒湿之气也。风胜脉必浮，寒胜脉必涩，湿胜脉必缓，三痹各有所胜[2]。用药以胜者为主[3]，而兼者佐之。治行痹散风为主，兼去寒利湿，参以补血，血行风自灭也，防风汤。治痛痹温寒为主，兼疏风渗湿，参以益火，辛温解凝寒也，加减五积散。治着痹利湿为主，兼去风逐寒，参以补脾补气，土强可胜湿也。

【注释】

[1] 各以其时：指风寒湿各在其盛季，重感于人。

[2] 各有所胜：各有偏胜。

[3] 以胜者为主：指用药治疗时，针对偏胜之一气为主要对象。

NOTE

【按语】 本节论述了痹证的脉象及治疗原则。风盛之行痹，其脉应浮；寒盛之痛痹，其脉应涩；湿盛之着痹，其脉应缓。至于治疗，应以治疗主症为主，兼症佐之，此即治痹证之主要大法。本文通俗易懂，对痹证治疗的介绍颇为详尽，有重要参考价值。

【原文】

痹与痿相似，但痿属虚，痹属实。痿因血虚火盛，肺叶焦而成。痹因风寒湿邪侵入而成也。痹又为中风之一[1]，然受病各异。痹兼三气，邪为阴受[2]，中风邪为阳受也。

【注释】

［1］中风之一：指痹证的病因有中于风邪的因素之一，而非为现代临床脑血管意外“中风病”之中风。

［2］阴受：阴经受之，下文之“阳受”即阳经受之。

【按语】本段从病因病机、发病、虚实等方面论述了痹证与痿证的鉴别。一般而论，痹为三气合致，阴经受邪，其证属实；痿为血虚火盛，肺叶热焦而成，阳经受邪，其证属虚。但两者又有相似之处，都是肢体为病，发展到一定阶段都可有肢体萎缩、运动失灵。但两者的治疗各不相同，临床施治实有区分之必要。

第三十一节　《血证论》文选

【导读】《血证论》由清代医家唐宗海（容川）编撰。成书于1885年。该书是我国医学史上研究血证疾患的专著，共为八卷。卷一为血证总论，卷二至卷八为血证各论。总论介绍了阴阳水火气血、男女异同、脏腑病机、脉证生死、用药宜忌等。唐氏阐述了气血的关系，强调水、火、气、血是互相维系的，运血者是气，守气者是血；在病理上可水病累血，血病累气；在治则上应活血理气，调阴和阳，方可左右逢源。五脏之中心生血，肝藏血，气生于肾而主于肺，其间运上下者为脾，故治血证尤为重视调理脾气，并提出“离经之血便是瘀”的观点，以止血、消瘀、宁血、补血为治血证的四大法则。唐氏倡导的“存得一份阴液，便有一份生机”的认识是十分科学的。全书理足方效，论证用药有独到之处，是一部研究血证的重要文献。

阴阳水火气血论（节选）

【原文】

人之一身，不外阴阳，而阴阳二字，即是水火，水火二字，即是气血。水即化气，火即化血。何以言水即化气哉？气着于物，复还为水，是明验也。盖人身之气，生于脐下丹田气海之中，脐下者肾与膀胱，水所归宿之地也。此水不自化为气，又赖鼻间吸入天阳[1]，从肺管引心火，下入于脐之下，蒸其水使化为气，如易之坎卦[2]。一阳生于水中，而为生气之根。气既生，则随太阳经脉布护于外，是为卫气，上交于肺，是为呼吸。五脏六腑，息以相吹[3]，止此一气而已。然气生于水，即能化水，水化于气，亦能病气。气之所至，水亦无不至焉。故太阳之气达于皮毛则为汗，气夹水阴而行于外者也。太阳之气，上输于肺，膀胱肾中之水阴，即随气升腾，而为津液，是气载水阴而行于上者也。气化于下，则水道通而为溺，是气行水亦行也。设水停不化，外则太阳之气不达，而汗不得出，内则津液不生，痰饮交动，此病水而即病气矣。又有肺之制节不行，气不得降，因而癃闭滑数，以及肾中阳气，不能镇水，为饮为泻，不一而足，此病气即病水矣。总之，气与水本属一家，治气即是治水，治水即是治气。是以人参补气，以其生于北方，水中之阳，甘寒滋润，大生津液。津液充足，而肺金濡润。肺主气，其叶下垂以纳气，得人参甘寒之阴，内具阳性，为生气化水之良品，故气得所补益焉……总见水行则气行，水止则气止。能知此者，乃可与言调气矣。

何以言火即化血哉？血色，火赤之色也。火者心之所主，化生血液，以濡周身。火为阳，而生血之阴，即赖阴血以养火，故火不上炎。而血液下注，内藏于肝，寄居血海，由冲任带三脉，行达周身，以温养肢体。男子则血之转输，无从觇验[4]，女子则血之转输，月事时下，血下注于血海之中。心火随之下济，故血盛而火不亢烈。是以男子无病，而女子受胎也。如或血虚，则肝失所藏。木旺而愈动火，心失所养，火旺而益伤血，是血病即火病矣。治法宜大补其血，归、地是也。然血由火生，补血而不清火，则火终亢而不能生血，故滋血必用清火诸药。四物汤所以用白芍，天王补心丹所以用二冬，归脾汤所以用枣仁，仲景炙甘草汤所以用二冬、阿胶，皆是清水之法。至于六黄汤、四生丸，则又以大泻火热为主，是火化太过，反失其化，抑之即以培之，清火即是补血。又有火化不及，而血不能生者，仲景炙甘草汤所以有桂枝，以宣心火。人参养荣汤所以用远志、肉桂，以补心火，皆是补火生血之法……此论不专为失血立说，然治血者，必先知之，而后于调气和血，无差爽云。

【注释】

[1] 天阳：指天空中之大气。

[2] 坎卦：八卦之一，符形“☵”，代表水，相配脏腑属肾。卦是古人用以“卜占”，象征各种自然现象的八种符号。

[3] 息以相吹：随呼吸气息而动。

[4] 觇（chān）验：此作观察。

【按语】本节论述了阴阳水火气血维持人体正常生命的关系。水行则气行，水止则气止；气与水本属一家，治气即治水，如不懂此理即不会用药治病。火者心之所主，化生血液，以濡养全身。火为阳，而生血之阴，即赖阴血以养火，故火不上炎。血液藏于肝脏，寄居血海，由冲任带三脉温养周身。当其运行失调必致疾病，因此临床治疗必须审因论治，不要只知补血，而应当调和气血。

跌打血（节选）

【原文】

跌打折伤一切，虽非失血之正病，而其伤损血脉，与失血之理，固有可参，因并论之。凡跌打已见破皮出血者，与刀伤治法无异。外用花蕊石散[1]敷之，内服化腐生肌散，血止瘀去而愈。如流血不止者，恐其血泻尽，则气散而死。去血过多，心神不附，则烦躁而死，宜用当归补血汤，加枣仁、人参、朱砂、白蜡、茯神、甘草治之。外用人参为末，珍珠血结象皮末掺之。如亡血过多，烦躁口渴，发热头晕等证，宜大补其血，圣愈汤加枣仁、麦冬、柴胡、花粉、丹皮、朱砂，或用独参汤亦可。此条可悟失血过多，阴虚发渴之理。凡跌打未破皮者，其血坏损，伤其肌肉则肿痛；伤其肋骨，则折碎；在腰胁间，则滞痛。伤重者制命不治，不制命者，凡是疼痛，皆瘀血凝滞之故也。无论接骨逐瘀，总以黎洞丸，去大黄，加续断、脆蛇治之。外用自然铜、官桂、没药、乳香、桂枝、大黄、虻虫、䗪虫，酒调敷之自效。若是已伤之血，流注结滞，着而不去者，须逐去之，否则或发为吐血，或酿作痈脓，反为难治，宜当归导赤汤下之。若已发吐血，便吐血法治之。若已发痈脓，便从痈脓法治之。

【注释】

[1] 花蕊石散：花蕊石为末，每服三钱，男用酒调服；女用醋水服，瘀血化水而下。

【按语】本节论述人体遭受不同暴力以后，损伤有轻重之分，严重者为开放性损伤，皮开肉绽，肌肉、神经、血管断裂而大出血。失血过多者，抢救不及时，会发生死亡；一般性损伤皮肉未破，只有皮下出血，形成血肿，此不致造成生命危险，只因疼痛皆为瘀血凝滞之故。其治法各有所异，如亡血过多，宜大补其血，用圣愈汤；伤肌肉、伤肋骨、伤在腰胁间者，总以活血化瘀为法。接骨续筋投黎洞丸，去大黄，加续断、脆蛇治之。有瘀不去，或酿作痈肿，便以痈脓治之。

NOTE

第三章 骨伤专著选

第一节 《仙授理伤续断秘方》文选

【导读】《仙授理伤续断秘方》由唐代医家蔺道人所著，成书于会昌年间（814—845 年），是现存最早的一部骨伤科专著。全书由“医治整理补接次第口诀”和“治伤损方论”两部分组成，简明扼要，为唐以前理伤经验之大成。首载伤处冲洗、骨折诊断、手法复位、局部敷药、夹缚固定等理伤、正骨的基本原则与方法；对开放性损伤主张先“清创”后缝合，再用洁净的绢片包裹，该观点较西医学“开放损伤”处理原则早一千多年；首创“椅背复位法”治疗肩关节脱位和手牵足蹬法整复髋关节后脱位，重视小夹板固定及“动静结合”的治疗原则，对后世骨伤科学发展具有很大影响。后一部分收入理伤医方 40 余首，表明伤科治疗体系已初步形成，亦标志着中医伤科学在隋唐时期已达到相当高的水平。这些原则和方法成为后世骨伤疾病治疗的原则与准绳。

医治整理补接次第口诀（全篇）

【原文】

一、煎水洗。二、相度[1]损处。三、拔伸。四、或用力收入骨[2]。五、捺正[3]。六、用黑龙散[4]通。七、用风流散[5]填疮。八、夹缚。九、服药。十、再洗。十一、再用黑龙散通。十二、或再用风流散填疮口。十三、再夹缚。十四、仍用前服药治之。

【注释】

[1] 相度（duó）：意为考虑、分析、观察估量。

[2] 用力收入骨：系挤压复位手法，又称“搏捺”。

[3] 捺正：按压、对齐；正骨手法之一。捺，按。

[4] 黑龙散：治跌仆、伤损、骨折、脱位方药。适用于皮肤未破损之敷贴用，由穿山甲、丁香皮、土当归、百草霜、枇杷叶根等药物组成。

[5] 风流散：用于皮损破，填疮口用。由石膏、白矾等药物组成。

【按语】本段详细论述了开放性骨折的治疗原则和基本步骤，并将其规范化。前九法是清创复位外固定法，后五法是换药法。蔺氏首先强调要进行清创，然后才能进行整复、敷药、固定及内服药等一套完整措施。蔺氏已认识到创口受污染会化脓，化脓会影响骨折的愈合，故其对开放性损伤的处理极其重视。医治整理补接次第口诀的提出使临床工作有章可循，有条不紊。

NOTE

这些方法都已成为中医骨伤科的传统疗法，对今天的骨伤学科发展仍有着临床价值和指导意义。

【原文】

凡脑骨伤碎，轻轻用手撙[1]令平正，若皮不破，用黑龙散敷贴。若破用风流散填疮口，绢片包之，不可见风着水[2]，恐成破伤风[3]。若水与风入脑，成破伤风，则必发头痛，不复可治。在发[4]内者，须剪去发敷之。

凡脑骨伤碎，在头骨[5]上，则可治。在太阳穴[6]，乃是命处，断然不可治矣。

【注释】

[1] 撙：盛酒器。

[2] 见风着水：感受风邪、秽水浸染。此泛指感染。

[3] 破伤风：又名“伤痉”“金疮痉”。多因外伤而又中风邪所致。

[4] 发：头发。

[5] 头骨：即颅骨。

[6] 太阳穴：别名前关。位于眉梢与外眼角连线中点，向后约一寸凹陷处。

【按语】本段详细地论述了头部骨折的处理方法和预后；对开放性颅骨骨折提出预防感染的措施，避免“见风着水，恐成破伤风”；“在发内者，须剪去发敷之”，具有时代先进性。至于伤“在太阳穴，乃是命处，断然不可治矣”则为年代技术所限，现在则不然。

【原文】

凡肩甲骨出[1]，相度如何整，用椅当圈住胁[2]，仍以软衣被盛簟[3]。使一人捉定[4]，两人拔伸。却[5]坠[6]下手腕，又着曲着手腕[7]绢片缚之。

凡金井骨[8]，在胁之下，有伤损不可夹缚。只是捺平，令安贴平正，用黑龙散贴，绢片缚，两胁骨[9]亦如此。

凡跨骨[10]从臀上出者，可用两人挺定腿拔伸，乃用脚捺[11]入。如跨骨从裆内[12]出，不可整矣。

【注释】

[1] 肩甲骨出：指肩关节脱位。

[2] 用椅当圈住胁：此指“椅背复位法”时，用椅背横裆顶住腋下，进行复位。当，通“裆”。

[3] 以软衣被盛簟（diàn）：用柔软的布单披在患者身上，像床上平正地铺上床单一样。被，通“披”。盛，饰也。簟，《说文》“竹席也”，本处引申作床单。

[4] 捉定：握着固定。捉，握、抓。

[5] 却：退、结束的意思。

[6] 坠：落。

NOTE

[7] 着曲着手腕：即着（之）曲着手腕，让患者弯曲手腕。第一个“着”字是动词，第二个“着”字是助词。

[8] 金井骨：锁骨。

[9] 胁骨：肋骨的统称。

[10] 跨骨：即髋骨。

[11] 捺：手重按也。

[12] 档内：通“裆”，指两腿之间。

【按语】本段详细地论述了“椅背复位法”治疗肩关节脱位，捺平手法复位锁骨骨折和手牵足蹬法整复髋关节后脱位的操作方法。蔺氏在一千多年前提出的复位方法至今仍为临床常用，表明当时的骨伤治疗技术已经相当成熟。

【原文】

凡手骨出者，看如何出，若骨出向左，则向右边拔入；骨出向右，则向左拔入。

凡手脚骨，皆有两胫，若一胫断，则可治；两胫俱断[1]，决不可治矣。凡手脚骨伤甚者，不可治。

凡伤损重者，大概要拔伸捺正，或取开[2]捺正。然后敷贴、填涂、夹缚。拔伸当相近[3]本骨损处，不可别[4]去一节骨上。

凡拔伸，且要相度左右骨如何出，有正拔伸者，有斜拔伸者。

凡认损处，只须揣摸[5]骨头平正，不平正便可见。

凡左右损处，只相度骨缝[6]，仔细撚[7]捺，忖度[8]便见大概。要骨头归旧。要撙捺皮相就[9]入骨。

凡拔伸，或用一人，或用二人三人，看难易如何。

凡皮破骨出差爻[10]，拔伸不入，撙捺相近，争[11]一二分，用快刀割些[12]捺入骨。不须割肉，肉自烂碎了可以入骨。骨入之后，用黑龙散贴疮之四周，肿处留疮口，别用风流散填。所用刀，最要快，剜刀[13]、雕刀皆可。

凡捺正，要时时转动使活。

凡骨碎断，须要本处平正如何，大抵骨低是骨不曾损，左右看骨方是。损处要拔伸捺正，用药贴，夹缚要平正方是。

凡损伤，其初痹而不痛。应拔伸捺正，复用刀取开皮，皆不痛，三二日后方痛。

凡损，一月尚可整理，久则不可。

【注释】

[1] 两胫俱断：此指双骨发生骨折。

NOTE

[2] 取开：割取、切开意。

[3] 相近：彼此距离近；挨着、靠着。

[4] 别：另外。

[5] 揣摸：即揣摩，反复思考推求。揣，估计、推测。

[6] 相度骨缝：观察估量骨折的移位程度、方向。相度，观察估量。

[7] 撚：同“捻”“捏”。正骨推拿手法。

[8] 忖度：推测、揣度。

[9] 相就：主动靠近、会面。

[10] 差爻（yáo）：指骨折错位。

[11] 争：差。

[12] 快刀割些：即用快刀扩大创口。

[13] 剜刀：雕刀，系手术用刀具。

【按语】此段论述了骨折（闭合性复位）拔伸捺正法和（切开复位）取开捺正法。将正骨手法归纳为“相度”“拔伸”“撙捺”和“捺正”，即手摸心会、拔伸牵引、挤按端提等主要整骨手法。主张骨折脱位须早期复位，并首次记载一个月以后骨折自然愈合的生理现象。蔺氏从理论到临床，逐渐形成了一套完整的骨伤疾病治疗体系，对后世骨伤科的发展影响很大。

【原文】

凡夹缚，夏三两日，冬五三日解开。夹缚处用热药水泡洗去旧药，洗时切不可惊动损处。仍用黑龙散敷，夹缚，盖伤重者方如此。

凡皮破，用风流散填，更涂；未破用黑龙散贴，须用杉木皮夹缚之。

凡拔伸捺正要软物，如绢片之类奠[1]之。

凡皮里有碎骨，只用黑龙散敷贴，后来皮肉自烂，其碎骨必然自出来，然后方愈。

凡骨破打断，或筋断有破处，用风流散填涂。却用针线缝合其皮，又四周用黑龙散敷贴。

凡夹缚用杉木皮数片，周回[2]紧夹缚，留开皆一缝[3]，夹缚必三度[4]，缚必要紧。

凡平处[5]，骨碎皮不破，用药贴，用密夹缚[6]。大概看曲转处、脚凹之类不可夹缚，恐后伸不得，止[7]用黑龙散贴，帛片包缚，庶可[8]曲转屈伸。有数处如指骨断，止用苎麻[9]夹缚，腿上用苎麻绳夹缚，绳如钱绳许大[10]。

凡贴药，用板子一片，将皮纸或油纸，以水调黑龙散，摊匀在上，然后卷之，贴损处。

凡用杉皮，浸约[11]如指大片，疎排[12]令周匝，用小绳三度紧缚，三日一次，如前淋洗，换涂贴药。

凡曲转[13]，如手腕、脚凹、手指之类，要转动。用药贴，将绢片包之。后时时运动，盖曲则得伸，得伸则不得屈，或屈或伸，时时为之方可。

NOTE

【注释】

[1] 奠：使稳固。奠，此处作“垫”。

[2] 周回：环绕、反复。

[3] 留开皆一缝：都保留一定间隔。留，保留。皆，都。

[4] 三度：指扎带缠绕三周。

[5] 平处：指不是关节的部位。

[6] 密夹缚：细致地夹缚。密，细致。

[7] 止：通“只”。

[8] 庶可：差不多可以。

[9] 苎麻：荨麻科多年生草本。茎皮可用于夹板捆绑。

[10] 绳如钱绳许大：绳子的粗细像穿铜钱的绳子一样。如，如同。许，约。

[11] 浸约：大约。

[12] 踈排：留间隙排列。踈，同“疏”。

[13] 曲转：屈伸、转动。

【按语】本段主要介绍了骨折固定、外敷和锻炼方法。蔺氏总结了前人处理骨折的外固定经验，从杉木皮夹板的具体运用，到包扎技术等都进行了详细介绍。他强调，要避免因换药而影响骨折的稳定性，洗药时切不可惊动损处；介绍了开放性骨折先敷药，再缝合；药膏的应用必须均匀平正，避免因药膏高低不平在夹板压力的作用下引起骨折移位。这些都说明他既重视骨折复位，又重视骨折固定。蔺氏将骨折固定与练功活动结合起来，提出的“动静结合”治疗骨折的原则，成为后世之准绳。

【原文】

凡肿，是血作[1]，用热水泡洗，却用黑龙散敷贴。

凡伤重，必用药水泡洗，然后涂药；如伤轻，不必洗便涂药。

凡损，不可吃草药[2]，吃则所出骨，不能如旧。

凡跌损，肠肚中污血，且服散血药，如四物汤之类。

凡损，大小便不通，未可便服损药，盖损药用酒必热，且服四物汤，更看如何。又服大成汤[3]加木通；如大小便尚未通，又加朴硝，待大小便通后，却服损药。

凡伤重者，未服损药先服气药，如匀气散[4]之类。

凡浑身无故损痛，是风损，当服风损药，如排风汤[5]之类。

凡服损药，不可吃冷物，鱼、牛肉极冷，尤不可吃。若吃牛肉，痛不可治。

凡损药必热，便生血气，以接骨耳。

凡服药，不拘在红酒[6]，无灰酒[7]、生酒[8]皆可。

凡药，三四月炼[9]，不可多合[10]，五月尤甚，存散药随时旋丸[11]。

NOTE

凡收药丸子、末子，并用罐子收入厨子内，以火焙之。

凡损，用火灸则医不得，服药不效矣。

诸药，惟小红丸[12]、大活血丹[13]最贵，盖其间用乳香、没药，枫香可代乳香三之一；血竭难得，合大活血丹。欠此亦可，若有更佳。

合药断不可乱无乳香、没药。若无没药以番降真代。血竭无，亦用此代。

凡所用药材，有外道者[14]，有当土者[15]。如当归，土与川不同。丸子可用土当归、土药材，末子须用外道者。

【注释】

[1] 血作：指瘀血引起。作，起。

[2] 草药：此指在《本草经》上没有记载的药。清·吴敏树《杂说》："又有号草药者，俗相传取诸草，名不在《本草经》者。"

[3] 大成汤：治严重伤损、大小便不通方。由大黄、川芒硝、甘草、陈皮、红花、当归、苏木、木通、枳壳、厚朴组成。

[4] 匀气散：治严重伤损之调气方。由茴香、青皮、厚朴、白芷、乌药、杏仁、陈皮、麦蘖、前胡、桔梗、苍术、甘草组成。

[5] 排风汤：治诸风疾损方。由白鲜皮、白术、芍药、肉桂、川芎、川当归、杏仁、防风、甘草、独活、麻黄、白茯苓组成。

[6] 红酒：用红曲酿造之酒。

[7] 无灰酒：不放草木灰的酒。古人在酒内加石灰以防酒酸，但能聚痰，所以药用须无灰酒。

[8] 生酒：未经煮过的米酒。

[9] 炼：用火烧制；此意炮制。

[10] 合：合药。

[11] 旋丸：将药丸翻动。

[12] 小红丸：治损伤方。由骨碎补、土当归、川乌、白杨皮、肉桂、莪术、丁香、干姜、川芎、细辛、附子、乳香、没药、芍药组成。

[13] 大活血丹：治损伤方。由天南星、芍药、骨碎补、黑豆、大栗间、川乌、自然铜、血竭、细辛、白芷、木鳖、川牛膝、没药、乳香、青桑炭组成。

[14] 外道者；指地道药材、正宗药材。

[15] 当土者：指本地土产药材。

【按语】本段论述了蔺氏对损伤后的内外用药法。他主张根据病情不同而辨证用药，不可千篇一律，并对用药期间的禁忌等也阐述得非常清楚，为骨伤科的辨证、处方和用药奠定了基础，是辨证论治在骨伤科中具体运用的典范。

又治伤损方论（节选）

【原文】

如伤重者，第一用大承气汤，或小承气汤，或四物汤，通大小便，去瘀血

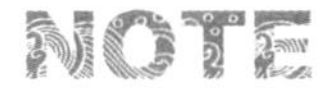

也。唯妇人，别有阴红汤[1]通下。第二用黄末药[2]，温酒调，不拘时，病在上食后服，在下空心服，遍身痛，临卧时服。第三服白末药[3]，热酒调，其法同黄末服。妇人产后诸血疾，并皆治之。第四服乌丸子[4]。第五服红丸子[5]。第六服麻丸子[6]，用温酒吞下，妇人艾醋汤下，孕妇不可服。第七服活血丹[7]、当归散[8]、乳香散[9]。二散方见前方内，并用酒调，不拘时，与黄末、白末服法同。惟乳香散参之。山泉方[10]则又加六味。白杨皮一斤，生芥子十个，泽兰一斤，檀香六两，沉香二两，川芎一斤。余方条具于后。

【注释】

[1] 阴红汤：活血行瘀，主治妇人伤损。由鹿角胶、产妇油发（烧）、没药组成。

[2] 黄末药：治跌仆伤损方。由川乌、草乌、枫香、当归、赤芍、川独活、川芎、细辛、香白芷、山桂、白姜、黄姜、五加皮、桔梗、骨碎补、苍术、何首乌、知母、没药、牛膝组成。

[3] 白末药：治跌仆伤损方。由白杨皮、桔梗、赤芍、川芎、白芷、山桂、细辛、甘草、花椒、川乌、续断、牛膝、泽兰、当归、香附子组成。

[4] 乌丸子：治跌仆伤损方。由赤小豆、白蔹、赤芍药、何首乌、细辛、草乌、白及、山桂、南星、当归、川芎、百草霜、骨碎补、天台乌药组成。

[5] 红丸子：治跌仆损伤方。由牛膝、川乌、南星、细辛、何首乌、桔梗、山桂、当归、自然铜、白蔹、赤芍药、骨碎补、没药、羌活、赤小豆组成。

[6] 麻丸子：治踒折伤损方。由川当归、桔梗、牛膝、骨碎补、川乌、川芎、百草霜、草乌、木鳖子、赤芍药、乌豆、金毛狗脊组成。

[7] 活血丹：治跌仆伤损方。由荆芥、枫香、檀香、降香节、草乌、山桂、当归、苍术、川羌活、白及、乌豆、地龙、滴青、麝香、川芎、五灵脂、乳香、没药、川乌、骨碎补、川牛膝、细辛、花桑木、白芷、赤芍药、川牵牛、南星、自然铜、大栗间、木鳖组成。

[8] 当归散：治跌仆伤损方。由泽兰、川当归、芍药、白芷、川芎、肉桂、川续断、牛膝、川乌、川椒、桔梗、甘草、白杨皮、细辛组成。

[9] 乳香散：治跌仆伤损方。由肉桂、干姜、牛膝、羌活、白芷、川芎、细辛、姜黄、骨碎补、当归、芍药、草乌、川乌、苍术、桔梗、赤小豆、乳香、没药、何首乌、木鳖组成。

[10] 山泉方：治跌仆损伤方。由白杨皮、生芥子、泽兰、檀香、沉香、川芎组成。

【按语】本段论述了蔺氏七步内治伤损法，提出要根据不同时期的症状表现，分别辨证用药。每一步、每一方都列举了症状和药物组成及应用法。蔺氏的七步内治伤损法，是中医学整体观念和辨证论治在创伤骨科中的具体运用，是对汉代以来医家们用药物内治创伤骨折经验的理论总结，从此翻开了创伤骨科辨证论治的新篇章。

第二节 《跌损妙方》文选

【导读】《跌损妙方》由明代医家（僧人）异远真人所著，成书于1523年，是现存最早的少林派伤科著作。原系抄本，经清·孙应科重加校订，刊于1836年。全书首列治法总论、用药歌、血头行走穴道歌、左右论、药中禁忌及孙氏的注论；再根据不同损伤部位分列七门。书中

NOTE

记载了全身57个穴道，根据穴道不同收载方药102首，另有全身方28首，金创方12首，通用10首，合计152方。书中还辑录不同部位骨折脱位的处理方法10种，介绍了开放性损伤治疗技术。全书以经络穴位为诊疗依据，偏重手法，推崇循穴治伤；注重用药的循经走穴、升降浮沉、上下左右。所用方药多为微温、辛平或滋养、甘凉之行气化瘀药方；所载方剂多是作者将前人有效之方与自己的临床实践相结合，精裁简化而来。书中同时倡导“随轻重用药”，反对乱用猛剂克伐。“用药平稳，立法精详，洵医林中廑见之作，可补《灵》《素》以来所未备”。后世评其为少林派伤科按穴治伤、平和用药的祖师。

治法总论（全篇）

【原文】

夫跌打损伤，气血不流行，或人事昏沉、往来寒热[1]，或日轻夜重，变化多端。昧者[2]不审妄投猛剂，枉死[3]多人，诚可惜也。治宜及早，半月后才医，瘀血已固，水道不通，难为力矣。既表不可复表[4]，要仔细看明，随轻重用药。青肿转红色，血活将愈。若牙关紧闭，不能进药，万无生理。坐卧避风，忌一切生冷，牛肉缩筋，猪肉发病，亦不宜食。遇有重伤，解衣谛[5]视遍身，血道形色若何？诊脉调和与否？脉绝不至者死，沉细者生。山根[6]好，阴囊有子[7]，可治。肾子入小腹，无治。顶门一破，骨陷难存。囟门被伤，髓出即死。心胸紧痛，青色胜裹心，乃偏心受伤，可治。红色胜裹心，乃心口受伤，不治。上心口青肿，一七即死。伤小腹而不及肚，可治。若阴阳[8]不分，粪下不止，气出不收，则肚伤矣。食管虽断，在饱食之后，延二日不死者，可治。若鼻孔黑色，舌大神昏，则脏腑绝矣。耳后为制命之处，脊骨无续断之方。男子乳伤，犹非重症，妇人乳伤，却是危机。正腰受伤，笑者多凶。小腹受伤，孕妇最忌。以上姑述其大者，并列各方于左。（下）

【注释】

[1] 往来寒热：又称寒热往来，是发热与恶寒交替出现的一种热型。其热时自热而不觉寒，其寒时自寒而不觉热。与恶寒发热的寒热同时并作不同。《类证活人书》：“往来寒热者，阴阳相胜也。阳不足则先寒后热，阴不足则先热后寒。”其病机是邪入半表半里、枢机不利而致。

[2] 昧者：指医术不高明的医生。昧，愚昧。

[3] 枉死：本处指失治、误治而导致的死亡。

[4] 既表不可复表：既发表之后，切不可再发表。

[5] 谛（dì）：仔细。

[6] 山根：指鼻根部。《东医宝鉴·卷一》：“印堂之下曰山根，即两眼之间。”

[7] 阴囊有子：此指阴囊内有肾子（即睾丸）。

[8] 阴阳：此指大小便。

【按语】本文论述了跌打损伤的病机、诊断、治疗、护理和预后等有关问题，认为“气血不流行”为跌打损伤的主要病机。在伤科诊断方面，除了一般的望、闻、问、切四诊外，还应注重损伤的部位以及全身血道的检查。指出“要仔细看明”，尤其是“遇有重伤”的患者。在伤科治疗方面，主张辨证“审因”和及早运用行气活血祛瘀治疗，随轻重用药，反对“妄投猛剂”。在伤后调摄方面，要求“坐卧避风，忌一切生冷”。至于文中的病情预后，诸多不治之症至今却不然，仅供临床参考。

用药歌（全篇）

【原文】

归尾兼生地，槟榔赤芍宜[1]；四味堪为主，加减任迁移[2]。

乳香并没药，骨碎以补之[3]；头上加羌活，防风白芷随。

胸中加枳壳，枳实又云皮[4]；腕[5]下用桔梗，菖蒲浓朴治。

背上用乌药，灵仙妙可施；两手要续断，五加连桂枝。

两胁柴胡进，胆草紫荆医；大茴与故纸，杜仲入腰支。

小茴与木香，肚痛不须疑；大便若阻隔，大黄枳实推。

小便若闭塞，车前木通提；假使实见肿，泽兰效最奇。

倘然伤一腿，牛膝木瓜知；全身有丹方，饮酒贵满卮[6]。

苎麻烧存性，桃仁何[7]累累[8]；红花少不得，血竭也难离。

此方真是好，编成一首诗；庸流[9]不肯[10]传，无乃[11]心有私。

【注释】

[1] 宜：韵脚。本文为押“支”韵，且一韵到底。下文“移”“之”“随”“皮”“治”“施”“枝”“医”“支”“疑”“诗”“私”皆为韵脚。

[2] 迁移：变动。迁，变易。移，改变。

[3] 骨碎以补之：意思是有骨折，加（乳香、没药）骨碎补。骨碎，双关语，既指骨碎（折），又指骨碎补。

[4] 云皮：即茯苓皮。

[5] 腕：通“脘”，胃脘部。

[6] 卮（zhī 支）：古代一种盛酒器。

[7] 何：犹“啊”。

[8] 累累：多貌。

[9] 庸流：指医德医术不高的医生。

[10] 肯：犹“能”，也可理解为愿意。

[11] 无乃：犹“得非”或“得无”。俗言即“岂不是”，反诘词。

【按语】本节以诗歌为体裁，总结了明代以前的治伤用药经验，结合少林疗伤用药体会，揭示了伤科用药规律：以养肝活血导滞的生地黄、当归尾、赤芍、槟榔四味为主，配合按部位引经药、随症加减用药。这在伤科临床上行之有效，简便易记，被后世医家广泛采纳并加以发展，如少林寺秘传内伤损伤主方。

NOTE

血头[1]行走穴道歌（全篇）

【原文】

周[2]身之血有一头，日夜行走不停留[3]。

遇时遇穴若伤损，一七不治命要休。

子时[4]走往[5]心窝穴[6]，丑时须向泉井[7]求。

井口[8]是寅山根卯，辰到天心[9]巳凤头[10]。

午时却与中原[11]会，左右蟾宫[12]分在未。

凤尾[13]属申屈井酉，丹肾[14]俱为戌时位。

六宫[15]直等亥时来，不教乱缚斯为贵。

【注释】

[1] 血头：气血交注某经之始称之为“血头”。

[2] 周：遍、全。《少林绝技秘本珍本汇编·古传点穴歌》为“人”。

[3] 留：韵脚。本文有换韵，先押“尤”韵，后换“未”韵。后文“休”“求”“头”“未”“位”“贵”皆为韵脚。

[4] 子时：古时以十二地支（子、丑、寅、卯、辰、巳、午、未、申、酉、戌、亥）纪时。子时即23～1时，丑时即1～3时，寅时即3～5时，卯时即5～7时，辰时即7～9时，巳时即9～11时，午时即11～13时，未时即13～15时，申时即15～17时，酉时即17～19时，戌时即19～21时，亥时即21～23时。

[5] 往：《少林点穴》为“在”字。

[6] 心窝穴：剑突心窝部。

[7] 泉井：膻中穴。两乳头连线的中点。

[8] 井口：指人中穴。

[9] 天心：额前正中发际处。

[10] 凤头：后枕正中处。

[11] 中原：命门部位。

[12] 蟾宫：指命门旁开两横指的肾俞部位。

[13] 凤尾：指长强穴处。

[14] 丹肾：关元穴处。

[15] 六宫：耻骨联合处。

【按语】本文以诗歌的体裁阐述了十二时辰血头行走十二穴道学说。这是以经络腧穴、气血流注为基础，同时结合少林练功、治伤长期积累的经验而创立的伤科点穴疗伤理论，对伤科的临床有一定意义，故称为伤科“子午流注”。

子午流注即指气血在经络中日夜循时流注的规律。“血头行走穴道论”是经络学说之子午流注学在伤科的具体运用。本文认为，气血在经络运行总有一个头，此即气血流注十二经脉之血头（简称十二穴道）。血头行走的十二个穴道除蟾宫外，都处于任督二脉上，与十二经脉有密切

NOTE

联系。根据经络流注之说，子时气血流注于足少阳经，而足少阳经循行“贯膈，络肝属于胆”，心窝穴位于横膈之心窝。丑时气血流注于足厥阴经，而足厥阴络于膻中，所以血行厥阴，血头聚于膻中的泉井穴。寅时气血流注于手太阴经，而手太阴从属肺系，鼻门为肺之窍，故血行于手太阴，在十四椎下归属带脉，通过带脉与任脉交会于神阙，故血行足少阴，血头始于任脉交会于屈井穴。戌时血头始于足少阴与任脉交会关元穴处丹肾穴。亥时气血流注于手少阳经，手少阳与任脉相会，血头始于任脉，起始之中极下，曲骨处之六宫穴。

总之，“血头行走穴道论”是基于手足三阳经和足少阴经皆会于督脉，而足三阴经和手少阳、手太阳、足阳明经都会于任脉等经络的内在联系，再根据十二经气血流注的时辰及十二经络与任、督二脉联系密切的穴位作为血头行走的穴道。

伤科点穴疗法是根据“血头行走穴道”的时辰、穴道而实施的。“遇时遇穴”致伤必须施行点穴治疗。《武术汇宗·跌打治法》说：“如遇点穴之打击，则需点活后服药始有效，不然不易治，即使治活亦带残疾。”可见掌握它，有利于提高伤科临床疗效。至于它的科学性，有待气功、经络研究工作者进一步研究发掘。

左右论（全篇）

【原文】

凡受伤不知左右，若有吐血症，见血自明。血黑者左受伤，血鲜者右受伤。若无血吐出，即看眼珠，亦可知其定所。乌珠包丑[1]者，伤在左；白珠包丑[2]又加红大者，伤在右。左属肝，右属肺[3]。乌珠属肝，白睛属肺，瞳仁[4]属肾。常见右边受伤，发时左边便痛，不可单治一边，必左右兼治，其病始愈。

【注释】

[1] 乌珠包丑：《少林绝技秘本珍本汇编·伤科治疗解救秘方》为“乌珠色观奇丑的特征”。

[2] 白珠包丑：《少林绝技秘本珍本汇编·伤科解救治疗秘方》为“白珠色观奇丑的特征”。

[3] 左属肝，右属肺：此据五脏配五方而言，肝属木，位于东方为左；肺属金，位于西方为右。

[4] 瞳仁：指瞳孔，亦称瞳人、瞳神。

【按语】望眼诊伤法以中医学五脏与眼之关系的理论为依据。《灵枢·大惑论》曰：“五脏六府之精气，皆上注于目而为之精。精之窠为眼，骨之精为瞳子，筋之精为黑眼，血之精为络，其窠气之精为白眼，肌肉之精为约束。”说明了五脏与眼之间的生理关系。

望眼诊伤法以眼科五轮八廓学为指导。五脏、五行与五轮各有所分属：肝属木，曰风轮，在眼为乌睛（乌珠）；心属火，曰血轮，在眼为眦；脾属土，曰肉轮，在眼为上下眼睑；肺属金，曰气轮，在眼为白眼（白珠）；肾属水，曰水轮，在眼为瞳仁。

NOTE

本文介绍了“左右”受伤望吐血的颜色和望眼法两种诊断方法，同时提出“左右”兼治的观点。所提出的察目验伤，是伤科诊断的一大创新，对伤科有很大影响。其后《赵除英秘本》所载验伤症五法，其中就有“先看两眼，眼白有血筋，腹内必有瘀血，筋多瘀多，筋少瘀少，两眼活动有神易治，两眼无神难治”。现代微循环学说的发展已证实，望眼诊伤有一定的科学性，同时产生了“报伤点”，对临床诊治有一定的实用价值。

药中禁忌（全篇）

【原文】

乳香、没药二味，方中屡用，务要去油[1]。若不去油，恐其再发。小儿骨一味，方中亦间用之。余谓小儿何辜，甫[2]离母腹，骨化形销[3]，以人治人，残忍殊甚。大造丸[4]有紫河车[5]，张景岳以为戕厥子之先天[6]，劝人少用[7]，况儿骨乎！余辑诸方，见有用此者，悉行裁去，以猴骨[8]代之。

【注释】

[1] 去油：通过炮制，去除油分。

[2] 甫：副词，刚、才。

[3] 骨化形销：指死亡。

[4] 大造丸：药丸名。其“补阴之功极，百发百中，久服耳目聪明，须发乌黑，延年益寿。有夺造化之功，故名大造丸”（《本草纲目》）。

[5] 紫河车：即胎盘，旧亦称人胞、胞衣或佛袈裟。现已禁止药用。

[6] 戕厥子之先天：语见《景岳全书·卷四十九·本草正·紫河车》：“既离毛里，已绝生气。既无奇效，又胡忍食之，以戕厥子之先天。”

[7] 劝人少用：语见《景岳全书·卷四十九·本草正·紫河车》：“东方朔曰：铜山崩洛钟东应此，母女自然之理，不可不信，故并述此劝人少用可也。”

[8] 猴骨：亦称猕猴骨。有祛风除湿、强筋壮骨功效，现已禁止药用。

【按语】本文论述了骨伤科临床忌用“不去油”的乳香、没药以及小儿骨的原因，主张用炮制的乳香、没药和猴骨代替小儿骨。《证治准绳·疡医·卷六·用药诀》曰“凡损伤药中，不可缺乳香、没药，此药极能败血止痛”，至今两药临床上仍广泛应用。500年前我国古代医家就反对小儿骨入药，倡导少用紫河车，认为“以人治人，残忍殊甚……见有用此者，悉行裁去，以猴骨代之”，朴素中蕴含大道理，符合医学的伦理观点。小儿骨早已不药用了，现在紫河车、猴骨均已禁止入药。

第三节　《正体类要》文选

【导读】《正体类要》成书于1529年，为明代医家薛己编著，是最早的骨伤内科专著，平补派伤科的代表作。全书分为上下两卷，上卷为正体主治大法、仆伤之症治验、坠跌金伤治验和汤火所伤治验四门。下卷附诸伤方药。全书记载内伤证治19条大法和仆伤、坠跌、金伤、汤火伤治验医案，阐明和强调伤科疾病局部与整体的辩证关系。薛氏治则除外治方药外，尤为注

NOTE

重内治之法，偏于温补，慎用寒凉，重视脾胃不亚于东垣，重视肝肾有异于丹溪，调肝肾、补气血、消补结合观点自成体系，立一家之言，为后世医家所重视。

序（节选）

【原文】

肢体损于外，则气血伤于内，荣卫有所不贯，脏腑由之不和，岂可纯任手法，而不求之脉理，审其虚实，以施补泻哉？

【按语】此段文字是陆师道给《正体类要》所做序之节选，阐述了跌打损伤后的重要病机。《黄帝内经》认为，有诸内必有诸外，薛氏提出了伤诸外必损诸内的观点，认为肢体由于外力损伤，必然引起气血、经络、脏腑的损伤。其治疗不能单靠手法，还需要诊脉，辨证施治。这一内外相关理论被后世骨伤医家继承，对后世骨伤的发展产生了重要影响。

正体主治大法（节选）

【原文】

胁肋胀痛，若大便通和，喘咳吐痰者，肝火侮肺也，用小柴胡汤加青皮、山栀清之。若胸腹胀痛，大便不通，喘咳吐血者，瘀血停滞也，用当归导滞散通之。《黄帝内经》云：肝藏血，脾统血。盖肝属木，生火侮土，肝火既炽，肝血必伤，脾气必虚。宜先清肝养血，则瘀血不致凝滞，肌肉不致遍溃；次壮脾健胃，则瘀肉易溃，新肉易生。若行克伐[1]，则虚者益虚，滞者益滞，祸不旋踵[2]矣。

肚腹作痛，或大便不通，按之痛甚，此瘀血在内也，用加味承气汤下之。既下而痛不止，按之仍痛，瘀血未尽也，用加味四物汤补而行之。若腹痛按之不痛，血气伤也，用四物汤加参、芪、白术补而和之。若下而胸胁反痛，肝血伤也，用四君、芎、归补之。既下而发热，阴血伤也，用四物、参、术补之。既下而恶寒，阳气伤也，用十全大补汤补之。既下而恶寒发热，气血俱伤也，用八珍汤补之。既下而欲呕，胃气伤也，用六君、当归补之。既下而泄泻，脾肾伤也，用六君、肉果、破故纸补之。若下后，手足俱冷，昏愦出汗，阳气虚寒也，急用参附汤。吐泻手足俱冷，指甲青者，脾肾虚寒之甚也，急用大剂参附汤。口噤手撒，遗尿痰盛，唇青体冷者，虚极之坏症也，急投大剂参附汤，多有得生者。

肌肉间作痛，营卫之气滞也，用复元通气散。筋骨作痛，肝肾之气伤也，用六味地黄丸。内伤下血作痛，脾胃之气虚也，用补中益气汤。外伤出血作痛，脾肺之气虚也，用八珍汤。大凡下血不止，脾胃之气脱也，吐泻不食，脾胃之气败也，苟预为调补脾胃，则无此患矣。

作痛，若痛至四五日不减，或至一二日方痛，欲作脓也，用托里散。若以指按下复起，脓已成也，刺去其脓，痛自止。若头痛时作时止，气血虚也，痛而兼眩属痰也，当生肝血，补脾气。

青肿不溃，用补中益气汤以补气。肿黯[3]不消，用加味逍遥丸以散血。若焮[4]肿胀痛，瘀血作脓也，以八珍汤加白芷托之。若脓溃而反痛，气血虚也，以十全大补汤补之。若骨骱[5]接而复脱，肝肾虚也，用地黄丸。肿不消，青不退，气血虚也，内用八珍汤，外用葱熨法，则瘀血自散，肿痛自消。若行血破血，则脾胃愈虚，运气愈滞。若敷贴凉药，则瘀血益凝，肉腐益深，致难收拾。

发热，若出血过多，或溃脓之后脉洪大而虚，重按全无，此阴虚发热也，用当归补血汤。脉沉微，按之软弱，此阴盛发躁也，用四君、姜、附。若发热烦躁，肉瞤筋惕[6]，亡血也，用圣愈汤。如汗不止，血脱也，用独参汤。其血脱脉实，汗后脉躁者难治；细小者易治。《外台秘要》云：阴盛发躁，欲坐井中，用附子四逆汤加葱白。王太仆先生云：凡热来复去，昼见夜伏，夜见昼伏，不时而动者，名曰无火，此无根之虚火也。

作呕，若因痛甚，或因克伐而伤胃者，用四君、当归、半夏、生姜。或因忿怒而肝伤者，用小柴胡汤加山栀、茯苓。若因痰火盛，用二陈、姜炒黄连、山栀。若因胃气虚，用补中益气汤、生姜、半夏。若出血过多，或因溃后，用六君子汤加当归。

喘咳，若出血过多，面黑胸胀；或胸膈痛而发喘者，乃气虚血乘于肺也，急用二味参苏饮。若咳血衄血者，乃气逆血蕴于肺也，急用十味参苏饮加山栀、芩、连、苏木。

作渴，若因出血过多，用四物参术汤；不应，用人参、黄芪以补气，当归、熟地以养血。若因溃后，用八珍汤。若因胃热伤津液，用竹叶黄芪汤。胃虚津液不足，用补中益气汤。胃火炽盛，用竹叶石膏汤。若烦热作渴，小便淋涩，乃肾经虚热，非地黄丸不能救。

出血，若患处或诸窍出者，肝火炽盛，血热错经而妄行也，用加味逍遥散清热养血。若中气虚弱，血无所附而妄行，用加味四君子汤，补益中气。或元气内脱，不能摄血，用独参汤加炮姜以回阳；如不应，急加附子。或血蕴于内而呕血，用四物加柴胡、黄芩。凡伤损、劳碌、怒气、肚腹胀闷，误服大黄等药，伤阳络则为吐血、衄血、便血、尿血；伤阴络则为血积、血块、肌肉青黯。此脏腑亏损，经隧失职，急补脾肺，亦有生者，但患者不悟此理，不用此法，惜哉！

NOTE

手足损伤，若元气虚弱，或不戒房劳，或妄行攻伐，致死肉上延；或腐而不痛，黑而不脱者，当大补元气，庶可保生。若手足节骱断去者，无妨，骨断筋连，不急剪去。若侵及好肉则不治。若预为调补脾气，则无此患。大凡脓瘀肉焮者，即针之而投托里散。或口噤遗尿，而似破伤风者，急用十全大补汤加附子，多有生者。

腐肉不溃，或恶寒而不溃，用补中益气汤。发热而不溃，用八珍汤。若因克伐而不溃者，用六君子汤加当归。其外皮黑坚硬不溃者，内火蒸炙者，内服八珍汤，外涂当归膏。其死肉不能溃，或新肉不能生而致死者，皆失于不预补脾胃也。

新肉不生，若患处夭白[7]，脾气虚也，用六君、芎、归。患处绯赤[8]，阴血虚也，用四物、参、术。若恶寒发热，气血虚也，用十全大补汤。脓稀白而不生者，脾肺气虚也，用补中益气汤。脓稀赤而不生者，心脾血虚也，用东垣圣愈汤。寒热而不生者，肝火动也，用加味逍遥散。晡热而不生，肝血虚也，用八珍、牡丹皮。食少体倦而不生，脾胃气虚也，用六君子汤。脓秽而不生者，阴虚邪火也，用六味地黄丸。四肢困倦，精神短少而不生者，元气内伤也，用补中益气汤，如夏月用调中益气汤。作泻用清暑益气汤。秋令作泻，用清燥汤。

重伤昏愦者，急灌以独参汤。虽内瘀血切不可下，急以花蕊石散内化之，恐因泻而亡阴也。若元气虚甚者，尤不可下，亦用以前散化之。凡瘀血在内，大小便不通，用大黄、朴硝。血凝而不下者，急用木香、肉桂末二三钱，以熟酒调灌服，血下乃生。如怯弱之人，用硝、黄，须加肉桂、木香同煎，假其热，以行其寒也。

大便秘结，若大肠血虚火炽者，用四物汤送润肠丸，或以猪胆汁导之。若肾虚火燥者，用六味地黄丸。肠胃气虚，用补中益气汤。

伤损症用黑羊皮者，盖羊性热，能补气也。若杖疮伤甚，内肉已坏，欲其溃者贴之，成脓固速。苟内非补剂壮其根本，毒气不无内侵，外非砭刺，泄其瘀秽，良肉不无损坏。受刑轻，外皮破伤者，但宜当归膏敷贴，更服四物、芩、连、柴胡、山栀、白术、茯苓。又疔痂不结，伤肉不溃，死血自散，肿痛自消。若概行罨[9]贴，则酝酿瘀毒矣。

跳跃捶胸闪挫，举重劳役恚怒，而胸腹痛闷，喜手摸者，肝火伤脾也，用四君、柴胡、山栀。畏手摸者，肝经血滞也，用四物、柴胡、山栀、桃仁、红花。若胸胁作痛，发热晡热，肝经血伤也，用加味逍遥散。若胸胁作痛，饮食少思，肝脾气伤也，用四君、芎、归、柴、栀、丹皮。若胸腹胀满，饮食少思，肝脾气滞也，用六君加柴胡、芎、归。若胸腹不利，食少无寐，脾气郁结也，

NOTE

用加味归脾汤。若痰气不利，脾肺气滞也，用二陈、白术、芎、归、栀子、青皮。若切牙发搐，肝旺脾虚也，用小柴胡汤、川芎、山栀、天麻、钩藤钩。或用风药，则肝血益伤，肝火益甚。或饮糖酒，则肾水益虚，肝火愈炽。若用大黄等药，内伤阴络，反致下血。少壮者必为痼疾，老弱者多致不起。

【注释】

[1] 克伐：驱除、攻逐等治疗方法。

[2] 旋踵：一转足，比喻很短时间。

[3] 黯（àn）：色泽晦滞。

[4] 焮（xìn）：色泽晦滞。

[5] 骱（jiè）：骨节间相连处。

[6] 肉瞤（shùn）筋惕：肌肉掣动、筋脉跳动。

[7] 夭（yāo）白：苍白、灰白色。

[8] 绯（fēi）赤：紫红色。

[9] 罨（yǎn）：掩覆。

【按语】本文体现了薛己在伤科内治方面的学术观点。清代沈金鳌所著《杂病源流犀烛·跌仆闪挫源流》曰："古来伤科书甚多，莫善于立斋分症主治诸法。"因此，自明至今，《疡医准绳》《医宗金鉴·正骨心法要旨》《伤科汇纂》均对之有所继承。薛己提出了伤诸外必损诸内的内外相关学说，强调八纲辨证、脏腑辨证和气血辨证。本文伤证中，虚者居多，其治以补气血脾胃肝肾为主。据其所用方药，皆属平补之剂，因此后世称"平补法"治伤。本文阐述的创伤、杖伤之伤肿、溃疡的主治大法，主张辨证内外兼治，阐述的伤科昏愦症据其病因病机的急救大法，用独参汤救治失血昏愦危重症，现民间仍有沿用。

内伤证治验（节选）

【原文】

瘀血作痛：有一患者，臀腿黑肿，而反不破。但胀痛重坠，皆以为内无瘀血，惟敷凉药，可以止痛。余诊其尺脉涩而结，此因体肥肉浓，瘀血蓄深，刺去即愈，否则内溃，有烂筋伤骨之患。余入针四寸，漂黑血数升，肿痛遂止。是日发热恶寒，烦渴头痛，此气血俱虚而然也，以十全大补之剂，遂痊。

瘀血肿痛：男子闪伤右腿，壅肿作痛。余谓急砭去滞血，以补元气，庶无后患。不信，乃外敷大黄等药，内服流气饮，后涌出秽脓数碗许，其脓不止，乃复请治。视其腿细而脉大，作渴发热，辞不治，后果殁[1]。

窗友黄汝道，环跳穴处闪伤，瘀血肿痛，发热作渴。遂砭去瘀血，知其下焦素有虚火，用八珍加黄柏、知母、牛膝、骨碎补，四剂顿止。用十全大补少加黄柏、知母、麦门、五味，三十余剂而敛。

不砭之非：有一患者，发热烦躁，用四物、黄芩、红花、软柴、山栀、花粉，烦热已清，瘀血深蓄，欲针出之，不从。忽牙关紧急，患处刺痛，始针去脓血即安，用托里养血，新肉渐长。忽患处瘙痒，此风热也，用祛风消毒之剂而痊。

【注释】

[1] 殁（mò）：死。

【按语】 本文介绍了治疗跌打损伤、闪伤而致蓄血、瘀血、肿痛甚的四例病案。薛氏主张先砭去瘀血，然后据症辨证，内外施治。

【原文】

瘀血腹痛：男子跌伤，腹痛作渴，食梨子二枚益甚，大便不通，血欲逆上。用当归承气汤加桃仁，瘀血下而瘥。此因元气不足，瘀血得寒而聚凝也。故产妇金疮者，不宜食此。

凉药遏经：云间曹于容，为室人中风灌药，误咬去指半节，焮痛寒热，外敷大黄等药，内服清热败毒，患处不痛不溃，脓清，寒热愈甚。余曰：此因凉药遏绝隧道而然也。遂敷玉龙膏以散寒气，更服六君子汤以壮脾胃。数日后患处微痛，肿处渐消，此阳气运达患处也，果出稠脓，不数日半指溃脱，更服托里药而敛。

上舍王天爵，伤足焮肿，内热作渴，内服外敷，皆寒凉败毒，患处益肿而不溃，且恶寒少食，欲作呕吐。余曰：此气血俱虚，又因寒药凝结隧道，损伤胃气，以致前症耳，遂用香砂六君子、芎、归、炮姜，外症悉退，惟体倦晡热，饮食不甘，以补中益气汤，加地骨皮、五味、麦门，治之而愈。

【按语】 本文病案阐述了损伤之症忌食冷物及忌内服外用寒凉之药的经验。损伤导致局部气血阻滞，若施以寒凉，则更促使局部气血凝滞，阻碍气血对局部的贯注温养，有碍于损伤后的消散、溃化以及全身营卫气血的运行。无论损伤的早期、中期和后期，切忌过用寒凉克伐，因这类药物味苦性寒，如早用、过用、滥用则克伐阳气，伤害脾胃，耗损津液，阻滞气血，遏绝隧道，导致病情迁延不愈。

第四节 《医宗金鉴·正骨心法要旨》文选

【导读】《正骨心法要旨》是清代医家吴谦等人编撰的《医宗金鉴》丛书之一，成书于1742年。该书系统地总结了清代以前的骨伤科经验，对人体各部位的骨度、内外治法方药记述较详，既有理论又重实践，图文并茂，切合临床实用。该书把正骨手法归纳为摸、接、端、提、推、拿、按、摩八种，运用手法治疗腰腿痛等伤筋疾患，使用攀索叠砖法整复胸腰椎骨折脱位，主张在腰背骨折处垫枕以保持脊柱的过伸位，创造和改进了多种固定器材。此书对内伤的阐述较为详尽，依证立法，选方精审，纲目清晰，是集清代以前骨伤科之大成，故在清朝被规定为医生的必修课本，有承前启后的历史作用，对后世影响极大。

NOTE

【原文】

手法总论

夫手法者，谓以两手安置[1]所伤之筋骨，使仍复于旧也。但伤有轻重，而手法各有所宜。其痊可[2]之迟速，及遗留残疾与否，皆关乎手法之所施得宜，或失其宜，或未尽其法也。盖一身之骨体，既非一致，而十二经筋之罗列序属，又各不同，故必素知其体相[3]，识其部位。一旦临证，机触[4]于外，巧生于内[5]，手随心转，法从手出。或拽之离而复合，或推之就[6]而复位，或正其斜，或完其阙，则骨之截断、碎断、斜断；筋之弛纵、卷挛、翻转、离合，虽在肉里，以手扪之，自悉其情，法之所施，使患者不知其苦，方称为手法也。况所伤之处，多有关节性命者，如七窍上通脑髓，膈近心君，四末受伤，痛苦入心者，即或其人元气素壮，败血易于流散，可以克期[7]而愈，手法亦不可乱施。若元气素弱，一旦被伤，势已难支，设手法再误，则万难挽回矣。此所以尤当审慎者也。盖正骨者，须心明手巧，既知其病情，复善用夫手法，然后治自多效。诚以手本血肉之体，其宛转运用之妙，可以一己之卷舒[8]，高下疾徐，轻重开合，能达病者之血气凝滞，皮肉肿痛，筋骨挛折，与情志之苦欲也。较之以器具从事于拘制[9]者，相去甚远矣。是则手法者，诚正骨之首务哉。

【注释】

[1] 安置：安排处置。

[2] 痊可：意为病愈。痊，病除。可，适宜。

[3] 体相：指人立体之形象。体，形体。相，通“象”。

[4] 机触：即接触感知之意。机，动之所由。触，接触。

[5] 巧生于内：巧妙的变化产生在内里。

[6] 就：迎合、靠近。

[7] 克期：约定或限定日期。克，严格限定（期限）。

[8] 一己之卷舒：意为随人心意而施展手法。一，一任、任意。己，自己。卷，屈。舒，伸。

[9] 拘制：固定、限制。

【按语】本节论述了手法为正骨之关键。所谓手法，是以术者两手整复受伤的筋骨，使其恢复原来的位置。但筋骨损伤有重轻之分，各有所适宜的手法。手法是否恰当，直接关系到损伤恢复的迟速以及是否残留后遗症。人身的骨骼形状各异，肌肉筋脉各有不同，必须熟知其形状及与周围组织相连的关系，临证时才能接触感知于外，巧妙手法产生于内。双手随心的意念转动，整骨的手法便体现出来。凡有重叠移位者，必先拔伸，纠正重叠再行复位，这就是“离而复合”的原则。手法的另一个含义是“法之所施使患者不知其苦”。

NOTE

【原文】

手法释义

摸法：摸者，用手细细摸其所伤之处，或骨断、骨碎、骨歪、骨整、骨软、骨硬、筋强[1]、筋柔、筋歪、筋正、筋断、筋走[2]、筋粗[3]、筋翻[4]、筋寒、筋热，以及表里虚实，并所患之新旧也。先摸其或为跌仆，或为错闪，或为打撞，然后依法治之。

接法：接者，谓使已断之骨，合拢一处，复归于旧也。凡骨之跌伤错落，或断而两分，或折而陷下，或碎而散乱，或岐而傍突，相[5]其形势，徐徐接之，使断者复续，陷者复起，碎者复完，突者复平。或用手法，或用器具，或手法、器具分先后而兼用之，是在医者之通达也。

端法：端者，两手或一手擒定应端之处，酌其重轻，或从下往上端，或从外向内托，或直端、斜端也。盖骨离其位，必以手法端之，则不待旷日持久，而骨缝即合，仍须不偏不倚，庶愈后无长短不齐之患。

提法：提者，谓陷下之骨，提出如旧也。其法非一，有用两手提者，有用绳帛高处提者，有提后用器具辅之不致仍陷者，必量所伤之轻重浅深，然后施治。倘重者轻提，则病莫能愈；轻者重提，则旧患虽去，而又增新患矣。

按摩法：按者，谓以手往下抑之也。摩者，谓徐徐揉摩之也。此法盖为皮肤筋肉受伤，但肿硬麻木，而骨未断折者设也。或因跌仆闪失，以致骨缝开错，气血郁滞，为肿为痛，宜用按摩法，按其经络，以通郁闭之气，摩其壅聚，以散瘀结之肿，其患可愈。

推拿法：推者，谓以手推之，使还旧处也。拿者，或两手一手捏定患处，酌其宜轻宜重，缓缓焉以复其位也。若肿痛已除，伤痕已愈，其中或有筋急而转摇不甚便利，或有筋纵而运动不甚自如，又或有骨节间微有错落不合缝者，是[6]伤虽平，而气血之流行未畅，不宜接、整、端、提等法，惟宜推拿，以通经络气血也。盖人身之经穴，有大经细络之分，一推一拿，视其虚实酌而用之，则有宣通补泻之法，所以患者无不愈也。

以上诸条，乃八法之大略如此。至于临证之权衡，一时之巧妙，神而明之，存乎其人矣。

【注释】

[1] 筋强：筋脉僵硬不柔。强，通“疆”，僵硬之意。

[2] 筋走：走、离，筋离原位曰走。

[3] 筋粗：筋脉肿胀。

[4] 筋翻：筋脉扭转。

[5] 相：察视、省视。

[6] 是：这、此。

NOTE

【按语】以上八法为总结清朝以前历代手法之经验，后人习惯称为“正骨八法”。现代骨科在此基础上进行发展，整理出了一套比较完整、具体的手法，如手摸心会、拔伸牵引、旋转屈伸、端提挤按、夹挤分骨、摇摆触碰、折顶回旋、按摩推拿等，为新的“正骨八法”。

【原文】

器具总论

跌打损伤，虽用手法调治，恐未尽得其宜，以致有治如未治之苦，则未可云医理之周详也。爰[1]因身体上下、正侧之象，制器以正之，用辅[2]手法之所不逮[3]，以冀[4]分者复合，欹[5]者复正，高者就其平，陷者升其位，则危证可转于安，重伤可就于轻。再施以药饵之功，更示以调养之善，则正骨之道全矣。

裹帘：裹帘，以白布为之。因患处不宜他器，只宜布缠，始为得法，故名裹帘。其长短阔狭，量病势用之。

振梃：振梃，即木棒也，长半尺，圆如钱大，或面杖亦可。盖受伤之处，气血凝结，疼痛肿硬，用此梃微微振击其上下四旁，使气血流通，得以四散，则疼痛渐减，肿硬渐消也。

用法释义：凡头破伤，而骨未碎筋未断，虽瘀聚肿痛者，皆为可治。先以手法端提颈、项、筋骨，再用布缠头二三层，令紧，再以梃轻轻拍击足心，令五脏之气上下宣通。瘀血开散，则不奔心，亦不呕呃，而心神安矣。若已缠头拍击足心，竟不觉疼，昏不知人，痰响如拽锯，身体僵硬，口溢涎沫，乃气血垂绝也，不治。

披肩：披肩者，用熟牛皮一块，长五寸，宽三寸，两头各开二孔，夹于伤处，以棉绳穿之，紧紧缚定，较之木板稍觉柔活。

用法释义：凡两肩仆坠闪伤，其骨或断碎，或旁突，或斜努，或骨缝开错筋翻。法当令病人仰卧凳上，安合骨缝，揉按筋结，先以棉花贴身垫好，复以披肩夹住肩之前后，缚紧，再用白布在外缠裹毕，更用扶手板，长二尺余，宽三四寸，两头穿绳悬空挂起，令病人俯伏于上，不使其肩骨下垂。过七日后，开视之，如俱痊，可撤板不用，如尚未愈，则仍用之。若不依此治法，则必遗残患芦节[6]。

攀索：攀索者，以绳挂于高处，用两手攀之也。

叠砖：叠砖者，以砖六块，分左右各叠置三块，两足踏于其上也。

用法释义：凡胸、腹、腋、胁、跌、打、蹦、撞、垫、努，以致胸陷而不直者，先令病人以两手攀绳，足踏砖上，将后腰拿住，各抽去砖一块，令病人直身挺胸。少顷，又各去砖一块，仍令直身挺胸，如此者三，其足著地，使气舒瘀散，则陷者能起，曲者可直也。再将其胸以竹帘围裹，用宽带八条紧紧缚之，勿令窒碍，但宜仰睡，不可俯卧侧眠，腰下以枕垫之，勿令左右移动。

通木：用杉木宽三寸，厚二寸，其长自腰起上过肩一寸许，外面平整，向脊背之内面刻凹形，务与脊骨膂[7]肉吻合，约以五分[8]度[9]之，第一分自左侧面斜钻二孔，右侧面斜钻二孔；越第二分至第三分、四分、五分，俱自左右侧面各斜钻一孔，用宽带一条，自第一分上左孔穿入，上越右肩，下胸前，斜向右腋下绕背后，穿于第一分左次孔内；再用一带自第一分上右孔穿入，上越左肩，下胸前，斜向右腋下绕背后，穿入第一分左次孔内，两带头俱折转紧扎木上；第三分、四分亦以带穿之，自软肋横绕腹前，复向后穿入原孔内，紧扎木上；第五分以带穿入孔内，平绕前腹，复向后紧扎木上，切勿游移活动，始于患处有益。凡用此木，先以绵絮软帛贴身垫之，免致疼痛。

用法释义：凡脊背跌打损伤，膂骨开裂高起者，其人必伛偻难仰。法当令病者俯卧，再著一人以两足踏其两肩，医者相彼开裂高起之处，宜轻宜重，或端或拿，或按或揉，令其缝合，然后用木依前法逼之。

腰柱：腰柱者，以杉木四根，制如扁担形，宽一寸，厚五分，长短以患处为度，俱自侧面钻孔，以绳联贯之。

用法释义：凡腰间闪挫岔气者，以常法治之。若腰节骨被伤错笋[10]，膂肉破裂，筋斜伛偻者，用醋调定痛散，敷于腰柱上，视患处将柱排列于脊骨两旁，务令端正，再用蕲艾做薄褥覆于柱上，以御风寒，用宽长布带，绕向腹前，紧紧扎裹，内服药饵，调治自愈。

竹帘：竹帘者，即夏月凉帘也，量患处之大小长短裁取之。

用法释义：凡肢体有断处，先用手法安置讫[11]，然后用布缠之，复以竹廉围于布外，紧扎之，使骨缝无参差走作之患，乃通用之物也。

杉篱：杉篱者，复逼之器也。量患处之长短阔狭、曲直凸凹之形，以杉木为之。酌其根数，记清次序，不得紊乱，然后于每根两头各钻一孔，以绳联贯之。有似于篱，故名焉。但排列稀疏，不似竹廉之密耳。

用法释义：凡用以围裹于竹帘之外，将所穿之绳结住，再于篱上加绳以缠之，取其坚劲挺直，使骨缝无离绽脱走之患也。盖骨节转动之处，与骨节甚长之所，易于摇动，若仅用竹廉，恐挺劲之力不足，故必加此以环抱之，则骨缝吻合坚牢矣。

抱膝：抱膝者，有四足之竹圈也。以竹片作圈，较膝盖稍大些须[12]，再用竹片四根，以麻线紧缚圈上，作四足之形，将白布条通缠于竹圈及四足之上。用于膝盖，虽拘制而不致痛苦矣。

用法释义：膝盖骨履于楗[13]、胻[14]二骨之端，本活动物也。若有所伤，非骨体破碎，即离位而突出于左右，虽用手法推入原位，但步履行止，必牵动

NOTE

于彼，故用抱膝之器以固之，庶免复离原位，而遗跛足之患也。其法将抱膝四足，插于膝盖两旁，以竹圈辖住膝盖，令其稳妥，不得移动，再用白布宽带紧紧缚之。

【注释】

[1] 爰（yuán）：承上启下之词，于是之意。

[2] 辅：助，补充之意。

[3] 逮（dǎi）：及。

[4] 冀（jì）：希望。

[5] 攲（qī）：倾斜。

[6] 芦节：芦苇之节，此处形容所遗留残患如芦苇之节。

[7] 膂（lǚ）：脊梁骨。膂肉，即俗称里脊肉。

[8] 分（fèn）：即份也。

[9] 度（duó）：计算、推测。

[10] 错笋：骨节像高低不平的竹笋一样的损伤。

[11] 讫（qì）：完了、终结。

[12] 些须：少许。

[13] 楗（jiàn）：《医宗金鉴》："大楗骨，一名髀骨，上端如杵，入于髀枢之臼，下端如锤，接于骱骨，统名股，俗称大腿骨。"即股骨。

[14] 骱（héng）：《医宗金鉴》："即膝下踝上之小腿骨，俗名臁胫骨也，其骨二根，在前者名成骨，又名骭骨，其形粗，在后者名辅骨，其形细，又俗名劳堂骨。"即胫腓骨。

【按语】本段论述了正骨所用之器具。跌仆损伤，虽说"手法是正骨之首务"，但必须配以器具，辅助手法之不足。器具必须符合骨骼肌肉外形，这样才能使分离移位骨得到对合，侧移位和成角移位得到纠正，高凸或下陷者重新复位。文中所述腰柱、抱膝等是现代腰围、抱膝器的前身。"手法调治""制器以正之""再施以药饵之功""更示以调养之善"，指出了骨折治疗的原则，为手法整复、夹板固定、药物治疗和功能锻炼，"则正骨之道全矣"。

内治杂证法（节选）

【原文】

方法总论

今之正骨科，即古跌打损伤之证也。专从血论，须先辨或有瘀血停积，或为亡血过多，然后施以内治之法，庶不有误也。夫皮不破而内损者，多有瘀血；破肉伤䐃[1]，每致亡血过多。二者治法不同。有瘀血者，宜攻利之；亡血者，宜补而行之。但出血不多，亦无瘀血者，以外治之法治之。更察其所伤上下轻重浅深之异，经络气血多少之殊，必先逐去瘀血，和荣止痛，然后调养气血，自无不效。若夫损伤杂证论中不及备载者，俱分门析类详列于后，学者宜尽心焉。

NOTE

【注释】

[1] 䐃（jùn）：筋肉结聚的地方，俗称肉标，如肘、膝后之肉块。

【按语】本节专论伤科内证的治则。跌打损伤内治专从血论，应辨其为内有瘀血停积，还是出血过多。瘀血停积宜攻利，失血则应补血行血。若出血不多，应先察其所伤上下、轻重、浅深的不同及经络气血的多少，根据情况之异分别治之，但总的治则是通瘀血与调理气血结合起来。

【原文】

伤损内证

凡跌打损伤、坠堕之证，恶血留内，则不分何经，皆以肝为主。盖肝主血也，故败血凝滞，从其所属必归于肝，其痛多在胁肋小腹者，皆肝经之道路也。若壅肿痛甚，或发热自汗，皆宜斟酌虚实，然后用调血行经之药。王好古云：登高坠下撞打等伤，心腹胸中停积瘀血不散者，则以上、中、下三焦分别部位，以施药饵。瘀在上部者，宜犀角地黄汤；瘀在中部者，宜桃仁承气汤；瘀在下部者，宜抵当汤之类。须于所用汤中加童便好酒，同煎服之。虚人不可下者，宜四物汤加穿山甲。若瘀血已去，则以复元通气散加当归调之。《黄帝内经》云：形伤作痛，气伤作肿。又云：先肿而后痛者，形伤气也[1]；先痛而后肿者，气伤形也[2]。凡打扑闪错，或恼怒气滞血凝作痛；及元气素弱，或因叫号血气损伤，或过服克伐之剂，或外敷寒凉之药，致气血凝结者，俱宜用活血顺气之剂。

【注释】

[1] 形伤气也：形体先伤，而病及营卫，谓“形伤气”。形，人之形体。气，营卫之气。

[2] 气伤形也：营卫先伤，而病及形体，谓“气伤形”。

【按语】凡跌打损伤，应分清虚实及瘀之所在部位而辨证施治，也可根据病势部位三焦分治。应注意不要过度攻伐或外敷寒凉，以免气血凝滞为患。

第五节 《伤科补要》文选

【导读】《伤科补要》由清代医家钱秀昌所著，成书于1808年。这是一部集《医宗金鉴·正骨心法要旨》之精义和作者经验而成的一部骨伤科专著。全书共四卷，包括人体各部要穴、骨度、身体各部的伤折与治法、器具图说、应用要方歌括、历代名家秘方和急救方。钱秀昌提出了提膝屈髋伸足法复位髋关节脱位。本书是一部理法方药具备的伤科专著。

脉诀（全篇）

【原文】

NOTE

伤科之脉，须知确凿。蓄血之症，脉宜洪大。失血之脉，洪大难握。蓄血在中，牢大却宜。沉涩而微，速愈者稀。失血诸症，脉必现芤，缓小可喜，数大堪忧。浮芤缓涩，失血者宜。若数且大，邪胜难医。蓄血脉微，元气必虚。脉症相反，峻猛难施。左手三部，浮紧而弦，外感风寒。右手三部，洪大而实，内伤蓄血。或沉或伏，寒凝气束。乍疏乍数，传变莫度。沉滑而紧，痰瘀之作。浮滑且数，风痰之恶。六脉模糊，吉凶难摸。和缓有神，虽危不哭。重伤痛极，何妨代脉，可以医疗，不必惊愕。欲知其要，细细学习。

【按语】本节论述伤科脉诀。伤科内伤一症，须循脉理。脉理重点在瘀血与失血。蓄血之脉多现沉、涩、微，如为洪、牢、大，则虽瘀而轻。失血之脉多为芤脉，如现洪大、数大，则出血较甚；如为缓小、浮、芤、涩，则病情较轻。

接骨论治（全篇）

【原文】

接骨者，使已断之骨合拢一处，复归于旧位也。凡骨之断而两分，或折而陷下，或破而散乱，或岐[1]而傍突，相其形势，徐徐接之，使断者复续，陷者复起，碎者复完，突者复平，皆赖乎手法也。或皮肉不破者，骨若全断，动则辘辘[2]有声。如骨损未断，动则无声，或有零星败骨在内，动则淅淅[3]之声，后必溃烂流脓。其骨已无生气，脱离肌肉，其色必黑，小如米粒，大若指头，若不摘去，溃烂经年，急宜去净。如其骨尚未离肉，不可生割，恐伤其筋，俟其烂脱，然后去之。治法：先用代痛散煎汤熏洗，将其断骨拔直相对，按摩平正如旧，先用布条缚紧，又将糕匣木板修圆绑之，又将布条缠缚，再将杉篱[4]环抱外边，取其紧劲挺直，使骨缝无离绽脱走之患；内服接骨紫金丹，兼调理用地黄汤，四五日后，放绑复看，如其走失，仍照前法，二三月间换绑数次，百日可痊。凡人断臂[5]与断膊[6]、断腿与断胻，绑法相同，治分上下，或用器具，与形体相得，随机变化可也。或筋断者，难续。盖筋因柔软，全断则缩于肉里，无用之地也；若断而未全，宜用续筋药敷之，内服壮筋养血汤可愈。

【注释】

[1] 岐（qí）：岔道、不相同。

[2] 辘辘（lùlù）：象声词，形容车轮声，以此形容骨擦音。

[3] 淅淅（xīxī）：象声词，形容轻微的风声、雨声、落叶声等，形容筋骨擦音。

[4] 杉篱：古代正骨器具。系根据伤肢形状，患部的长短宽窄，用杉木条编成竹篱状（每个杉木条两头各钻一小孔），以绳连贯，其形如篱，故名。用以固定骨折患肢。现多用小夹板代替。

[5] 臂：现代称为前臂部，指肘以下、腕以上的部分。

[6] 膊（bó）：即上肢部包括肱部（上膊）和臂部（下膊）的统称，又名“臂膊”。

【按语】本节论述接骨。通过骨折后的“辘辘”声，即有无骨擦音来鉴别完全性骨折和不完全性骨折。处理开放性骨折肉伤筋断的关键处之一是接骨时上下肢绑法相同，需要注意的是，筋全断者，要防止缩于肉里。发现内存有零星败骨，如无生机，小如米粒，大若指头，没有摘除，溃烂终年，窦道形成，则会转变为慢性骨髓炎；病灶清除不彻底，经常复发，终年不愈。若其骨尚未离肉，不可生割，恐伤其筋，而影响骨性连接。

臀骱骨[1]（全篇）

【原文】

胯骨，即髋骨也，又名髁骨。其外向之凹，其形似臼，以纳髀骨之上端如杵者也，名曰机，又名髀枢，即环跳穴处也，俗呼臀骱。若出之，则难上，因其膀大肉浓，手捏不住故也。必得大力者三四人，使患者侧卧，一人抱住其身，一人捏膝上拔下，一手揿其骱头迭进，一手将大膀曲转[2]，使膝近其腹，再令舒直其骱，有响声者，以上。再将所翻之筋间前归之，服生血补髓汤，再服加味健步虎潜丸。若骱不上，则臀努斜行[3]，终身之患也。慎之。

【注释】

[1] 臀骱骨：即髋关节骨。臀骱即髋关节。

[2] 大膀曲转：大腿曲转。

[3] 臀努斜行：即髋部有一侧高一侧低。

【按语】本节对髋关节解剖结构的组成介绍较详，如“其外向之凹，其形似臼，以纳髀骨之上端如杵”，很符合现代解剖学的命名——髋关节为杵臼关节。

因髋关节周围肌肉丰富，大腿粗重，复位时须三四人做持续牵引才能牵开。术者一手揿住股骨头，一手拔大腿，当听到入臼响声时，可曲转大腿，屈膝近腹，然后外展伸直大腿，即复位成功。若不能复位，骱头不上，则必臀部肌肉松弛，易于复位。仍不能复位者，可切开复位，不致终身成疾。

运、熏、灸、倒四法（附灸脐、化痞法）（全篇）

【原文】

外用运、熏、灸、倒四法，宿伤可用，新伤不可用。新伤者血未归经，恐其瘀血攻心之患也。

运法：凡最轻之伤，先用瓜皮散，次用麦麸一升，胡葱一把，酒药十丸，醋炒香附一升，同入锅内炒热，以社醋烹之，盖片时，乘热布包，运动患处，冷即换易，待其患处汗出如油可也。

熏法：凡宿伤在皮里膜外，虽服行药不能除根，服瓜皮散，次用落得打草、陈小麦、艾叶三味，用河水共煎一锅，滚透，入小口缸内，横板一块，患人坐板上，再将单被盖身，其汗立至，不可闪开，恐汗即止，病根不清也。

NOTE

灸法：或瘀血在骨节中，恐其发毒，先服瓜皮散，用生炭烧红地皮，社醋烹之，再将稻草摊上，单被为席，使患人卧上，厚被盖暖，使其汗出如雨，服胜金散而安。若气虚之体，不可用此。

凡倒法：病患能言，不能食，无法可治，不得已要使恶物吐之，先服硫麝散，将患人卧被上，每边两人牵被倒动，使人滚转反侧，吐出恶物，服虻虫散，再调理可愈。

灸脐法：若膀胱伤，小便秘结，可用田螺、麝香捣烂，先置脐中，再将飞盐盖脐上，如铜钱厚薄，盐水用艾火灸二三壮即通，去麝可也。

化痞熨法：凡人蓄血成痞，或在胁内，或在腹中，服药难消，用飞面量痞之大小，四围用圈，使恶物无从逃避。圈内置朴硝满圈，恐其侧边卸落，以脚条缚之，又衬纸二三十重，将熨斗盛火熨之，俟患处有响声，乃痞消之验。

斯[1]运、熏、灸、倒之法，恐患人不善服药，不得已而用之，亦不可轻使。若元气虚弱之人，用之太过，必致气促厥逆之虞[2]，医者慎之！

【注释】

[1] 斯：就、这里。

[2] 虞（yú）：猜测、忧虑。担忧的意思。

【按语】本节论述了运、熏、灸、倒四法在临床上对初、中、晚期病变的应用。运法和熏法是用热熨，疏通宿伤筋络，缓解痉挛，通畅气血，改善或恢复关节功能。炙法是用生炭烧红地皮，加醋烹之，利用热气熏蒸，取其得汗而愈的外治法。倒法是在患者语言不能、食而消化不良、没有较好的治疗方法时，古人从实践中总结出来的一种方法，类似用颠簸法治疗肠梗阻疾病。灸脐法和化痞熨法是用药物渗透抵达病所治疗疾病的一种方法。

第六节　《伤科汇纂》文选

【导读】《伤科汇纂》由清代医家胡廷光编著，成书于1815年。这是一部汇集清代以前伤科文献及作者本人治疗骨伤科疾病经验的专著。全书十二卷，包括伤科理论、解剖结构、手法技巧、治疗器具、内外各证、医案记录和用药处方等，有方剂1000余首，插图14幅，对伤科复位、术后功能锻炼等均进行了精要论述。该书受薛己学说的影响，强调八纲辨证、脏腑辨证，用药以平补为主，并提出腰椎骨折应分型论治。该书既有理论，又有实践，对后世骨伤科的理论探究与临床发展都起到了积极作用。

接骨歌诀（全篇）

【原文】

接骨由来法不同，编歌依次说全功。

若能洞达其中意，妙法都归掌握中。

NOTE

骨折大凡手足多，或短或长或脱窠。
或凹或凸或歪侧，务将手足慎抚摩。
长者脱下[1]短缩上[2]，突凹歪斜宜度量。
身上骨[3]若断而分，须用三指摩的当[4]。
内如脉动一般呵[5]，骨折断碎无别何[6]。
整骨先服保命丹，酒下骨软方动他[7]。
手足断须扯捻好[8]，足断而长添一劳[9]。
先须脚底牢垒[10]实，断伤骨下微礓[11]高。
足跟之下更礓高，痊愈无患[12]自证验。
如不垒实骨尚长，以后愈长愈可厌。
此为缩法之手功，手长难疗成废躬[13]。
歪从患骨下托起，扯直无歪归于同。
合奠[14]不突还原样，凹者捻妥无别尚[15]。
试手必以两手齐，试足须将脚并放。
复臼膏药自急需，光细布摊称体肤。
长短阔狭随患处，膏宜摊厚糁[16]多铺。
将膏紧裹包贴定，夹非杉皮力不胜。
浸软渐刮去粗皮，板长患处短方称。
还当排得紧重重，夹上布缠缠莫松。
缠布阔宜二寸许，从上至下尽力封。
布上再扎三条带，中间上下护要害。
先缚中间后两头，宽紧得宜始安泰。
如缚手足斜折断，中间紧而两头宽。
骨断若如截竹样，中宽聚气紧两端。
气血断处来聚着，手用带儿复掌络[17]。
脚要米袋两边挨，挨定不动胜妙药。
对症汤丸日日施，药洗换膏三日期。
三七[18]之时骨接牢，房事油腥犯不宜。
紫金丹作收功例，骨仍坚固无流弊。
我今编此手法歌，传与后人须仔细。

【注释】

[1] 脱下：往下脱出，即分离。

[2] 缩上：往上缩入，即短缩。

[3] 身上骨：指躯干骨。

NOTE

［4］的当：清楚准确。

［5］呵：语气词。

［6］无别何：（疾病）没有别的情况。

［7］他：指断骨。

［8］扯捻好：牵拉、按摩、复位。

［9］而长添一劳：而长，指断肢长出。添一劳，指增加一次劳动、多一分麻烦。

［10］竿（jiàn）：斜着支撑，用柱子支撑倾斜了的房屋。此处是指用脚部支撑固定。

［11］磹（diàn）：用同“垫”，石楔。

［12］无患：无并发症和后遗症。

［13］躬：弯曲。

［14］合奠：稳定、固定。

［15］无别尚：没有别的办法了。

［16］糁（shēn）：谷类制成的小渣。此处指糁药，多为乳香、没药、肉桂等的末。指撒在膏药上的药面。

［17］复掌络：再把手掌缠上。

［18］三七：二十一日。

【按语】本歌诀高度概括了接骨的全部手法和过程，在临床中颇为实用。骨折以四肢（手足）多见，骨折后断端有的延长，有的短缩，还有的凸出，或凹陷或歪向一侧，诊察时宜用手仔细抚摩，判断病情。无论长短或歪斜，均应先服保命丹，然后再接骨。四肢骨折均应接合，如下肢骨折后长出，则使治疗复杂化，须将断而长出的肢体脚下支撑或用石楔垫高，这样痊愈后断而长出的肢体便会缩回，不留后遗症。至于上肢断后长者，则难以处置，恐成残废。折骨位置不正，须扯直牵正。复位后须用膏药敷贴，膏药的制作及大小要根据患处情况而定，膏药以光滑的细布为佳。患处用膏药包好后再用杉木板固定，木板外用布条密缠，再于两端及中部绑扎三次，使斜形骨折中间紧、两头松，横断骨折则两头紧、中间松，以利于患处气血流通。固定好后，宜内服药治疗，并应三日一次为患处换药和清洗。通常断骨三周后可愈合。治疗期间应戒房事和油腻饮食。以上接骨方法均为常规治疗，但论述较详，如患肢长短的处理、弯曲不正的处理都很实用。

上髎歌诀（节选）

【原文】

上髎[1]不与接骨同，全凭手法及身功。

宜轻宜重为高手，兼吓兼骗[2]是上工。

法使骤然人不觉，患如知也骨已拢。

兹将手法为歌诀，一法能通万法通。

【注释】

［1］髎（liáo）：指关节。

[2] 兼吓兼骗：指解除病人的恐惧，用暗示等心理疗法，俗称分神疗法。

【按语】本节论述了整复关节脱位的治疗方法及要领。髎指关节隙，上髎是指关节复位。上髎和接骨不太一样，其对手法及身体功底要求较高，手法运力需轻巧、迅速，使病人在不经意间完成患处的复位。

托下巴歌诀

【原文】

头骨圆圆曰髑髅[1]，下把骨脱两般求。

单边为错双边落，上似弯环下似钩[2]。

两指口中齐重捺，各腮颊外共轻揉。

下巴往里徐徐托，托上还须用带兜。

【注释】

[1] 髑髅：骷髅，指死尸的头骨。

[2] 上似弯环下似钩：上指上颌骨，下指下颌骨，弯环和钩都指上下颌骨的形状。

【按语】本节论述了下颌关节口内整复方法。下颌关节脱位有两种，单侧脱者叫“错”，双侧脱者叫“落”。

上肩髎歌诀

【原文】

损伤肩膊手筋挛，骨髎犹如杵臼[1]然。

若是肘尖弯在后，定当臑骨[2]耸于前。

常医[3]或使两人拉，捷法只须独自掮[4]。

倘遇妇人难动手，骗中带吓秘家传。

【注释】

[1] 杵臼：指关节凸和关节凹。

[2] 臑骨：肱骨。

[3] 常医：一般的医生。

[4] 掮：用肩扛的一种整骨方法。

【按语】本节论述了肩关节脱位的整复方法。肩关节脱位的治疗，一般需要两人牵拉复位，但本节提出一人掮法亦可，并介绍了具体的操作方法。

托肘尖歌诀

【原文】

NOTE

臂膊之中曰肘尖，凸凹上下骨镶粘。

直而不曲筋之病，屈若难伸骨有嫌[1]。
骨裂缝开翻托好[2]，筋横纵急搦安恬[3]。
仍当养息悬于项[4]，屈曲肘时疾不添。

【注释】

[1] 骨有嫌：疑似骨有病。

[2] 骨裂缝开翻托好：骨裂缝开，指两个骨端离开，关节腔变大。翻托好，翻转托动使其复位。

[3] 筋横纵急搦安恬：安恬，安稳适当。两个关节面之间以韧带相连，关节脱臼时韧带受牵拉损伤。横、纵、急都是一种异常改变，要将其整复理顺。

[4] 悬于项：将患肢用布袋悬挂于项上。

【按语】本节论述了肘关节脱位的临床表现、治疗方法。不论是筋伤还是骨折都需使用手法复位，再予悬吊固定。

上大腿髎歌诀

【原文】

环跳穴居跨骨前，中分杵臼似机旋。
筋翻肿结脚跟趋[1]，骨错斜行腿足蹁[2]。
宣用手掎[3]并脚垒[4]，或施布缚及绳悬。

【注释】

[1] 趋：足不能伸。

[2] 蹁（piān）：歪斜。

[3] 手掎：用手牵引。

[4] 脚垒：脚部支撑固定。

【按语】本节介绍了髋关节脱位的一般治疗方法和一般闪挫的诊治。如果是一般的软组织损伤，只表现为局部肿胀和脚屈伸不利；如骨关节的脱位，则会出现下肢与足的位置不正，行路歪斜，应用手牵引和下肢固定的方法或用绷带及悬吊的方法治疗。

第七节　《江氏伤科方书》文选

【导读】《江氏伤科方书》由清代江考卿著，成书于1840年，又名《伤科方书》《江氏伤科学》。江氏在学术思想上宗崇少林伤科：先辨穴位伤、辨脏腑伤，然后施以不同治法，精于诊疗跌打损伤。《江氏伤科方书》共6则，包括断生死症秘诀、秘授不治法、受伤治法、通用方、秘传方、附录验方，理论与医方并重，重视按部论伤，对人体三十六大穴一一道明治疗方药，收集历代治伤效方50余首，并详述各主要骨与关节损伤的整复手法。其中以他骨填接已碎之骨伤法，颇为医家称道。现有《三三医书》本与《珍本图书集成》本等。

NOTE

受伤治法（节选）

【原文】

凡人周身一百另八穴，小穴七十二处，大穴三十六处，打中小穴重亦无妨，打中大穴虽轻亦死。今将三十六个大穴，道明受伤治法。

头顶心名为元宫穴。打中者，二日死。轻者耳聋头眩，六十四日死。先用加减汤[1]加羌活一钱，苍耳子一钱五分，次用夺命丹[2]二三服，再加药酒常服。

前胸名华盖穴。打中者，人事不省，血迷心窍，三日而死。先用加减汤加枳实一钱、良姜一钱，次用七厘散[3]二分，后用夺命丹二三服。

后背心名肺底穴。打中者，两鼻出血，九日而死。先用加减汤加百部八分、桑皮一钱，次用七厘散二分，后用夺命丹二三服，再用紫金丹[4]。

左乳上一寸三分，名上气穴。打中者，发寒热，三十二日而死。先用加减汤加沉香五分、肉桂一钱五分，次用七厘散二分，后用夺命丹二三服。

左乳下一分，名中气穴。打中者，十二日而死。先用加减汤加青皮一钱、乳香一钱，次用七厘散二分，后用夺命丹二三服。

左乳下一寸四分，名下气穴。打中者，七日而死。先用加减汤加枳实一钱五分、石菖蒲一钱，次用七厘散二分，后用夺命丹二三服。

右乳上一寸三分，名上血海。打中者，口中吐血，十六日死。先用加减汤加郁金一钱二分、沉香一钱，次用七厘散二分，后用夺命丹二三服。

右乳下一分，名正血穴。打中者，口中吐血，十八日死。先用加减汤加郁金一钱五分、寄奴一钱五分，次用七厘散二分，再用夺命丹一二服。

右乳下一寸四分，名下血海。打中者，三十六日吐血而死。先用加减汤加五灵脂一钱二分、蒲黄一钱，炒黑，次用七厘散二分，再用夺命丹二三服。

心中名黑虎偷心穴。打中者，立刻眼目昏花，人事不省，拳回气绝，速宜治之。先用加减汤加官桂一钱、丁香六分，次用七厘散二分，再用夺命丹二三分，再用紫金丹三四服。

心下一分，名霍肺穴。又下半分，名肺底穴。打中者，劈面一把，即醒，然后用药。先用加减汤加桂枝一钱二分、贝母一钱，次用七厘散二分，再用夺命丹二三服，又服加减汤，后用紫金丹。

心下一寸三分，偏左一分，名翻肚穴。打中者，比日而死。先用加减汤加红花一钱五分、木香一钱；次用七厘散二分，仍用加减汤二三服；再用夺命丹二三服；又用紫金丹三四服，或吊药一敷。

NOTE

脐下一寸五分，名气海穴。打中者，二十八日而死。先用加减汤加杏仁一钱、玄胡索一钱，次用七厘散二分，再用夺命丹二三服。

脐下三寸，名丹田穴。打中者，十九日而死。先用加减汤加木通一钱五分、三棱一钱五分，次用七厘散三分。

脐下四寸五分，名分水穴。打中者，二便不通，十三日而死。先用加减汤加三棱一钱五分、莪术一钱、生军三钱，次用七厘散二分，再用紫金丹三四服。

脐下六寸，名关元穴。打中者，五日而死。先用加减汤加车前子一钱、青皮一钱，次用七厘散二三分，再用夺命丹二三服。

左边胁脐毛中，名气海穴。打中者，六个月而死。先用加减汤加五加皮一钱、羌活一钱；次用七厘散二三分；再用夺命丹三四服。

右边胁脐毛中，名血海穴。打中者，五个月死。先用加减汤加柴胡一钱二分、当归一钱，次用七厘散二分，再用夺命丹二三服，或用药酒常服。

左边胁梢软骨，名章门穴。打中者，一百五十四日死。先用加减汤加归尾一钱、苏木一钱；次用紫金丹三四服。

右边胁梢软骨，名地门穴。打中者，六十日而死。先用加减汤加丹皮一钱、红花一钱五分，次用夺命丹三三服，仍服加减汤。

下一分，名血囊穴。打中者，四十日而死。先用加减汤加蒲黄一钱、韭菜子一钱，次用夺命丹二三服，再服药酒。

两耳下半分空处，名听耳穴。打中者，二十四日死。先用加减汤加川芎一钱、细辛五分，次用夺命丹一二服，再服药酒。

背心第七个节两边下一分，名石骨穴。打中者，吐痰吐血，十个月而死。先用加减汤加杜仲一钱、骨碎补一钱，次服夺命丹三四服。

下一寸一分，名后气穴。打中者，一季而死。先用加减汤加补骨脂一钱、乌药一钱，次用紫金丹三服，再用药酒。

两腰眼中左边，名肾经穴。打中者，三日大哭而死。先用加减汤加桃仁一钱五分、红花一钱，次用夺命丹二三服。

右边名命门穴。打中者，日事而死。先用加减汤加桃仁一钱五分、前胡一钱，次用夺命丹三服。

尾梢尽下一分，名海底穴。打中者，七日而死。先用加减汤加生军一钱、朴硝一钱，次用夺命丹二三服，再用紫金丹三四服。

两腿中，同名鹤顶穴。打中者，一季而死。先用加减汤加牛膝一钱、苡仁一钱，次用紫金丹二三服。

左右脚底中，同名涌泉穴。打中者，十四个月死。先用加减汤加牛膝一钱、宣木瓜一钱，次用夺命丹二三服。

以上三十六大穴，指明受伤之法。然用药虽无大异，不过加减汤及七厘散、

NOTE

夺命、紫金等药，惟加减方中所加二味零药，不可错误，切宜紧记。

大凡人于既跌之后，或相打受伤之后，感冒经风发寒发热，头身皆痛，先用解肌汤或小柴胡汤治之，然后再服跌打之药。

【注释】

[1] 加减汤：即十三味加减汤方。五加皮一钱五分，枳壳一钱，刘寄奴一钱，肉桂一钱，杜仲一钱，五灵脂一钱，蒲黄一钱，当归尾一钱五分，广皮一钱二分，红花八分，延胡索一钱，香附一钱五分，青皮一钱，加砂仁五分。用陈酒调服。

[2] 夺命丹：又名飞龙夺命丹。当归五钱，赤芍二钱，三棱四钱，寸香二钱，土狗三钱，土鳖八钱，莪术四钱，青皮三钱，蒲黄二钱，碎补三钱，加皮八钱，广皮二钱，硼砂八钱，然铜八钱，木香六钱，乌药三钱，朱砂二钱，延胡索四钱，桂心三钱，香附四钱，桑寄奴三钱，桂枝三钱，血竭八钱，羌活三钱，前胡三钱，贝母二钱，葛根三钱，秦艽三钱，桃仁五钱，苏木四钱，杜仲二钱，猴骨二钱，韭菜子二钱，古钱四个（醋酒浸）。共研细末，重服三分，轻分半，再轻一分，酒下。

[3] 七厘散：硼砂八钱，朱砂四钱，血竭八钱，土狗六钱，地鳖八钱，归尾五钱，红花五钱，苏木四钱，枳壳五钱，木香五钱，大黄六钱，巴霜三钱，蒲黄三钱，青皮三钱，广皮四钱，乌药三钱，灵脂五钱，三棱五钱，莪术五钱，寸香一钱，肉桂三钱，猴骨三钱。上药研末，重者二分半，轻者一分，再轻七厘，陈酒下。

[4] 紫金丹：又名地鳖紫金丹。青皮三钱，黄芩三钱，赤苓三钱，乌药三钱，红花三钱，赤芍三钱，血竭八钱，朱砂二钱，自然铜八钱，土狗五钱，土鳖虫三钱，猴骨三钱，虎骨八钱，牛膝三钱，灵仙三钱，五灵脂五钱，木香二钱，寸香三钱，香附四钱，肉桂三钱，枳壳二钱，牡丹皮四钱，桃仁五钱，贝母二钱，寄奴三钱，广皮三钱，苏木三钱，远志二钱，归尾五钱，桂枝三钱，木通三钱，三棱四钱，莪术四钱，秦艽三钱，五加皮五钱，续断三钱，杜仲三钱，补骨脂四钱，骨碎补三钱，羌活三钱，葛根三钱，蒲黄四钱，泽泻三钱，松节五钱，枸杞子三钱，韭菜子三钱，硼砂八钱。上药研末，重服三分，轻二分，再轻一分，酒下。

【按语】本节论述了三十六大穴损伤的内服方药治疗。《跌损妙方》首开按部论伤先河，强调了血头行走的十三个大穴（蟾宫穴为双穴）遇时遇穴损伤的严重性及治疗。江氏发挥了这一观点，将大穴发展成三十六，另讨论总结出七十二小穴的证治方药。其所论三十六大穴的内服方药，颇为后人取法。虽其所论穴名、部位与现行者多有出入；其通用、秘传诸方及方后附不同受伤部位症状的引药，但大多能切合实用，盖亦有所传授。

第八节　《救伤秘旨》文选

【导读】《救伤秘旨》由清代医家赵廷海编撰，不分卷次，附“续刻”一篇。成书于1852年，收集流传民间的技击家跌打秘方而成。该书为骨伤科简明而通俗读本，内容丰富，有拳击伤、骨折的处理步骤和治疗方剂，包括各种伤损重症的鉴别诊断、开放性创伤的处理和近二十个部位骨伤的整复固定方法处理步骤和治疗方剂等，颇多创见。书中所载药方或因部位不同，或因症状有别，既有内服剂，又有外治剂。内服剂包括汤、丸、丹、散、药酒，外用剂包括敷、

NOTE

贴、掺、洗。书中用药精练，论点和治法大致与《跌损妙方》《江氏伤科方书》相似，是对武学伤科（少林寺派）经验的高度概括总结，既有少林学派的用药特点，又有辨证用药、灵活施治的特色。该书注重实践，对于跌打损伤的各种治疗手法及其方药，辑录比较丰富，如主张用布兜牵引固定法治疗颈椎骨折和脱位、用敷贴法治疗脑外伤等，促进了骨科技术的发展与进步，反映了中医骨伤技术的先进性。该书对骨伤疾病的诊断、手法与方药治疗进行了全面论述，并注重骨伤预后的判断，学术价值较高，对今天的骨伤科学也很有启发。

总论（全篇）

【原文】

六脉纲领曰：浮、沉、迟、数、滑、涩。浮、沉以部位言，而虚、实、濡、弱、革、牢六脉从之。迟、数以至数言，而紧、缓、促、结、代五脉从之。滑、涩以形象言，而长、短、洪、微、芤、弦、动、伏、散、细十脉从之，此脉之大概也。又有解索、雀啄、屋漏、鱼翔、弹石、虾游等名，皆死脉。人有四海，脑为髓海，丹田为精海，脐为气海，脾为血海。人有五余，头发属心，血之余。眉毛属肝，筋之余。须属肾，精之余。腋毛属脾，肌肉之余。阴毛属肺，气之余也。又指爪筋之余，筋乃骨之余，骨乃精之余，皮乃血之余，脉乃气之余，骨节乃五脏之余也。五脏之窍，舌为心苗，心寄窍于耳，眼为肝窍，口为脾窍，鼻为肺窍，耳为肾窍，肾又开窍于二阴焉。五脏绝症，鼻孔向上而黑者，肺绝也。嘴唇反起黑色者，脾绝也。鱼目定睛，人中陷者，肝绝也。舌尖黑色，芒刺有胎，心绝也。两耳黑色，肾囊吊起，肾绝也。以上五绝之症，不治。头为诸阳之会，正额属心，心主血，最畏见风。若破伤风，头额发肿者即死。

【按语】本节讨论了六脉纲领、四海、五毛之属、爪筋骨（骨节）皮脉之属、五脏之窍、五脏绝症等。其中关于五毛之属、骨节之属及心寄窍于耳的讨论则鲜见于以往文献。今好发于盛夏的突发性耳聋，有耳动脉痉挛一说，可资参考。

王瑞柏损伤用药论（节选）

【原文】

凡跌打损伤之症，不可概论[1]也。青肿不痛，或肿不消退者，气血虚弱也，用十全大补汤。若肿或作寒热者，血伤而肝火动也，用四物汤加山栀、柴胡。血出不止，或又发寒热者，用四君子汤加川芎、当归、柴胡。寒热而痛甚者，欲溃脓也，用参芪内补散。若脓出而痛甚者，气虚也，用八珍汤。疮口赤肉突出者，血虚而肝火生风也，用柴胡栀子散。若脓不止，疮口白肉突出者，气虚而有邪感也，用补中益气汤。若脓溃而痛，或溃而不敛者，皆脾胃虚也，用六君子汤。苟徒知敷凉药[2]而不溃不敛，所以致败症也。受伤若肠中作痛，按之不能宁者，内有瘀血也，用承气汤下之，下后仍痛，瘀血犹未尽也，用加味八物汤调之。按之不痛，血气伤[3]也，用四物汤加参芪、白术。下后胸胁作痛，肝血伤也，四君子汤加川芎、当归。下后发热，气血俱虚也，用八珍汤加当归、半夏。胸胁胀痛，饮食不思者，肝脾气滞也，用六君子汤加柴胡、枳壳。咬牙发搐者，肝盛脾虚也，用吴公散[4]加川芎、山栀、钩藤、天麻。以上须要谨慎，不可妄用也。

【注释】

[1] 概论：统一论说。

[2] 苟徒知数凉药：虽然知道凉药不宜用，而仍过多地使用凉药。

[3] 血气伤：气血虚之义。

[4] 吴公散：应为蜈蚣散。

【按语】此节论述了外伤的用药方法及规律，虽然都属跌打损伤，但药物治疗不能一概而论。肿胀不消、色青而痛者，乃气血虚弱，治宜十全大补汤补益。不但肿且发寒热者，除血虚外，尚有肝火内动，治宜补血清热，四物汤加栀子、柴胡等。若出血不止，又发寒热者，宜补气摄血而清热。不但发寒热而且疼痛甚者，乃正在溃脓，宜用参芪之类内托……以上各症皆宜详加辨证，不可滥用。

整骨接骨夹缚手法（节选）

【原文】

夫肩胛骨脱出腕[1]外者，此骨下段是杵，上段身骨是臼，治法先用住痛散[2]加痹药[3]服之，次削甲办药。用布手巾袱蘸辛香散[4]药汤，盦[5]洗患处，令筋骨舒软。如左手骨[6]脱者，令患人卧，一人坐其左膝之侧，曲其左足，踏患人左胁下[7]，用带绑住患人肘上[8]，系于坐者腰间，坐者以手扶平患人之肘，却低头向前，倒腰向后，用力徐徐拔伸患人之骨，按正入于胁下。如骨脱向内[9]，敛胁不开者，令患人侧卧于地，用踏脚凳一条，夹其脚背[10]，令其转动，着一人曲腰坐于凳子上，用绢带绑住患人肘股，上悬于坐者之肩，伸脚踏患人胁下，然后抬肩带肘，徐徐用力拔伸患骨，用手按正其肩腕，务要折转，又试其手，上到脑后，下过胸前，反手于臂，方是归原，然后调圣神散[11]贴之。用绢带一条，从患处绑至那边胁下缚住，又一条从患处胁下绑至这边肩上，亦用绵絮一团，实其胁下，方得稳固。日服消风散[12]、住痛散取效。

【注释】

[1] 腕：此指肩关节盂。

[2] 住痛散：杜仲、小茴、大茴各四两，共为细末，每服二钱，老酒调服。

[3] 痹药：止痛药。

[4] 辛香散：防风、荆芥穗各十两，刘寄奴二两，独活、乳香、明矾、五倍子、苦参各五

钱，柏叶、当归、白芷、金银花、苍耳子、泽兰、细茶各少许，水煎，入飞盐一撮，洗之。

[5] 盦（ān）：覆盖。

[6] 手骨：指上肢骨、肱骨。

[7] 胁下：腋窝部。

[8] 肘上：肘关节之上。

[9] 脱向内：指肱骨头脱向窝部。

[10] 夹其脚背：夹住足部和背部。

[11] 圣神散：淮乌、白芷、赤芍、白及、枇杷叶、芙蓉叶各三钱，韭根、韭菜各一两。用姜汁、韭汁、老酒同调敷。

[12] 消风散：人参、防风、川芎、川朴、僵蚕、桔梗、独活、半夏、肉桂各一钱，羌活、蝉蜕、当归各一钱五分，南星、白芷各二钱，黄芩三钱，柴胡七分，甘草五分。水煎，童便、老酒冲服。

【按语】本节论述了肩关节脱位的复位方法，将肩关节脱位分为脱向外上方和脱向内下方两种类型。其治疗是先用止痛药，使局部肌肉松弛后用手法复位。方法是用手牵足蹬法，即患者仰卧，医者坐于患侧，患肢腋窝垫毛巾，医者用足蹬患侧腋窝，然后用手牵患肢使其复位。复位后，患肢宜绑缚固定或悬吊。必要时可内服调气活血止痛药物，以使完全恢复。

【原文】

夫两臂骨折断或破碎者，先用消风散、住痛散加痹药服之。用杉木皮三片，削去粗皮，掐令微薄，如指面大，长短以患处为则。用棉纸包束粘定，用油透甲纸[1]上，用左绑绳四部，编成闸极子，如此通漏，内面药干，庶可掺湿。编毕，用热药汤盦软其筋骨。令患人卧于地，用绢带缚患人肘臂，系于医者腰间，医者坐其膝侧，双手捉定患肘，脚踏其腋下，倒腰向后，徐徐用力拔伸断骨，用手揣[2]合归原。以姜汁、韭汁、醋调圣神散，摊于油布上贴之。外用甲缚，宽紧如法，带兜其手肘，悬于项下，要时常屈伸，肘腕不强，否则日久筋强，难以屈伸。日服加减活血住痛散。若甲两头泡起，不可挑破，用黑神散油调贴即消。

【注释】

[1] 甲纸：用杉木纸做成的木片为甲，其上粘纸为甲纸。

[2] 揣：用手推握。

【按语】整复手法与固定方法是治疗骨折脱位损伤的关键。本节论述了肱骨骨折的复位及固定，其复位方法基本同肩关节脱位，骨折复位后用甲纸予以固定，同时强调复位后功能锻炼的重要性。本文介绍了甲纸的制作方法、用料和规格等，并指出了外敷药和内服药方法，以及治疗并发症的处理方法等，较为详尽，具有实用价值。

第九节　《跌打损伤回生集》文选

【导读】《跌打损伤回生集》乃清·胡青崑所辑，系胡青崑与其侄整理其叔祖胡启万所存抄

NOTE

本而成。成书于清咸丰六年（1856年）。据目前所掌握的材料，国内收藏甚少，此为南昌刻本。全书共三卷。卷一论述伤损的机理、治法及方药；卷二论述伤损的治则及其方药；卷三为治疗伤损的各种方法及方药。该书讨论了伤损跌打的概念及其治疗原则，对损伤后出现的各种不治、难治及可治的证候有系统论述，注重损伤与情志的关系，重视损伤出血及其预后，提出损伤一症专从血论的观点。

跌打损伤小引（全篇）

【原文】

盖闻伤（见血为伤）、损（骨疼为损）缓急，治宜权变（医者不可执一）、跌（从高坠下，或倒压闪挫为跌，此乃先受患而后惊）、打（与人争斗及杖夹为打，此乃先惊而后患）轻重，各有主张（跌打俱有伤损，须看轻重而治。治跌先宜治患，而后镇惊；治打先镇惊，而后治患，此乃大概，临时又宜活法也）。且如肌肤伤破，止血祛风为上（伤破肌肤，不论何处，外用止血生肌药，内服祛风药。若内伤吐血及涕血者，又当和气活血为主）。筋骨损断，活血止痛最良（凡损筋骨，外宜整接敷夹，内服活血住痛药。若损脏腑，昏闷气绝，不省人事者，又当和气行血为主）。潮热者（表邪），发散可用。便闭者，疏利何妨。皮肉焮[1]肿，破气治血为要略（患处焮肿，或红紫黑青者，皆由气血郁逆不散，外宜熨法并敷药，内服破气破血药。若患久，用药太过，肿不退，又当和解。若破伤肉肿者，又当祛风为主）。肚腹膨胀，和荣理卫乃宜详（胸胁腹背受患，致令肚腹膨胀而疼痛不止者，外宜敷贴药并熨法，内服破气去瘀药。若大便通，又当和血行气）。老弱患疾，克伐切忌太过（年老虚弱者，克伐药忌用太过，恐生别病）。少壮受患，滋补务宜莫忙（少壮人不可早补，恐患不能尽除，记之）。既表不必重汗，恐贼邪乘虚而入（凡医伤，先宜发表，然后治患，表后不可再表，慎之）。自利无容再行，怕元神因之而伤（大小便自利，不可又用攻下药，恐泄元气）。须知血未出，脉喜洪大为要（高跌内有瘀血，肚腹胀满，脉坚强生，脉小弱者死也）。血已出，脉宜微细无殃（斫[2]杀跌打，俱有血出者，若不能止，脉大七日死，滑细者生。斫疮出血，三日脉大，二十日死。金枪出血太多，脉虚细者生，数实大者死。金枪出血，脉沉小生，浮大者死）。命门和缓，关脉实，患重不死（凡命门脉和缓，关脉实大，患重不死）。命门虚促脱而离，患轻必伤（凡折伤治之诀曰：鱼际脉不绝者死）。是故止血者，桃花三宝（桃花散[3]、三宝散[4]治皮肤伤破，血出不止）。活血者，桂蕊一阳（筋折断者，整接后，以桂蕊散[5]煮酒，调一阳丹[6]同服，以上四方俱列于后）。祛风热，消风散[7]，称为尽美（消风散治破伤血出，或破烂肉肿）。止疼痛，住痛散，号为君王（活血住痛散[8]专能活血住痛，不论内外伤

NOTE

皆效）。伤破肉肿，将帅散罨，有奇效（伤破受风肉肿，外用将帅定风散[9]罨，内服消风散）。损断骨疼，神圣散[10]敷之无双（折断骨者，整接后，用神圣散敷断骨处，外用杉皮薄片夹，以绢缚之，勿露风）。骨肉瘀血生涎，先需辟秽（骨断日久，不曾治，以致生涎，整接不上，先服辟秽丸[11]，次日再接自效）。疮口腐烂，肉臭，宜用辛香（伤破不治，或治之失宜，腐臭脓血淋淋，宜用辛香散[12]煎洗，后用生肌散罨数次，即愈也）。发散表邪五积散[13]（外感潮热者宜）。疏通里实万灵汤[14]（损伤重大，身青肿，不论处处皆效也）。红花末，能理肚腹膨胀（红花破血散，治胀满气促）。苏木散[15]，可疗遍体肿伤（治遍身伤损有肿之极）。昏闷气绝，通关、七宝任选（跌打闷绝者，外宜吹通关散，内服七宝丹[16]即醒，后又当看伤调治）。不省人事，和气[17]六神[18]堪尝（患重，气血攻心不能言，急用和气散灌入口，即醒，外用熨药于患外熨之，醒后仍服原药，加沉香、三贵[19]末同服，或用六神木香汤更妙）。吐血不止，蚌霜散[20]服之即应，郁气不散，艾灰膏熨之便昌（伤处疼痛不止者，将艾灰玉龙膏[21]熨之，自愈）。白玉散，手足为之要领（手足疼痛，白玉灵验散[22]主之也）。紫金丹[23]，周身可作栋梁。劳力身疼，太保散[24]为的要（十三太保散，治平常轻伤。用力太过，并远行劳碌，遍身酸痛，四肢无力，皆可服。方俱附后）。闪挫[25]腰疼，将军末最相当（将军匀气散[26]，治闪挫腰疼，此药常服神效）。佛手妙散，轻患不宜擅用（神妙佛散[27]，治筋骨断或金枪重伤将死者，才用此药，有神效，宜珍贵之也）。换骨灵丹，收效必莱安康（神仙换骨丹[28]，治跌打将好，以此药收效）。粒金丸[29]，跌打比势皆效（粒金丸，即铁布衫，治跌打并与人比势皆效）。真宝膏[30]，损伤疖毒甚强（此膏能贴伤损并疖毒者）。夫药岂无妙道，杖患自有奇方（杖夹谓官打板夹棍），用之合宜，治如反掌，理之失法，变起苍茫。嗟夫，治此症候，势非寻常。外缠皮肤，内连腑脏。改换形容，如蛇脱皮、龙换骨。淋漓脓血，若蚓在灰、鳝在汤。医贵识症，不可指鹿为马。药宜合病，休要视虎为狼，徒自谬而不变。恐遇病以彷徨，泄骨髓之真诠。非君子而不教授肺腑之秘诀，牢记诵而莫忘，是为引。

【注释】

[1] 焮（xìn）：烧、灼。

[2] 斫（zhuó）：大锄，引申为用刀、斧等砍。

[3] 桃花散：黄连一两，大黄一两，黄柏一两，风化石灰四两。共炒桃花色为度，去大黄，筛极细末用。

[4] 三宝散：当墨（即百草霜）、白芷梢、经霜草，共为末，或干罨或清油调涂。

[5] 桂蕊散：姜黄五钱，白及五钱，紫草三分，骨碎补一钱，自然铜一钱，威灵仙一钱，肉桂三分，半夏一分，当归身一钱，赤芍一钱，苏梗五分，羌活五分，红花一分，青皮钱五，

NOTE

广皮三分，三棱五钱，莪术五钱，枳实五分，木通一钱，牡丹皮一钱，川芎一钱，桂枝二钱，白芍一钱，五加皮五分，牛膝二钱，枸杞子二钱，甘草一钱，土茯苓一钱，野苎根引。好酒炆一枝香，空心服。

[6] 一阳丹：乳香、没药、肉桂、川乌各一两，自然铜一两三钱（制），碎补二两，白虫（即白蜡）四两，血力三钱，鹿茸五钱，全当归一两（酒浸），龙骨二钱（醋炒），虎骨一两（炙），寸身（即麝香）一分，朱砂四钱，灰面五钱（炒），故纸八钱，首乌一两（打碎，瓦炒），人中白二两，小阴麻（即芝麻，炒）八钱，山羊血、紫石英（煅）各四钱，旱莲草一两，菟丝子八钱，共为末。酒调一钱服。

[7] 消风散：防风、防己、南星各一两，姜全（姜汁炒，去丝嘴，干用），全蝎（水洗，去头足，炒干）。

[8] 活血住痛散：川芎、当归各一钱，羌活五钱，独活一两，山甲七钱（土炒），淮乌七钱，小茴、白芷各一两，上桂七钱，木瓜一两，草乌七钱，赤芍七钱，角茴一两，甘草五钱。一方有杜仲五钱，当门（即麝香）一钱，如伤重加三贵，有气加三贵、沉香、木香、须磨，断骨加走马。以上各切片，碎，晒干为末，密收。用时要自然姜汁一小杯，好酒一大杯，末药三匙。其三贵、走马临时加减。此乃巧术也。要快，倍能住痛。附：走马、自然铜、虎骨俱制为末，专能接骨断根。

[9] 将帅定风散：南星（为防风所制，服之不麻）、防风为末。破伤风以药敷疮口，然后以酒调一饼服。如牙关紧急，角弓反张，用童便调服二钱。打伤欲死，但心头微温，亦以童便调灌二钱，并进二服。癫犬咬伤或破，先噙将水洗净、拭干、贴药，更不再发，无脓有大效。

[10] 神圣散：豨莶草、赤芍、白及、枇杷叶、芙蓉叶、韭菜（连根不洗）、白芷、淮乌（不拘多少）。以自然姜汁酒调，敷贴患处。骨出伤口者，以蜜调生肌散，搽其疮口，以神圣散敷之。凡刀斧伤破者，用蜜调，未伤皮以姜汁调。凡用此药，必须先以伞单纸一片，测患阔狭，却以药涂之，为妙。

[11] 辟秽丸：斑蝥一钱（去头、尾、翅、足，用糯米一合炒，以米黄色为度，去斑蝥不用，用米），大朱砂四钱。共为末，用饭做成丸，如胡椒大。大人每服四丸，小儿二丸。临晚温茶送下，如小便急胀不妨。

[12] 辛香散：荆芥、赤芍、刘寄奴、羌活、泽兰、防风、独活、明矾、苦参、五倍子、白芷。以上为末，当归、金银花、柏叶、苍耳、细茶、藿香叶，每用水一杯，加葱白、桃、柳、寻风藤，飞盐一匙，煎水洗去毒，然后用油调住血散贴。

[13] 五积散：白芷、陈皮、厚朴、当归、川芎、细辛、枳壳、桔梗、半夏、羌活、桂枝、苍术、南星、前胡、甘草。有气加青皮、乌药；潮盛加柴胡；两胁加胆草、青皮、肉桂、红花；手加桂枝；脚加淮山、牛膝。

[14] 万灵汤（一名捷助散）：五灵脂、使君子肉、巴豆仁（去油）各一分。共为末，冷茶送下。服后泄不止，或绿豆粥解亦可。但治杨梅，即用三仙丹搽，立效。

[15] 苏木散：牡丹皮、石菖蒲、枸杞子、当归尾、红花、生地黄、当归身、赤芍、骨碎补、自然铜、上桂、灵仙、羌活、苏木、元胡索、陈皮、五加皮、牛膝、川芎、小茴、香附、虎骨、土茯苓、甘草。野苎根引，炆生酒服。

NOTE

[16] 七宝丹：番木鳖半斤（童便浸待口开，瓦锋刮去毛皮，切片，再用药浸，方以陈黄土

炒至绿豆色，换土炒七次，研为末，另一处)，陈枳壳四两（浸半日，切片，面粉炒干，为细末，另一处)。用木鳖末一两，枳壳末八钱，配合均匀，再加北细辛二钱，牙皂二钱，真熊胆五分，麝五分。共入内和匀，每服五六分，好酒送下。

［17］和气：即和气散。小茴、桔梗、香附、青皮、陈皮、良姜、苍术、肉桂、甘草。以上研末，或酒下，或一日沸汤下，用盐一捻入内服。下部醒，用熨药于患处，熨之。仍服原药，加沉香、三贵同服。如不醒，用蜜和姜汁蒸过，仍服。若产后恶瘀未尽者，加桃仁，炒为末调服。

［18］六神：即六神木香汤。木香二钱，沉香二钱，槟榔一钱（三味俱磨，忌煎)，枳壳一钱，桔梗一钱，甘草二钱。

［19］三贵：可能系江西一带的草药名称。上文活血住痛散中“走马”、一阳丹中“血力”、下文将军匀气散中“国主”等同。

［20］蚌霜散：蚌粉（即海大蛤蜊壳，火煅过，为细末)、当墨（即百草霜）等份，为末。每服三钱，黏米饮调服，或侧柏叶研汁尤妙。如鼻衄炙疮出血者，衄并干掺立止。

［21］艾灰玉龙膏：肉桂、干姜、吴茱萸、白芷、南星、附子、赤芍、独活、草乌、白及。以上各切碎，晒干为末。用时要自然姜汁调成膏，以纸夹皮，艾攘损处，大小为一幅，将膏放于损上，又以艾夹贴于膏上，以熨斗盛木炭熨之即愈。

［22］白玉灵验散：川乌、草乌、山甲、乳香、没药（以上俱制)、上桂、白芷、甘草共为末。每服：手加桂枝、淮膝；脚加川膝、钻地风，生酒调服。

［23］紫金丹：大土鳖三钱（酒制)，自然铜三钱（制)，乳香三钱（制)，没药三钱（制)，北辛二钱，朱砂一钱，血竭一钱，灵脂三钱，白虫三钱（酒、豆腐同煮一枝香)，金箔二十张，银箔二十张，沉香三钱，当归尾三钱（酒炒)，硼砂三分，人参七钱，琥珀钱半（豆腐煮一枝香)，珍珠（同上制)，片脑三钱，麝香钱（去毛)。共为末。每服分半，不论上下新旧损伤，用后各部引经药调服。如妇人信水不通，加麝五厘，酒调服。气痛，加麝三厘，酒调服。孕妇忌服。内加七雄丹更妙。

［24］太保散：全归三钱，杜仲四两，菖蒲三钱，骨碎补四钱，牛膝三钱，秦艽三钱，故纸三钱，赤芍三钱，郁金一钱，制香附三钱，嫩桂枝四钱，续断三钱。共为末。每服二三钱，好酒送下。

［25］挫（cuò)：折伤。

［26］将军匀气散：小茴、大茴、延胡索、乌药、香附、砂仁、木瓜、赤芍、陈皮、枳壳、白芷、当归、羌活、川芎、良姜各一两，国主、沉香、丁香、乳香（制)、没药（制)、桔梗、甘草各五钱，淮乌一只。以上共为末，姜酒调，空心服。但凡伤损，必须先调气养神，然后用药，甚妙。此药常服神效。

［27］神妙佛散：应为神妙佛手散，疑脱漏“手”字。余粮石（火煅、醋淬)、肉苁蓉（酒洗)、鹿茸（酒炙)、当归（酒洗)、菟丝子、熟地黄各四钱半，白芍、川芎、北艾、茯苓、枣仁各六钱，干姜、覆盆子、紫石英（煅)、牡蛎（煅）各三钱，五味子一钱，桑螵蛸五钱二分(泡)，琥珀一钱。共为末。滚水调服，慎勿轻用。如作散，姜三片，枣一枚，水煎服。

［28］神仙换骨丹：三贵五钱，虎骨一两（制)，自然铜二两（制)，当归四两，白芷二两，麝一钱，小茴一两（炒)，淮乌三只（生)，羌活一两，厚朴二两，甘草三钱。共为末。姜酒调

NOTE

服，立效。

[29] 粒金丸（即铁布衫）：土鳖五钱，朱砂三钱，金箔三十张，广木香三钱，肉桂三钱，母丁香二钱，无名异（即无名子）五钱，三七二钱，乳香五钱，没药五钱，麝五分，血竭三钱，自然铜五钱，木鳖子（清油浸去壳）五钱，白虫一两，土狗一钱（酒制），血余（即头发）三钱（用水洗，再酒洗净，烧红罐，放在中，黑即倒出），地龙（即蚯蚓）五钱（酒炒），山甲二钱（土炒），虎骨一两（醋制），地虎（即老蛤雄，煮烧酒制）一两，过江龙（即蜘蛛）五只（酒焙干为末），牡丹皮三钱，全归五钱，骨碎补五钱（去毛），续断五钱，枳壳一两，鳝鱼骨一两（酒制），白木耳一两（酒制），番木鳖一两（布袋张，良姜包着，七蒸七露，三七之内，将乳没灌在其中），沉香三钱，生地黄五钱。法制为丸，金箔、朱砂为衣（砂糖）。

[30] 真宝膏：大黄、黄连、黄芩、黄柏、栀子、白芷、当归、蓖麻子、升麻、元参、山甲、白及、赤芍、苏木、红花、木鳖子、松节、柴胡、前胡、甘草各钱半，羌活、独活、桐皮、南星、桑皮各一钱，地榆、血余一两，蜂巢一个，阿魏五钱，苍术、蟾酥、千金子油煎熬膏，后用乳香、没药、血竭、龙骨、硼砂、朱砂、轻粉、雄黄、淮乌、白芷、麝、赤石脂、五倍子、明矾、朴硝共为末，待膏将冷，放内搅匀。

【按语】本节讨论了伤损跌打的概念及其治疗原则，具体介绍了25则伤损的治法用方，注重损伤与情志的关系，重视损伤出血及其预后。其体例采用括弧注方式，编排有《药性赋》韵味，读来朗朗上口，每条所述皆系原作者的经验之谈，足资参考。附方中所列的国主、六汗、三贵、四六、宅前、虎次、花通、木宅、金刚鞭、八解麻等药，推测可能系江西一带的草药名称，在没有确切考证之前，尚难定论，请读者自斟。

看伤有治无治之论（全篇）

【原文】

气喉管断即死不治（故左手割颈者，不治），食管断者可治。项门既破骨未入肉可治，食饱受伤及跌三日不死，可治。心胸紧痛，青色未裹心，乃偏心受伤，可治。项门既破骨陷入即死，不治。耳后受伤则医，耳珠下受伤不治。心胸紧痛，红色既裹心头，乃心口受伤，不治。男子两乳受伤，可治；妇人两乳受伤，不治。正腰受伤自笑者立死，不治。小肚受伤重者，又吐粪者，不治。气出不收，两眼睁开，不治。小腹受伤，未伤膜，可治。孕妇小腹受伤犯胎，不治。孕妇尾结骨受伤，虽粪可治。受伤口出气、眼不闭者，难治。肾子受伤入小腹者立死，不治。肾子受伤未入小腹者，可治。口如鱼口缠风，不治。囟门出髓者即死，不治。心口俱是青色，七日内死，不治。两乳受伤，宜当急救，可治。两胁受伤，怕血入五脏，难治。小肠有伤，不分阴阳，难治。项门有伤难医，急救可治。两腿受伤虽然无碍，后必有损，宜当细心调治无损。两手有伤，可治。两脚受伤，用心调治，免后来成损。以上各条伤之轻重生死，亦在人活变看验。

NOTE

【按语】本节论述了损伤后出现的各种不治、难治及可治的证候。如囟门出髓者即死，不治；顶门有伤难医，急救可治；小腹受伤，未伤膜，可治等的描述基本符合临床实际。但有些则受时代局限，如气喉管断即死不治之论，今则为可治。

秘传下手口诀（全篇）

【原文】

一、煎药水。二、相度损处。三、拔伸。四、用力取大骨（即老鼠子）。五、察症。六、用神圣散。七、瞑口白金散。八、夹缚。九、服乳香寻痛散。十、用水洗辛香散。十一、再用神圣散。十二、再用白金散。十三、再夹缚。

【按语】本节论述了骨折的治疗原则、基本步骤和方法。前十法是正骨、外固定及内外用药法，后三法为换洗药法。其原则与步骤与唐代蔺道人同，异在用药不同耳。

总论（节选）

【原文】

打扑金刃损伤，原因气血不行，痛而生病。非如六淫七情为病，有在气在血之分也。所以损伤一症，专从血论。但须分其有瘀血停积与亡血过多两症。盖打扑坠堕，皮不破而内损者，必有瘀血。有瘀血者，必须内攻。若金刃伤皮出血，或亡血过多，非兼补而行之不可也。治法原有不同，又当察其上下轻重浅深之异，经络气血多少之殊。先逐瘀血通经络，和血止痛，然后养血调气，补益胃气，无不效也。大凡跌打损伤，观伤用药贵乎应手。药有两数，方有添除。五脏六腑，内症也，是为大穴，最难分辨下药。手足四肢，外症也，此乃小穴，不过调敷而已。七孔俱系大穴，看伤用药务必仔细。上焦之症，饮食不甘；中焦之症，饮食不纳；下焦之症，大小便通行不止。此乃一定之症。大抵用药以温热为主，而寒凉切不可妄用，恐伤血气。谨将奇方开后。

【按语】本节讨论了伤损的治则治法，提出损伤原因在气血不行，痛而生病，分瘀血停积和亡血过多两症，有在气在血之别。所以损伤一症，专从血论。

第十节 《全体伤科》文选

【导读】《全体伤科》又名《全体伤科提要》，为王焕旗辑。其作者生平和撰年不详。全书为手抄本，国内仅存一册。全书三卷。卷一论述跌打损伤的治则及用药法；卷二介绍各部位跌打损伤的具体治法及方药；卷三为全体伤方。书中对骨随年龄增长壮、老、已的讨论及结合临床的论述与方药，是难得的中医骨伤素材。

NOTE

元论法（节选）

【原文】

夫伤有跌打损折之分：失足为跌，跌者从高而坠下气逆血涌，脉散离经，宜祛瘀下气，引经归血；斗殴为打，打者拳械击扑，五脏反复，气血凝滞，须宣通经络，调和气血；破碎为损，损者皮肉破裂，血失气虚，该资脾肺二经，温养祛风；断骨脱骱为折者虽断犹连，筋骨重病，当和肝补肾，散瘀止痛。跌打损折曰伤，毋论何经之伤，必归于肝。气血不通，而痛甚者必汗自来，汗属风，风亦属肝。《经》云治风先治血，血行风自灭。破血行经，必要先治其肝。所有甚者气血阻塞，上下不通，上伤厥阴之脉，下伤少阴之络，当以针足内踝脉动毛之际，血出则肝气和，而症自痊。或怒气伤肝不克运行，郁结于胁，则伤肝。醉饱房劳，出汗当风，则伤脾。皮肉紫黑，言语不出，瘀血内攻，法当清心顺气，逐瘀生新。又有内伤外损喷吐泄泻，出血过多，宜调补之。风寒则发散之，瘀血则驱逐之。折骨脱臼，必当接骨入骱。所不补泻兼施，若混治莫辨，则失其治症之道矣。

【按语】本节论述了跌打损折的鉴别与病理。跌打气血凝滞，宜理气活血；骨折筋伤治宗肝肾；伤后瘀血则从肝论治，瘀血所致疼痛与汗出，与中风同论；损后出血，血出气虚，以补脾肺二脏；余则辨证论治。其论说大概本《黄帝内经》、李杲《医学发明》瘀归胁下、从肝论治之说，间有自己的经验。

骨格医法（全篇）

【原文】

五行八卦，经络脏腑，前人备载，毋庸赘述。催人之骨有髓者，有无髓者；有有液者，有无液者；亦有多髓多液者，亦有无髓无液者，更有髓液并有者。共乘一百六十五节。如齿无三十六，则不足其数。若手腕膁肋，无髀骨者，尤其更少也。男骨白，女骨黑；长足者圆，未足者扁；老年则枯，少年则润。凡十岁上下，气血渐盛，骨扁柔嫩；二十左右，则长无消，圆而带扁；三十筋骨已定；四十前后有消无长，骨色转苍；五十、六十岁骨枯发黄。故十六岁像春，三十像夏，四十像秋，六十像冬，此消长自然之理。接骨入骱者，当因时制宜，底无贻误矣。

【按语】本节论述了骨骼的发育、成长、衰老规律。《素问·上古天真论》有男女从幼至老的生理变化规律描述，间有对骨骼的描述，如女子四七筋骨坚、男子三八筋骨劲强、四八筋骨隆盛等，但未成系统，对于骨骼的形态更未见论述。以后治伤技术代有发展，临床医师在处理

NOTE

开放性骨折中也屡见骨骼的局部形态，但对骨骼的成长、衰老、形色等的系统研究一直阙如。本篇所论“十岁上下，气血渐盛，骨扃柔嫩；二十左右，则长无消，圆而带扁；三十筋骨已定；四十前后有消无长，骨色转苍；五十、六十岁骨枯发黄”等，符合骨骼的生理。至于骨骼有液无液、男骨白、女骨黑等之论，则有臆断之嫌。

医穴道法（全篇）

【原文】

须师指教，男左女右，看患者中指中节，作一寸计算看法。倘针穿心穴，须要医生口喷冷水患者头面部。随惊时，针脐眼穴上一寸三分。穿心治痰血迷心窍，失魂魄症。

顶心及囟门，伤出髓者不治，偏左偏右相同。囟门在正面发际下，伤后骨出不治。头颅额角相同。太阳穴在二眼稍后，不论骨碎与不碎，伤至昏迷难。鼻梁又名截梁，内有川字络三条，伤断出气者不治。结喉又名突穴，对断不治。

寒穴在突穴下一寸三分，即空潭处，伤出气者不治。横骨在寒穴下悬一寸三分为一节，下一节凶一节，直至人字骨[1]。龙潭穴，即胸膛穴，伤后发青，裹心紧痛，此偏心之难症，或双手掩住不放，更凶。气门在左乳上脉动处，如被插伤，气塞目反口噤身强，救迟不过三时。医者坐低拎其头发，覆于膝上[2]，塞住肛门，于背上摩运轻敲，气唧即活。轻者拽手夹背，三拍即愈。

痰门，在右乳上一寸三分，伤后痰红凶症。左乳上伤久发嗽，右乳上伤久发呃。

胸前背后相应处，伤久成怯症。

食腑，在左乳下，伤后呕吐连绵不治。

血海，在右乳下，伤后必吐血，否则目后成痞，治以麸面围住，补硝填满。草纸盖之，炭火熨上，其痞则消。

心坎，在人字骨下，伤即血泛口噤险症。

食堵，在心坎下，伤后吐食，名曰扑心反胃，凶症。正饱重伤而不吐者，以焦菔子汤灌下，且过三日下药。肚子小腹，伤久成黄病。

丹田，在脐下一寸三分，伤后寒战气塞者凶。

膀胱内伤，小便反溢，皮肤起泡，死症。

脑后伤，与囟门相同治。

百劳穴，与前塞穴相对，伤亦相同治。

脊膂，在脊骨第三节两边中间，即海底下。七节中间后斋穴，十四节中间千金穴；两腰旁即两腰眼，又名二珠穴。伤哭笑者，不治。

后胁穴伤宜急治。

NOTE

尻尾骨伤，与天井骨同论。

海底梁，在谷道当中。伤时耳内发响，血在上冲。其伤最重，日久瞳仁散大。或忍落门牙不治。

凡人两肩胸前背后肋胁左右，破伤出气俱为死症。以上等穴，至紧至要向上打伤为顺气，平拳为塞气，倒插为逆气。诸般破碎，最怕出气。各榉内伤，最忌倒插，盖因血随气转，气道血凝故也。

【注释】

[1] 人字骨：即剑突与季肋组成的人字形胸廓下端。

[2] 覆亍（chù）膝上：亍，步止也。右步，小步行走。

【按语】本节论述了头、胸、腹、会阴等部损伤的治疗。头部损伤与以往文献记载略同，胸腹部损伤则汇集了作者的经验，结喉以下，以同寸身法一寸三分为节，依次为寒穴部、横骨部，下一节凶一节，直至人字骨及下一节心坎穴部。心前区有龙潭穴、气门穴，伤重难治。前胸正中线两旁以乳头为标志，上下有痰门、食腑、血海等，也为治伤重点。海底梁损伤，即会阴部损伤，伤时可见耳内发响，血在上冲，甚至瞳仁散大等，可能为其经验性描述。此外，本书所论穴位，实为部位，其名称不同于其他书籍，可能为地方性医学师承。

第十一节 《伤科大成》文选

【导读】《伤科大成》由清代赵濂（字竹泉）编纂，成书于清光绪年间，是一部伤科方书。编者有感于历代“医书之多，汗牛充栋，独于伤科，略而不详……”遂“参汇医籍，遍访专家”，历时四十余年，始成此书。书中开篇首先阐述损伤的吉凶判断，是对察目验伤诊断法的新发展，同时在固定器具及用药方面较前人都有所创新。作者重视急重症的研究，书中记载了“颅骨骨折”“颈椎骨折”“直肠破裂”等外伤重症的诊断和治疗，创立了“烟熏复苏术”。治疗手法上归纳为摸骨法、接骨法、端骨法、提骨法、按摩法、推拿法等，其中有些手法至今依然沿用。全书言简意赅、列证详明、辨析透彻、条理分明，为后世学者在中医伤科疾病的诊治和研究中提供了重要参考。

跌打压仆损伤者须用引经药（节选）

【原文】

上部用川芎，手臂用桂枝，背脊用白芷、藁本，胸腹用白芍，左肋用青皮，右肋用柴胡，腰臀用杜仲，两足用木瓜，下部用牛膝，膝下用黄柏，周身用羌活，顺气用砂仁、青皮、木香、枳壳，通窍用牙皂，破血用桃仁、苏木、乳香、木通，活血用红花、茜根、三七、川芎，补血用生地、当归、白芍、丹参，接骨用川断、五加皮、骨碎补、杜仲，妇人用香附。

【按语】“引经药”是指某些带引其他药物直达病所而起向导作用的药物，是中医治病用药的特有方式，能起到集中药力、增强药效的目的。本节将骨伤科常用引经药进行了全面系统的总结，为后世医家遣药组方提供了宝贵经验。

接骨入骱（骨之小笋[1]也）用手巧法（节选）

【原文】

凡人之头无骱，亦无损折，只有跌打碎伤等症，若脑浆出者不治，骨青者难治，碎骨如大者可治，过大者不治。接骨入骱者，两手捏平其筋骨，复于旧位。或先拽之离而后合，或推之就而复位，或正其斜，或完其缺。且骨有截断、碎断、斜断之分，骱有全脱、半脱之别，筋有弛纵、卷挛、翻转、离合各门，在肉内者用手摸之自知。盖伤有重轻，接拿有合宜、不合宜之法。故愈有迟有速，而得完全或遗残废者，总责乎手法也。然体质壮者易愈，元气弱者难全，若手法再误，万难挽回。夫骨既断必使合拢一处，复归原臼。出血者敷止血散，使血不流，再敷金疮药，用杉木板绑缚撑抵断处，方不移动矣。辨明骨有断为两截者，或折而陷下者，或碎而散乱者，或岔而旁突者，分其情势接拿，使断者复接，陷者复起，碎者复完，突者复平。有皮肉不破而骨断者，动则辘辘有声，或骨受伤未断者，动则无声，或碎骨在肉内者，动则淅淅之声。后必溃烂流脓，待其烂脱离肉，箝[2]去碎骨，掺生肌药，外贴损伤膏，亦用绑缚，始可完全。

【注释】

[1] 小笋（sǔn）：通“榫”，指物体凹凸相接的部分，此处形容骨与骨衔接处，即骨关节。

[2] 箝（qiān）：钳子。

【按语】本节对颅骨骨折的吉凶判断进行了论述，并阐明了骨伤科疾病的诊治原则。根据损伤后形态，就“骨折、脱位、筋伤”进行分类，骨折有横断骨折、斜形骨折、粉碎性骨折之分，亦可分为开放骨折和闭合骨折；脱位有全脱位、半脱位之分；筋伤有弛纵、卷挛、翻转、离合之分。根据其轻重程度、患者体质强弱选择恰当的整复手法，配合夹板固定、药物进行治疗。

【原文】

大凡治法，先煎代痛散熏洗，然后将断骨拿直，令其相对，平正按摩，果然照旧不歪。痛散，铺盖艾绒，绑以杉木板，加布条扎好，取其紧直，使骨缝无绽[1]离走脱之患。过四五日放绑复看，如其走脱，仍依前法扎紧。百日内换绑二十余次，内服接骨药。凡断臂与断膊，断腿与断，治分上下，器具照形体变化。有筋全断者，则缩于肉里，无用巧能接之理。若断而未全断者，外敷续筋药，内服壮筋养血药。

跌打碰伤，头颅猝[2]死者，身虽僵直，口鼻尚有出入气，心口尚温跳动者，

NOTE

使患者盘坐，揪其发。伏我膝上，伤处先敷定痛散，随以火纸卷条点火，令烟熏其口鼻，通和脏腑血脉之气，待口中出声，以热陈酒和灌定痛散，或炒萝卜子泡汤灌之。外用手摩其胸腋，并托其手腕，频频揉其两手脉窠[3]，被伤之筋脉强硬，得揉摩而心脉和运，命脉流通，即可回生。若伤重已死者，用白布缠其头，以木棍长尺半，圆如钱大，轻轻拍其足心，再提其发，令项正直，舒其经络。若皮未破，骨碎膜穿，血向内流，声哑不言，面青唇黑者，不治。或顶骨塌陷，七窍出血，身僵昏迷者不治。惟皮开肉绽、血流不止者，先止其血，服补气养血药，当戒欲避风。如染破伤风[4]，牙关紧闭，角弓反张，即进疏风理气汤，俟身不发热，与补中益气汤。

【注释】

[1] 绽（zhàn）：裂开、皮开肉绽。

[2] 猝（cù）：突然。

[3] 脉窠（kē）：手腕部、寸口。

[4] 破伤风：古指“伤痉”“金疮痉”，即现在的破伤风。

【按语】本节对骨折的常规治疗方式进行了说明，四肢骨折依据骨骼形态选择相应夹板固定，强调及时注意察看夹板位置、松紧度等，并配合药物进行治疗。书中所说的肌肉、韧带、神经、血管等“筋”完全断裂无法通过手法治疗，与现代治疗理念基本相同。同时，还对头颅外伤猝死的抢救治疗、尸体处理、破伤风诊治进行了详细介绍，尤其对破伤风的症状描述与现代临床基本相同，足见作者对本病观察之细致。

【原文】

下颏一骱脱下者，遂不便言语饮食，其骱如剪刀般样。先以布包手大指入其口，余指抵住边，轻轻捺下，用力向上一推，而进骱有响声，齿能合者复位多。得于肾虚者，外加布条兜裹于项后，常进补肾养血汤，次进补肾丸。

肩骱与膝骱相似，肩骱落下，手不能举，将上一手擒住其肩下，一手拿住其手，轻轻转使其筋舒。再令患者坐于低处，一人抱住其身，将手拔直，用推拿法。又两手捏其肩，抵住其臂骨，将膝夹住其手，齐力推上。骱内有骱声，乃复旧位，手自能举动。如无响声者，骱未能上，仍照前法而行。先以熟牛皮，长五寸，宽三寸，两头各开二孔，贯以棉绳，内贴损伤膏，加以棉花盖之。又用棉裹如鸡卵大，夹于夹窝内，复以牛皮夹紧肩之前后，加布缠好后，以扶手板，长二寸，宽四寸，两头穿绳，悬挂空中，令患者俯伏于上，不使其肩骨下垂，俟全愈方可撤板。若不根据此法，后必遗残患芦节[1]。服独活桂枝汤。

臂骱落出者，以上一手抬住其湾，下一手拿住其脉踝，令其手伸直，拔下遂曲其上，后湾，捏平凑合其拢，内有响声，使其手曲转，搭着肩膊，骱可合缝矣。贴损伤膏，多以布每头钉带四根，裹扎臂骨，复以竹帘照患处大小为度，围紧布外，使骨缝无参差走脱之患，以引经药煎汤和吉利散。

大腿骨骱脱者，一手擒住其膝，一手拿住其膀，上下拔直，将膝曲转，抵住臀瓣，骱内声，始为合拢。敷定痛散，服生血补髓药。腿骨折两段者，先煎宽筋散熏洗，令患者侧卧于床，患足拿与无患足齐，贴损伤膏。用布二条，长五寸，宽二寸，裹膏药上。外以纸包杉木板八片，长七寸。又用布三条，与木板和扎齐紧。先进活血止痛散，次投壮筋续骨丹。大小腿皮破骨断者，拿骨平正，贴损伤膏。用杉木板六片，长二寸半，上骨断板宽七分，下骨断板宽五分，加布扎紧，取其担力，不致歪走。此症痛极，先以止痛丹，后投壮筋续骨丹。

膝骱处油盏骨，在膝盖之处，其骱脱出于上者，使患者仰卧，一人抬起足踝，若出于左，左而下；出于右，随右而下。医者缓缓双手夹擒，上手拿住其膝，下手擒住其足，弯使骱对膝上，手擒膝下，手向上一抬则上。贴损伤膏，服壮筋续骨丹。膝盖离位向外侧者，则内筋肿胀。向内侧者，则筋直起湾肿，看其骨如何斜错，根据法捏拿，复其原位，服补筋药。膝盖骨，名护膝骨，有伤为两块者，或三块，将两脚伸直，捏其骨平伏。用薄篾[2]片照膝盖骨之大小，做一篾圈，套于患上，次以布四条，扣于圈上，连膝湾扎紧。先贴损伤膏，服止痛接骨丹，不必换膏药。受伤足放床上，不可下地，半月后，用软棉放足湾处，逐日垫高，使湾曲如旧。常煮鸭食，又恐碎骨，未长好复行损伤，将马桶垫与床一样高，以大便不可下，水洗至全好。去篾圈如箍，月余骨仍两片者，一生跛足，不可治，服当归汤。

【注释】

［1］芦节：作者当地方言，指肢体损伤后遗症。

［2］篾（miè）：竹片。

【按语】本节所选的下颌骨脱位、肩关节脱位、肘关节脱位、髋关节脱位、髌骨脱位的复位方法在现代临床运用中仍有可取之处。其中对髌骨脱位所合并的骨折，采用竹片进行环形固定的方法，构思十分巧妙。

NOTE

主要参考书目

［1］阚再忠，孙承禄．中医骨伤科古医籍选［M］．北京：人民卫生出版社，1992.

［2］陶惠宁，曾一林，赖镭成．骨伤科文献研究［M］．北京：北京科学技术出版社，2005.

［3］叶新苗．中医骨伤经典名篇选读［M］．北京：人民卫生出版社，2013.

［4］梁繁荣．中医经典等级测试指南［M］．北京：科学出版社，2017.

NOTE